盱江医学当代名医学术精粹

陈建章　徐宜兵　周信昌　编著

《盱江医学研究丛书》（抚州卷）

丛书总主编　祝文渊　周信昌　谢强

人民卫生出版社
·北京·

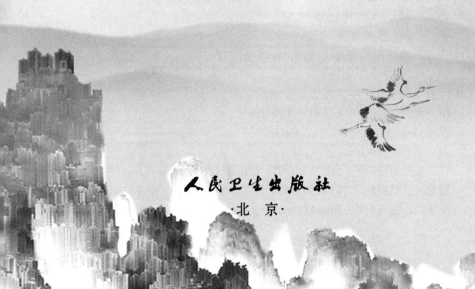

图书在版编目（CIP）数据

盱江医学当代名医学术精粹 / 陈建章，徐宜兵，周信昌编著. —北京：人民卫生出版社，2023.8

ISBN 978-7-117-35074-7

Ⅰ. ①盱… Ⅱ. ①陈… ②徐… ③周… Ⅲ. ①中医临床－经验－中国－近现代 Ⅳ. ①R249.5

中国国家版本馆CIP数据核字（2023）第141235号

人卫智网	www.ipmph.com	医学教育、学术、考试、健康，购书智慧智能综合服务平台
人卫官网	www.pmph.com	人卫官方资讯发布平台

盱江医学当代名医学术精粹

Xujiang Yixue Dangdai Mingyi Xueshu Jingcui

编　　著：	陈建章　徐宜兵　周信昌
出版发行：	人民卫生出版社（中继线 010-59780011）
地　　址：	北京市朝阳区潘家园南里 19 号
邮　　编：	100021
E - mail：	pmph @ pmph.com
购书热线：	010-59787592　010-59787584　010-65264830
印　　刷：	三河市博文印刷有限公司
经　　销：	新华书店
开　　本：	710×1000　1/16　印张：17
字　　数：	268 千字
版　　次：	2023 年 8 月第 1 版
印　　次：	2023 年 9 月第 1 次印刷
标准书号：	ISBN 978-7-117-35074-7
定　　价：	59.00 元

打击盗版举报电话：**010-59787491**　E-mail：**WQ @ pmph.com**
质量问题联系电话：010-59787234　E-mail：**zhiliang @ pmph.com**
数字融合服务电话：4001118166　E-mail：**zengzhi @ pmph.com**

旴江医学颂（总序）

　　旴江医学，源远流长，名家迭出，历史辉煌。2018 年 8 月—9 月期间，我与抚州市卫生健康委员会中医科的同志一道，开展对抚州市全境旴江医学及建昌药帮民国及民国前医药家的调查，新发现医药家 649 人，其中建昌药帮 286 人，于 2018 年 11 月 5 日在抚州市政府召开新闻发布会发布。至此，江西的旴江（抚河）流域有医药家 1 612 人（原 963 人），其中建昌药帮 362 人（原 76 人）。由此可知，古时抚州医药繁盛，旴江医学和建昌药帮规模宏大，居国内已知的地方医学流派之首。这是江右医学史及旴江医学史研究的重大突破和重大发现！余夜不能寐，特作"旴江医学颂"，为旴江医学点赞并呈全国第二届中医药文化大会。今略作修润发表，与同仁共享旴江之喜！

　　　　旴江流域，医药之乡，文明元化，源远流长。
　　　　山水清奇，幽僻一隅，高士云集，隐居遐苍。
　　　　麻姑阁皂，西山逍遥，洞天福地，修真道场。
　　　　道教圣地，筑坛炼丹，采药悬壶，医药兴旸。
　　　　旴江医学，杏林风骚，建樟药帮，千古流芳。
　　　　溯汉旴江，道宗摇篮，与医抱合，医药滥觞。
　　　　西汉肇始，旴医方兴，建帮初起，樟帮始扬。
　　　　汉昭帝时，浮丘三士，姑山炼丹，寻药岚漳。
　　　　东汉张陵，传道修真，阁皂炼丹，采药西嶂。
　　　　汉建安时，葛玄登极，东峰筑坛，施医淦樟。
　　　　三国董奉，寓昌驻庐，春满杏林，千古炀炀。
　　　　晋代葛洪，姑山觅药，绞蒿治疟，诺奖之焕。
　　　　西山许逊，施药拯民，万寿宫伟，寰宇瞻仰。
　　　　南朝弘景，曾隐旴江，私淑葛洪，整理道藏。
　　　　唐代旴江，禅宗温床，佛医抱合，岐黄日暲。

高僧道一，投药治疫，大弘禅风，功德无量。
医僧蔺道，续断理伤，游历建昌，煨附留芳。
居士应善，慈医仁术，备药济众，安堂储放。
大医思邈，曾隐阁皂，辨药施医，业界之昂。
西山慧超，奉诏制药，武帝赞之，净明渐昉。
合山智谅，衔命谒圣，赐观阁皂，灵宝名烧。
姑山思瓘，玄宗赏识，赐观仙都，麻姑德襄。
宋元盱江，儒学之邦，儒医辈出，医学尊上。
士儒重医，忠君孝亲，儒医之称，洪迈首创。
安石首开，医药改革，十三分科，功属丞相。
宗师九渊，家设药肆，治国任贤，四君子汤。
儒医李駉，句解难经，义不容舛，古经光昌。
医谕自明，妇人良方，医传三世，外科殊常。
教授傅常，独擅妇科，产乳备要，扬名澧阳。
居士民寿，医精德高，简易方论，问难明诀。
席弘针派，从宋迄明，十二代承，久传薪爨。
乐安起潜，吴澄赞誉，十全之医，医门楷楟。
建昌明可，医中之最，制剂专设，麓泉药房。
樟树逢丙，首设药肆，炮炙遵法，后世诣访。
元代清碧，辨舌施治，舌图金镜，天下无俩。
教授寿逸，工巧之医，举药辄效，盱门顶梁。
叔清喉科，国内先驱，亦林薪传，后人慕昉。
教授亦林，世医得效，首辟专科，咽喉骨伤。
建昌太守，制药竹堂，八珍夜光，澈亮幽篁。
西山净明，宜真传承，得道仙授，外科秘绌。
南城宜仲，尤善脉理，脉诊指要，医理涵畅。
明清盱江，理学之乡，大医代出，万千气象。
大师显祖，儒医相通，道地药材，由君新唱。

益王祐槟，亲设药局，推崇炮炙，药业兴旺。

御医赵瑄，患者盈门，断症发药，起手身康。

太医福兴，擅治儿疾，医正樊胡，方脉称棒。

医官刘瑾，传承席门，神应经出，针法豁朗。

雷氏医门，代出御医，时震应远，父子技强。

董氏医学，宋传至明，君和师汝，皆侍君王。

东乡吴浒，甚精岐黄，医学训导，推举贤良。

崇仁景先，儒医著述，伤寒生意，杏林牂牂。

朝凤旅昌，针愈风痹，医国神针，楚王嘉赏。

徐凤游昌，传习弘术，针灸大全，席弘赋彰。

东溪究源，医林正宗，思兰医案，辨治昭烺。

丰城育玹，投药辄效，名列太医，一帖标榜。

清江陈恩，云南平乱，筹计献方，赐冠辞攘。

太医显达，外科闻世，十八代传，膏药名藏。

医圣万全，豫章世传，妇儿秘要，康熙嘉尚。

药圣时珍，识药旴江，编撰本草，不惧湿瘴。

明医李象，慎辨正误，善治发热，投药邪惶。

李梴重教，医学入门，流传日韩，光大岐黄。

龚信重传，古今医鉴，远播日韩，东医郁酿。

御医廷贤，医林状元，万病回春，后世坤罡。

医圣三锡，肯堂赞赏，医学六要，辨析溪盎。

太医涂绅，百代医宗，文炳秘传，军门奇珣。

文谟济世，碎金奇方，云龙儒医，应手恙懹。

尚恒医述，痘科慈航，活幼心法，首屈无嘭。

道源术工，尊生世业，珉府良医，留名武冈。

遂辰术精，探丸起死，巷名卿子，享誉钱塘。

曼公博学，施医种药，通晓黄老，药地炮庄。

建昌景七，坐贾安阳，赐官太医，膏泽外疆。

金溪居中，红炉点雪，活人定法，癀邪落荒。
清江杏园，咽喉专说，历史首现，点拨冥茫。
清初嘉言，倡导三纲，尚论法律，珍藏青囊。
雯华祖奇，权庸技精，皆授御医，昭恩浩荡。
新建纯嘏，防治天花，内宫种痘，皇恩隆享。
广昌国仪，辨病依法，医统高论，当仁无让。
资溪天阶，辨证遵法，汇纂保幼，众医服降。
宜黄大麟，儒医术神，孕妇入殓，力挽膏肓。
南丰明生，精擅喉科，流传新安，技播远乡。
进贤驰远，喻昌再传，六经定法，火神效仿。
南昌熊笏，善疗中风，清江邓苑，擅治目盲。
曾鼎少时，钦慕喻昌，精究经旨，脉理瀀混。
当务首提，辨证论治，证治要义，论述浩瀁。
钜源判案，尸检神验，宋慈第二，洗冤表详。
药王家骧，驰名川东，撰有奇书，治痫慈航。
御医宫绣，临证求真，功效分类，本草首倡。
星焕赞育，传承百年，映庐医案，阅犹燕飨。
医案偶存，机圆法活，应证灵变，出自儆堂。
小儿秘要，善辨疑难，吴霖工巧，起手邪亡。
外科真诠，出自东山，独门密治，怪疾诸疮。
黎川希闵，著述颇丰，盱客医谭，清谈渊旷。
临川圃孙，医技神妙，立起沉疴，赣东名昶。
汤翁故里，戏曲之乡，好吟喜咏，多发喉恙。
用章喉科，擅治声病，详分十六，飞针音喨。
石屏金针，以气御针，辄试辄效，名动西方。
民国盱江，名师辈出，四大金刚，一尊佛像。
佩玉尊佛，佩宜文江，镜清国美，名享金刚。
心源佩宜，兄弟名医，助办大学，弟任堂长。

镜清术精，御医门第，少从鸣玉，学识汪漾。

南丰文江，医教功著，嘉禾勋章，一生诚谠。

南城佩玉，礼佛善医，救民育人，助学办庠。

请了穉山，死亦心甘，民众钦其，识病精当。

找了双湖，死亦心服，民众佩其，辨证精良。

有请国美，死亦不悔，民众誉其，善察五脏。

患病不惊，去请元馨，民众赞其，药到邪戕。

九余喉科，十世密传，吹药瘗恙，力透顽颡。

寿仁明医，开办医校，奖掖后学，学养汪洸。

建帮制药，刀刨有八，炮炙十三，其法无双。

饮片制炒，取法烹饪，气香味厚，斜薄大亮。

衡畴头刀，春荣制胶，谦福丸散，建帮声眰。

文卿出洋，炮炙名扬，坐贾大马，四世药行。

樟帮制药，自古有规，遵循九法，恪守三纲。

饮片制炒，形色气味，保持俱全，回溢药香。

寿祥刀切，财瑞熬胶，祥可洒丸，樟帮声爧。

金槐离樟，远设药行，黄庆仁栈，洪都名响。

当代盱江，名师频出，学术璀璨，成果堂皇。

公铁世医，筹建医校，再希博学，获国金奖。

凌云治肝，如里理伤，良蒲疗妇，皆授银章。

友生倡导，寒温统一，海峰脾胃，名动扶桑。

荷生尚论，伤寒藏象，奇蔚胃系，誉满赣江。

儿科书玉，外科定扬，少廷神针，去疾覆掌。

盱江医学，卓寅首倡，志一善治，血吸虫殃。

若虚振敏，楷荣文德，存勖拯危，医名辉张。

波涵安之，佛岩瑞麟，茂梧医精，青医偶像。

伯涵繁煜，少岩玉荣，淑清德高，后学榜样。

学志专攻，宫颈癌瘤，获国甲奖，三品一枪。

雪梅首研，国际新药，槐定碱出，愈癌有望。
福圃药学，扶国金匮，瑞春六经，江中舟楫。
国医广祥，煦肺蠲哮，理验俱丰，赣鄱之糙。
巨匠之俊，创建中院，世针主席，中华炫熀。
五官飞针，花开京城，喉科翘楚，珊瑚亮嗓。
无创针灸，世界潮流，热敏艾灸，广播五洋。
盱江医派，医药兴旺，西汉以降，二千年光。
兴于汉唐，扬于宋元，盛于明清，迄今辉煌。
名医迭出，千六百家，著作宏富，七百典藏。
樟树药帮，天下药都，万贾云集，南北川广。
建昌药帮，制炒奇绝，千工技巧，外传海邦。
医药互济，惠民熙国，远播寰宇，大放光芒。
先贤伟绩，永铭心上，吾侪奋起，继承弘飏。

戊戌仲秋　谢　强　撰

前 言

盱江流域，古为"赣抚粮仓"。不但人文鼎盛，享有"才子之乡""文化之邦"之美誉，而且医药发达。史有"盱江医学"和"建昌药帮"两大非物质文化遗产，秀立于杏林，传播于朝野，驰名于海外。

传承"盱江医学"精华，延续"盱江医学"文脉，系统总结当代医家的学术思想，对于丰富中医药学宝库和"临川文化"内涵，促进地方医学流派相互交流，推动中医药事业的发展，造福人类健康，都具有十分重要的历史和现实意义，也是当代盱医人的历史责任和一项紧迫任务。有鉴于此，我们承接了抚州市政府主管部门委托的本书编撰任务。在广泛沟通各方意见，多方收集资料的前提下，依靠市、县、区卫健委和市中医协会各常务理事单位及作者的鼎力支持，耗时两年余，终于完成了组稿工作。

本书征集收录的盱江当代名医，时间上限为1912年元月，下限截至2020年12月，分上篇、下篇及附篇。其中上篇收录了全国13位抚州籍或非抚州籍但长期在抚州从事中医临床、教学工作40年以上，知名的中医学界岐黄翘楚的传记；下篇收录并重编了《赣东名医》（原江西省卫生厅、抚州地区卫生局主编，1991年内部版）有传可考的21位地方名医的传略；附篇收载了由市、县（区）相关医疗机构申报的具有主任中医医师职称及1949年10月1日前出生具有副主任中医师职称的专家名录。

本书力求概览盱江医学当代名医特色和抚州中医团队精华，展现盱江医学人文内涵和传承脉络，为推动盱江医学的深入研究，并努力把盱江医家推向全国、走向世界，再现盱江医学的历史辉煌，提供一些翔实的资料和线索。为尊重老中医医案的原有风格，病案中部分实验室检查指标保留原用单位，未按现代标准进行统一。

由于时间匆忙，收集的资料不够完善，加上我们的学识水平有限，以致研究的深度和广度不足，书中难免存在一些遗漏，敬请读者谅解，并提出宝贵意见，以便今后再版时予以补正。

本书编写过程中得到抚州市人大常委会的大力指导，同时，亦得到诸多专家的广泛关注、理解和先贤后人的热情帮助，在此一并表示诚挚的谢意！

编著者

2021年6月

目 录

附篇

盱江当代主任中医师与部分资深副主任中医师专家名录

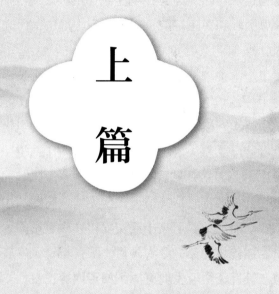

上

篇

鲁之俊

世界针灸学会联合会终身名誉主席

鲁之俊（1911—1999），江西黎川县中田乡人，著名中医外科与针灸学家。曾任延安白求恩国际和平医院院长，中央卫生部中医研究院（现中国中医科学院）首任院长，兼原北京针灸骨伤学院与原北京中医学院院长，1978年任中华医学会与中华全国中医学会会长，中国针灸学会会长、名誉会长等职。他力争联合国世界卫生组织支持，于1987年在北京筹建成立了世界针灸学会联合会这一国际学术组织，被推选为终身名誉主席，成为当代世界的"针坛盟主"。鲁氏著《新编针灸学》一书，据称其底稿系早年在军中教学用讲稿，曾油印、石印、铅印多次，用以培训和指导治疗伤病员。此书于1951年由西南卫生书报出版社出版发行，内容通俗易懂、朴实无华、简明切用，不乏真知灼见，是一部摒弃文献抄录引证，源于临床纪实之作，颇有重印价值，特别是大量引进西医学概念以表述传统针灸，令人耳目一新，把针灸发展引上了一条中西医汇通的康庄大道。其针灸学说主要有以下四点内容：

❖ 一、"科学医学"论

鲁氏所谓"科学医学"，实即针灸的发展方向与最终目标。他在书中批判了那种以"科学医自居的人"认为针灸"不科学"的论点，列举针灸治病简、便、廉、验的事实，肯定"它的确是一门值得重视的科学"。他说："针灸为我国传统经验医学之一，它能解决不少疾苦，有的我们现在尚不能解决的一些疾苦，也能有卓效。对急性病很好，对于慢性病也很满意……在群众中有高度信仰……"显然，这是来自反复调研与亲身体验的结论。他又说："在群众实践中行之有好的效果，把它总结……改进，这样就是切合实际的科学理论"，还提到"日本很为重视""望我们今后要好好研究，用唯物辩证的观点去批判和采用……而把中国古代医学—针灸和药物批判吸收过来，加以科学地整理、证明、充实和提高到进步的科学医学里去"。他明确指出针灸应当融入西医学，沿着科学化方向前进。另一方面，鲁氏也承认古代针灸有"浓厚的封建迷信外衣""神秘的面孔"与"理论近乎玄学"之处，批判了那种认为针灸是尽善尽美的"国粹"而不可"改动"的错误见解，一再申明要批判地接受，"走科学化之路"，强调要"改造！改造！再改造！"，从而使之净化、进化而成为一门"科学医学"。

❀ 二、"刺激""神经"论

鲁氏的"刺激""神经"说，为发展针灸确立了一条中西医结合的道路。他在书中一反因循守旧的惯性思维，大胆革新，全部改用了现代医学理论以阐述针灸医学。他认为针灸治病机制与西医学中的神经理论相通："以现在的科学知识，有的还不能得到圆满的解答（例如刺激末梢某一点，可以发生全身影响，或对远隔某一部分有影响，这些以现有的解剖生理知识都不能解释）"。他的学说是："一切的疾病皆因神经机能变化所致。因为他的治疗目的，就是给神经以一定的刺激，使其功能恢复。"又说针灸的效能"与苏联的神经病理学说相符合"，并举出针灸获效事例加以论证，如针后对"心脏、肠胃可使之兴奋或抑制"，又如针灸可止汗、发汗，可调整脉搏，"都明显地看出对自主神经能起调整作用。"鲁氏的刺激神经理念，贯穿于《新编针灸学》全书，他强调学习针灸要特别熟悉"神经途径"。书中介绍了180多个刺激点（穴位），除穴位名称外，全部采用了现代解剖学名称，尤其突出了神经与某些血管分布以取代经脉，并在五幅俞穴图中标明了其具体解剖名称。此外，阐述俞穴作用主治也全部用了西医病名，目的在于使广大西医更易接受应用，引导针灸走中西医汇通之路。

❀ 三、"针灸效能"说

鲁氏首先肯定"针灸有确效"，并归纳为"三大效能"，一是前已述及的"调整自主神经"功能；二是"对造血器官之影响"，如白细胞减少者，经二三次针灸治疗后，可使白细胞增加二三倍；疟疾、淋病、霍乱本为原虫或细菌引起，针后可愈或使病情减轻，认为可能是增强了机体的造血功能与抵抗力，以及白细胞的吞噬作用，而使病原体得以"扑灭"之故；三是"有消炎止痛作用"，如肌肉神经等炎症，针灸可有效，瘰疬初期用针灸可治愈，炎症病人白细胞升高，针之可使下降、症状消失等。

《新编针灸学》中特别列出许多针灸"有显著效果的疾病"，均是经过反复验证的真实记录，勾画出针灸适应证的初步轮廓，以往文献未见记载。书后附"某纵队全年针灸治疗统计表"，列出26种疾病的17 514例患者的治疗统计数据作为佐证，彰显了鲁氏重证据，不尚空谈，不人云亦云的实事求是风格。

书中对临床疗效，分别用了"著效""特效""奇效""治根""痊愈""有效""减轻"等词表述。如称"治急性风湿性关节肌肉神经痛、急性扁桃体炎、急性肠胃炎……有著效；疟疾、失眠、肠胃痛……有特效；夜盲有奇效；有些胃神经痛与三叉神经痛能治根；某些湿疹可痊愈；妇科一般炎症有效"等。层次分明，可信度高，与近年来各地验证一致。

对于临床价值较大而罕见于以往著作的有关治疗次数、疗程与疗效的关系等重要问题，也根据经验做了可贵的论述，如治急性风湿性关节炎、肺结核盗汗，一般治二三次即效；疟疾、急性胃肠炎，治三四次可愈；慢性胃肠炎，则需治四五次才有效；一全身湿疹患者，针三周方愈……这些论述利于医者掌握治疗过程中的病情变化与疗效进展轨迹，做到心中有数。

不过，鲁氏也一再申明，针灸并非"百病皆治"。对某些病症，疗效尚不能尽如人意。如书中提到治疗风湿性多发性关节炎，疗效不高且获效较慢；肺结核退热，尚未找到有效穴位等。书后还专列一节论述"书载有效，亟待研究的问题"。处处体现了他实话实说，理性看待针灸疗效的严谨求实学风。

❖ 四、"技术操作"说

鲁氏有关针灸技术操作学说，涉及针灸工具、消毒方法、针刺深度与方向、手法、针刺反应、留针出针、灸法应用、针刺事故与注意事项等，也有不少独到之处。如认为刺激强弱、时间、留针等与疗效有关，表明讲究手法得气与留针时间。他指出："不同的刺激（刺激的强弱、时间与长短），产生不同的电流，不同的电流，可产生不同的作用。行针得气与否的意思，恐怕也就是这个道理"。所谓"电流"，似指针感传导而言。认为施针应"观察反应"，只有出现"刺激传达（触电的感觉）"，才算"达到目的"，认同刺激感传放射"气至而有效"的古训。

关于留针时间，鲁氏提出了一个新的观点，即"……行针越长，则镇静效能越大。若要使之兴奋，则达到目的即取出"。此说后来为许多学者共识，至今仍有临床意义。

对针刺深度，鲁氏书中也有不少创见。他认为：古籍所载，一般均较浅，乃因不明现代解剖，"害怕伤及重要脏器"之故。而《新编针灸学》中的每穴针刺深度，则根据现代解剖加上临床经验，以及确保安全的前提下，多数增加了深度，如睛明、风府、哑门、背俞等一般刺一寸，大椎则深达寸半，秩边二寸以上，环跳三寸以上等，是对古代针灸学的发展。

针刺禁忌与事故，鲁氏书中有针胸背过深引起气胸血胸纪实，称一患者针肺俞后，胸痛渐增，三小时后，面呈紫蓝色，胸部有压迫感，呼吸困难，听诊肺泡音遍布全胸，"再过三小时，终因呼吸困难而窒息……是否因刺破肋间动脉，因而出血引起血胸……（无论怎样，这是不懂解剖所致）"。此说提示了一个针灸临床应高度警惕的案例，可以作为前车之鉴。其次是关于孕妇可否针灸问题，历来医家说法不一，如有人认为在某一妊娠时间内禁刺某处某穴，而鲁氏书中则郑重指出"孕妇也禁用针灸"，肯定了孕妇一律禁用。如今证明，不少有习惯性流产史或某些患者，确有在针灸之后，造成流产、早产、堕胎后果者，不可不引以为戒，足见鲁氏所说言而有据。

❀ 五、结语

鲁氏集中医管理学者与针灸学者于一身，执掌我国针灸学帅旗达半个多世纪之久，对针灸学贡献甚大。从 20 世纪 40 年代大面积传播推广针灸治病，到 20 世纪 50 年代至 90 年代为创建科研机构、大学、期刊、国内外学术组织等而辛勤操劳，对拯救与弘扬针灸，立下了赫赫战功。他的针灸学说意义重大，影响深远。

鲁氏闯出了一条中西医结合发展针灸之路，这一正确的方向路线，有着里程碑式的划时代意义，提示发展针灸不仅只有以中医理论为基础的一条老路，还有一条以现代医学为指导的新路。五十多年的实践证明，走鲁氏这条新路，不仅取得了巨大成功，而且硕果累累，前景喜人。说明这是一条实现针灸国际化、科学化、现代化的金光大道和必由之路。这条路有利于针灸与国际接轨而融入世界医学，有利于大踏步走向全球，有利于针灸医学长足进展。

鲁氏能正视传统针灸学中的精华与糟粕共存现实，坚持去粗存精，批判地接受原则，摒弃全盘接受与全盘否定偏见，是理性对待中医学遗产的典范。

鲁氏既认真继承，又重务实创新。他的著作字里行间处处体现了唯物辩证法思想。他遵循"实践是衡量真理标准"的这一科学论断，处处尊重事实、依据事实、重实践、重临床、重疗效。同时又注重创新、注重发展、注重促进学科的进步与提高，推动着我国针灸医学的迅猛发展与繁荣。他的远大理想与科学发展观，对未来仍具重要的导向意义。

杨卓寅

——首开盱江医学研究之先河

杨卓寅（1915—1998），字亮琴，江西进资县罗溪乡人，出身世医之家，于 1934 年考入江西国医专修院（后改称江西中医专门学校），直接受教于姚国美、刘文江、张佩宜、江公铁等江西著名医家，勤奋求学，刻苦钻研，成绩优异，深得老师器重。1937 年离校回原籍开业，誉满乡里。1952 年起先后任进贤县人民医院、南昌专区（现南昌市）人民医院、江西省中医院中医师，宜春医学专科学校讲师，江西中医学院各家学说及医学史教研室主任、教授，深受全省中医同道的爱戴，1986 年当选为中华全国中医学会江西分会副会长，1992 年被评为"国家有突出贡献的专家"，荣获国务院颁发的特殊津贴。

盱江医学的研究始于 20 世纪 80 年代，发起人是江西中医学院教授杨卓寅先生。其晚年潜心于江西地方医学史研究，广泛收集江西历代医学人物资料和医学著作，1983—1987 年，撰写发表了《江西历代医家著作存佚考》等系列论文，1988 年编印《江西杏林人物》一书，填补了江西地方医学史研究领域的空白。

杨卓寅在研究过程中发现，抚州地区为历代名医集中之地，江西十大名医中陈自明、危亦林、龚廷贤、李梴、龚居中、黄宫绣、谢星焕等均诞生于此，其人物之多、著作之富堪与安徽省的新安医学、江苏省的孟河医学、广东省的岭南医学等古代地方医学流派相媲美。这激起了杨卓寅的极大兴趣，并开始着手对这一现象进行深入探索。他根据掌握的资料，在进行大量研究的基础上，首次提出了"盱江医学"的概念。

杨卓寅根据《中国古今地名大辞典》"盱江古称盱水，亦名抚河。出江西广昌之血木岭，东北流经广昌、南丰二县东，至南城县东北会黎水，折西北流至临川县东南为汝水，至县西北临水，合宜黄水、西宁水来会，又西北流至进贤县西，南昌县东南，下流分数派，西入赣江，北入鄱阳湖"的记述，将这一地带的医学群体取名为"盱江医学"，以抚河源头盱江命名，意味着源远流长之义。

1988年，杨卓演在《江西中医学院学报》第一期发表《地灵人杰的"旴江医学"》一文，对抚河流域各县较有影响的医家及其代表著作进行梳理，对旴江医家的成材因素进行探讨，并提出旴江医学具有人物众多、医学理论渊博、实践经验丰富、著作卷帙浩繁等特点。

1989年11月，杨卓寅编印完成《地灵人杰的旴江医学》（人物简介）一书，提出从地理位置来看，旴江流域似可包括原抚州地区（现抚州市）所辖的临川、南城、南丰、黎川、广昌、金溪、资溪、崇仁、宜黄、乐安和进贤（现南昌市辖）等11个县（区）。根据当时所能查阅到的资料，他统计自宋至当时已逝的旴江医家有193人，医著158种（现存75种）。1990年3月30日《中国中医药报》头版刊登了曹达真《旴江医学在中医学中占重要位置》一文，在全国中医界产生了重大的反响，从此"旴江医学"这一重要中医地方学术流派得到了医学史界的认定。

1990年，江西省卫生厅将旴江医学研究列为厅级科研课题，组成了以江西中医学院、江西中医药研究所、江西抚州中医学校（现江西中医药高等专科学校前身）为主体的旴江医学研究课题组，杨卓寅为课题组负责人。课题组工作任务包括四个方面：一是调查旴江历代医家的生平，编写《旴江名医考》；二是调查历代旴江医家的著作，编写《旴江医籍考》；三是重点研究旴江著名医家龚廷贤、陈自明、危亦林、李梴、龚居中、易大艮、黄宫绣、谢星焕、李铎、舒诏、李元馨、傅再希等12人的学术思想；四是点校舒诏的《再重订伤寒论集注》和李铎的《医案偶存》。1992年《旴江名医考》（1960—1991）完成初稿并编印成册。1995年3月编印了《旴江医学研究论文集》，收录已在正式刊物发表的研究论文14篇。杨卓寅以《地灵人杰的旴江医学》为纲领，对旴江医学进行了总体介绍。

杨卓寅从事中医医疗、教学、科研工作60余年，一贯主张实事求是，不尚空谈，师古而不泥古，继承有所创新。他在临床方面，坚持突出中医特色，遵循辨证论治的原则；外感宗仲景、天士、鞠通，内伤法东垣、丹溪、景岳，旁参各家学说，而对其师姚国美的《中医病理学》《中医诊断治疗学》两部书尤为服膺。主编《中医内科讲义》，著有《农村家常便药》。他根据多年的临床实践，认为程钟龄的"医门八法"不够全面，并举《伤寒论》方证为例，如五苓散、猪苓汤的利水，旋覆代赭汤的降逆，赤石脂、禹余粮汤的止利等，在"八法"中难以归纳进去，遂补充涩、渗、升、降四法，成为十二法，这是对"医门八法"的继承和发展。其论文《论医门十二法》发表于《江西医药》和《新中医》杂志，深得同道赞许。

杨卓寅在教学上推崇陈修园研究经典的治学态度与普及方法，他曾仿效陈氏《长沙方歌括》的体例，编写了《伤寒六经证治歌括》一书，将《伤寒论》的证治内容提纲挈领加以概括，使学生易懂、易读、易记，收到了很好的教学效果。现将其论治法精要概括如下：

❀ 一、补法

人身是一个有机的整体，阴阳气血脏腑之间，都有其密切的内在联系。临床所遇到的各种各样的虚证，有的是起于本身自发的病变（如气虚则引起气虚证，心虚则引起心虚证等），也有的是受到其他方面的影响（如血虚证是由于气虚不能生血所引起，肝虚证是由于水不生木所引起等）。因此，在使用补法时，就应该从整体观点出发，全面考虑，抓住矛盾的主要方面，才能更好地解决问题，这是一个方面。另一方面，虚证的程度有轻重，病势有缓急，性质有寒热，在使用补法时，也应该作适当的处理，恰如其分，无太过、无不及、不偏寒、不偏热，才能充分发挥补法的治疗作用。所有这些，都是关于补法的具体运用问题。现就正补与补母生子，补气生血与补血化气，补先天与补后天，峻补、缓补与平补，温补与清补等几个问题，简略分述如下：

1. 正补与补母生子

《难经》云："损其肺者，益其气；损其心者，和其营卫；损其脾者，调其饮食，适其寒温；损其肝者，缓其中；损其肾者，益其精。"说明哪一脏虚，即补哪一脏，这种直接施补，是为正补。如肺虚是由于脾虚所引起（土不生金），肝虚是由肾虚所引起（水不生木），脾虚是由于命门火衰所引起（火不生土）等等，都是由于母病及子，在治疗时就应该补母生子，如补土生金、补水以生木、补火以生土等等。《医学心悟》云："肺虚者补脾，土生金也；脾虚者补命门，火生土也，心虚者补肝，木生火也；肝虚者补肾，水生木也；肾虚者补肺，金生木也。此相生而补之也。"这种虚则补母的补法，是为补母生子。

2. 补气生血和补血化气

血属阴，气属阳，无阳则阴无以生，所以气虚往往会引起血虚。这种血虚证，单纯用补血药是难以奏效的，必须在补血药之中重用补气药，使阳生阴长，气旺血自生，是为补气生血。气是功能，血是物质，如物质不足，则功能亦必随之而衰退，所以血虚又往往会引起气虚，这种气虚证，单纯用补气药也是难以奏效的，必须补血填精以化气，血充气自足，是为补血化气。

3. 补先天与补后天

肾为先天，为人身元阴元阳之本，主藏精，为五脏气血之源。若各脏之虚，是由于先天不足而引起的，则应该着重补肾，元阴元阳充足，五脏自得其养。脾为后天，主运化水谷之精微以营养全身，是人身后天气血化生之源。若各脏之虚，是由于后天不足而引起的，则应该着重补脾，脾能健运，水谷得化精微，气血自然充足。脾肾两脏，都是人的根本，古人有的认为补脾不如补肾，有的认为补肾不如补脾，各执一词。杨卓寅认为，凡病关先天，肾虚而脾不虚的，则着重补肾；病关后天，脾虚而肾不虚的，则着重补脾；如脾肾两者俱虚，则脾肾双补，比较恰当。

4. 峻补、缓补和平补

暴虚垂危，命在旦夕，如大脱血，大汗如珠如油，大吐大泻，肢厥脉微，元气有立刻虚脱的危险，非用大剂峻补，不能挽救危亡；若正虚兼邪，应该一方面扶正，一方面祛邪，使用缓补之剂，从容和缓，循序渐进，以逐渐恢复健康；若体质素虚，别无外邪，欲服补剂以增强体质的，则用平补之剂调理气血，以平为期，切勿操之过急，以免发生副作用。

5. 温补与清补

虚而兼寒，应该用温补；虚而兼热，应该用清补。

❖ 二、消法

1. 消法的具体运用

消法主要是对于一般积渐而成的有形之邪，在病势较缓，而又虚实夹杂的情况下使用，目的是在于渐消缓散，不求速效，所以在具体运用时，应该注意病情，掌握用药分寸，恰到好处，才能取得疗效。根据前人经验，一般分为初、中、末三个阶段，作为临床运用消法的标准。如：病在初期，邪气初客于人体，所结未坚，正气亦不甚虚，在这个阶段，可以先消其邪，然后调和气血；若病到中期，则邪结较久，正气必虚，在这个阶段，就必须消补并行，使邪去正亦安；若病到末期，已至邪实正虚的严重阶段，即宜先补后消，但经过治疗以后，病邪已减其半，即须调补气血，到达经络，使营卫流通而余邪自消，如果还继续使用消削之剂，则损伤正气，病反转剧。

2. 运用消法的注意点

消法的作用，虽不如下法那样猛攻急下，但克伐破削，也能耗气损血，因此，在使用消法时，应该注意适可而止，不宜太过，太过则邪去正伤，为害匪浅。《黄帝内经》说："大积大聚，其可犯也，衰其大半而止，过者死。"充分说明了这一点。此外，在运用消法时，还应该注意如下几点：

（1）脾虚不能化食，以致食积停滞的，应健脾为主，佐以消导，不宜专事消食导滞，以免耗伤脾胃生发之气。

（2）妇女血枯闭经，虽腹中结有痞块，只宜养血通经，禁用消瘀攻坚之剂。

（3）气虚中满，胸痞腹胀，乃真虚假实之证，禁用消瘀攻坚之剂。

（4）脾虚不能运湿，以致停痰聚饮的，应健脾运湿，则痰饮自消，所谓"治病必求其本"，如果专事消痰化饮，必使脾气愈虚，后果是不好的。

❧ 三、温法

温法在临床具体运用时，对下面几个问题，应该切实掌握。

1. 要量人而施

凡气虚无火之人，阳气素来不足，一旦客寒乘虚而入，则温药的剂量可以适当加重，借以增强扶阳抑阴的力量；若其人平素火旺，或阴虚失血，假使感受外寒，不得不用温药时，只宜少量渐进，中病即止，不必尽剂，以免助火劫阴。

2．要审时而用

一般来说，夏月气候炎热，温剂宜轻；冬令气候严寒，温剂宜重。但是，也有舍时从证之例，如炎天暑热之时，而得虚寒极重之证，非重用参桂姜附之类，不能挽救危亡，所以又要根据实际情况，灵活掌握。

3．要适可而止

温剂之用，贵在适可而止，不宜太过，太过则耗血伤津，转现燥热之象，遂致寒退热生。

4．要权衡轻重

温，有温煦之温，如（参、芪、术、草、砂、蔻、橘、半之类）性质比较温和；有温热之温（如乌、附、姜、桂、椒、萸、辛、硫之类）性质偏于燥热，两者的作用，在程度上有强弱不同。一般阳不甚虚，比较轻微的寒证，用温药即足以胜任，用热药反有伤阴之弊；若阳虚已甚，阴寒偏盛的寒证，则非用热药不足以回阳，用温药则力量不够，此中分寸，必须很好掌握。

此外，性质燥热之药，如乌头、附子、肉桂、干姜、吴茱萸等，孕妇慎用。

❖ 四、清法

清法多用于内伤热证，具体如下：

1．养阴清热法

适用于骨蒸痨热证。肾属水，为真阴之本；肺属金，为水之上源。苟肾阴不足，则虚火上炎，肺受火克，则无以生水。临床多出现潮热骨蒸、咳呛咯血、唇红颧赤、盗汗、遗精、舌红、脉细数等一派阴虚内热的现象。此阳亢乘阴，治宜滋肾保肺兼清热除蒸。常用方剂有参麦地黄丸、百合固金丸、清骨散、秦艽鳖甲散等。

此外，尚有水亏火旺证，屡用清凉，无济于事，当以壮水制火法，如王冰云："壮水之主，以制阳光。"则宜用知柏八味丸、大补阴丸等。

2．补血清热法

适用于血虚发热证。血为阴，气为阳，血借气生，气赖血附，此阴阳互根之理。若病人脱血过多，血虚而气无所附，则虚阳外浮，症见肌肤燥热、面红目赤、烦渴引饮、脉洪大而虚，重按则微。此血虚发热，症状表现颇似白虎汤证。李东垣说："若误投白虎必死。"治宜补气生血，使阳生阴长，血足则虚热自退。常用方剂有当归补血汤、参芪四物汤等。

3．养心清热法

适用于心热扰神证。心属火、主血而藏神，心血虚则火旺，火旺则神不安，出现心中烦热、夜不安寝等症，此阴虚火亢，可用黄连阿胶汤、朱砂安神丸等以育阴清热，或用天王补心丹、柏子养心丸等以养血安神；若心热下移于小肠，则小便短赤、淋沥涩痛，炎上则口糜舌烂，伤及血络则尿中带血，宜用导赤散以导赤清心，或用《医学心悟》阿胶散以滋阴凉血。

4．滋水养肝法

适用于肝肾两虚证。肝属木，肾属水，水能生木，肾为肝母，肾水不足则肝失所养，枯木生火则肝阳上亢，症见头昏、目眩、面赤、耳鸣、脉细弦等，此水不涵木，治宜滋肾养肝。常用方剂有六味地黄丸、杞菊地黄丸等。

5．清肝泻火法

适用于肝胆火旺证。肝开窍于目，与胆为表里，肝胆之火上炎，则见目赤肿痛、流泪羞明、头眩、口苦、耳肿、耳鸣等症，治宜清肝降火，可用丁甘仁方"清肝降火法"（桑叶、石决明、生地黄、菊花、钩藤、赤芍、山栀、贝母、牡丹皮、茶花、鲜芦根等）；若肝经湿热下注，则见小便淋浊、下疳溃烂、囊痛便毒、阴痒阴肿等症，治宜清肝火、利湿热，可用龙胆泻肝汤。

6．养阴清肺法

适用于阴虚肺燥证。肺为燥金，而主清肃，上通咽喉，肺阴虚则燥化太过，干咳咽痛，重则咽喉白腐，此肺阴不足，虚火上炎，治宜养阴清肺，常用方剂有琼玉膏、养阴清肺汤等；如肺经伏火证，出现皮肤蒸热、洒淅恶寒、日晡益甚、咳嗽喘急等症，又宜清肺火、降肺气，用泻白散等。

7．养阴清胃法

适用于阴虚胃热证。胃阴不足，虚火上炎，出现口气热臭、齿龈肿痛、口舌溃烂、烦热口渴、舌红少苔、脉滑大而数等症。此胃火熏蒸，阴虚阳亢，治宜养阴凉血、兼泻胃火，常用方剂有清胃饮、甘露饮、玉女煎等。

此外，尚有育阴利水法，适用于膀胱虚热证，小便淋沥不利，宜用猪苓汤以育阴清热利水；若属膀胱湿热塞阻，致令小便癃闭者，则宜用八正散以清热泻火、利水通淋；清热厚肠法：适用于热痢下重症，治宜苦寒清热、厚肠止痢，常用方剂有香连丸、白头翁汤等。

❀ 五、下法

1. 峻下、急下与轻下、缓下

凡用下法，固然要根据证候的寒热，分别温下或寒下，但同时也要考虑到病人体质的强弱、病势的轻重、情况的缓急等等，恰如其分地选方用药。一般来说，身体壮实，病情比较严重急迫的，应该峻下、急下（大承气汤、十枣汤、大陷胸汤、抵当汤、备急丸等都是峻下、急下剂）；反之，则应轻下、缓下（小承气汤、调胃承气汤、桃仁承气汤、麻仁丸等都属轻下、缓下剂）。

2. 先补后攻、先攻后补与攻补兼施

体虚之人，而患里实之证，正虚邪盛，攻之则伤正，补之则碍邪，在这种虚实夹杂的情况下，治疗原则是虚甚则先补而后攻，以助其正气；实急则先攻而后补，以防其虚脱；虚实参半，则攻补兼施，使邪去而正不受伤（黄龙汤、承气养营汤等都是攻补兼施的方剂）。

危北海

——世界中医药学会联合会常务理事

危北海（1931—2022），江西省南城县人。1949年6月积极报名参军入伍，同年考入中国人民解放军第六军医大学（后更名为第三军医大学，现陆军军医大学），开始了行医生涯。1959年响应号召，参加北京第一届西医离职学习中医班，并担任该学习班的班长，是我国首批西医学习中医人员之一。

危北海从事中西医结合医疗和科研工作近50年，先后承担多项国家科委"六五""七五""八五"的攻关课题和北京市科委重点课题，1979—2002年共获得原国家卫生部、国家中医药管理局和北京市科委等各级各项科技进步奖24项，先后多次应邀出席国际性学术会议，公开发表学术论文逾120篇，并曾担任5部学术专著的主编或副主编。

1992年危北海被授予国家有突出贡献的专家称号，享受国务院政府特殊津贴，为第二、第三、第四批全国老中医药专家学术经验继承工作指导老师，擅长治疗肝胆病、脾胃病和慢性胃肠病等。曾担任中国中西医结合学会副会长、北京中西医结合学会会长、中国中西医结合学会消化疾病专业委员会名誉主任委员、《中国中西医结合消化杂志》主编，2003年担任世界中医药学会联合会常务理事。

危北海为人正直，治学严谨，医德高尚，在长期的临床实践中坚持理论联系实际，习古而不泥古，善于总结创新。尤其重视将传统中医理论与现代研究成果相结合，将辨病与辨证相结合，形成了独到的治疗思想，在脾胃病及内科杂病等方面有很深的造诣，治愈了众多疑难病患者，深受广大患者的爱戴。作为全国老中医药专家学术经验继承工作指导老师，他带徒从不保守，尽心传授，培养了大批中医人才。

危北海常言："欲做学问，当知其学派。"只有深入了解本学科发展历程，才能真正做好继承与发扬工作。从他的学术思想的建立上也印证了以上观点。

在理论上，危北海大量研习中医历代经典，旁及近现代名家治疗经验，以

《黄帝内经》、仲景学说作为理论源泉，尤其推崇李东垣《脾胃论》。他认为，《脾胃论》的核心宗旨正如《脾胃虚实传变论》中所言："历观诸篇而参考之，则元气之充足，皆由脾胃之气无所伤，而后能滋养元气；若胃气之本弱，饮食自倍，则脾胃之气既伤，而元气亦不能充，而诸病之所由生也。""圣人著之于经，谓人以胃土为本。"

他赞同李东垣的观点，即人体内在的元气是最重要的健康因素。元气的产生全在脾胃，脾胃居于中州，万物所归，灌溉四旁。如果没有脾胃虚弱的内在因素，虽有外邪也不能侵入人体而发病。《脾胃论》通篇以脾胃为中心，旁及脏腑经络，从病因病机、辨证组方诸方面，或虚或实，或虚实夹杂，或寒或热，或寒热并用，深刻诠释了经旨"以人为本""以胃气为本""以正气为本"的疾病观和治疗观。

李东垣在此基础上所创立的许多调治脾胃疾病的方法与方剂，如补中益气法之补中益气汤、升阳益胃法之升阳益胃汤，对后世临床产生了极其重要的影响。这也为危北海提出的"脾虚综合征"和"胃肠复元疗法"提供了理论依据。

危北海认为，《脾胃论》中升降理论的创立为后世医家制定了治疗脾胃病的基本治疗原则。

李东垣认为，人体发病以脾胃内伤为发病之本，主要为脾胃运化功能失司，进而引起气机升降失常所致。运动是生命存在的基本形式，其方式主要表现在气的升降浮沉的变化上，而这种变化决定了天地万物的生机。自然界的气贵在清轻上浮。人体之气也以升为主，有升然后有降，人体才能完成新陈代谢的正常过程。自然界四季的升降交替，以长夏土气居中为主导，相应地人体也以脾胃居中为四时气机升降运转的枢纽。在正常情况下，正如李东垣在《脾胃论·天地阴阳生杀之理在升降浮沉之间论》中所说："盖胃为水谷之海，饮食入胃，而精气先输脾归肺，上行春夏之令，以滋养周身，乃清气为天者也；升已而下输膀胱，行秋冬之令，为传化糟粕，转味而出，乃浊阴为地者也。"《脾胃论·阴阳寿夭论》曰："……地气者，人之脾胃也，脾主五脏之气，肾主五脏之精，皆上奉于天。二者俱主生化，以奉升浮，是知春生夏长，皆从胃中出也。"因为脾胃为精气输布的主要动力，所以李东垣特别强调脾胃气机升降平和在人体的重要作用，也就是脾气宜升，胃气宜降，以平淡中和为性。升则济于心肺，降则滋养肝肾，以此为机，协调肝之升发，肾水之上济，肺之肃降，心火之下交，使五脏生克制化处于平衡状态，从而达到《黄帝内经》所谓的"清阳出上窍，浊阴出下窍；清阳发腠理，浊阴走五脏；清阳实四肢，浊阴归六腑"的"阴平阳秘"的正常生理状态；也只有气、血、津、液、精得到正常的生成与输布，人体才能正气充沛，提高抗邪能力，实现"百病不生"。

在病理状态下，李东垣认为，由于脾气贵在升清，其患则在气陷，从而引起中焦壅滞不能通达上下，五脏生克失常，邪气易乘虚而入。"阳精所降"即脾胃调理气机功能失司，清阳之气不能畅达输布，浊阴之物不能肃降清泄，如《脾胃论》所云："脾胃既虚，不能升浮，为阴火伤其生发之气，荣血大亏，荣气伏于地中，阴火炽盛，日渐煎熬，血气亏少。"脾阳不升，无以资助元气，反而助长心火。阴火即相火。心火亢盛，则火乘土位而更伤元气，故曰："相火为贼"。中气与火势不两立，一过则另一必不及，中气越陷，阴火越升，脾气越不升，谷气越下流，以致气血无所化生，脏腑百骸失其充养，外不能固则邪易乘虚入里，这就是脾胃内伤发病的主要病机。

总结而言，李东垣认为，五脏过与不及，首先是脾胃的升降失调，然后引起人体气与火的对立，而脾胃升降失调则多责之由脾阳不升而致。因此，在脾胃病治疗上，李东垣主要以升降浮沉法治之，依据《黄帝内经》脾胃之气宜升宜浮的基本观点，升发脾阳便成为李东垣的主要治法其制方大多是根据《黄帝内经》"劳者温之，损者益之"的原则，用黄芪、人参、白术、甘草等甘温药以补中；根据"陷者举之"之意，用柴胡、升麻等品以升阳，佐以甘寒以泻阴火。全书所列的 59 个方剂，包括升阳补气、升阳益胃、升阳散火、升阳顺气、升阳除湿等治则，共涉及 103 种药物。其中出现 20 次以上的有 8 种，为黄芪、白术、甘草、升麻、柴胡、陈皮、当归等。但是注重升发阳气并非说明其忽视顺降，李东垣认为，在整个气血津液的升降过程中，脾胃之气的升发是处于决定地位的，有升然后才能有降，即只有在升发有力的基础上才有和降协调。李东垣的学术思想为危北海确立"脾升胃降法"，并将其作为脾胃病的基本治则提供了重要的理论基础。

在实践中，危北海早期曾跟随著名老中医关幼波学习。在跟师中危北海领悟到，关幼波在临床中特别重视气血在辨证施治中的作用。关幼波认为，疾病的发生、发展与预后无不与气血的消长变化有关，故总结出治肝要诀"扶正祛邪，调理气血；调理肝脾肾，中州要当先；扶正需解毒，湿热勿残留"。气血辨证的要点为既补气又活血，提出"审证必求因，当在气血寻"，注重"脾胃为气血生化之源"。从健脾益气入手，补其虚损，疏其壅滞。其处方中常用黄芪、当归、芍药、党参、白术、茯苓、山药、桑寄生、枸杞子等补气养血，健脾补肾。危北海在他的临床实践中，很好地继承了关幼波的学术思想，注重脾胃的调理，取得了良好的临床效果。

危北海经过两年的西医学习中医后，以第一名的成绩结业。当时北京市委对西医学习中医这一新生事物非常重视，把它当作一件大事来抓，并提高到一定的政治高度来认识，看作是医学上的创新性事物。危北海因此被评为1960年全国文教群英会的特邀代表，参加了在人民大会堂举行的英模会议。这对他来说是有生以来莫大的精神激励和工作鞭策，促使他把毕生的精力和心血贡献于中西医结合事业。

从西学中班结业后，危北海与将近50位经过系统学习中医的西学中医师，服从组织决定，调离了原来的工作单位，集中分配到了北京中医医院。危北海先是从中医临床开始，跟随名老中医关幼波学习，临诊抄方。经过1年多的学习，他逐步掌握了辨证论治的方法。当时是20世纪60年代，肝病高发。由于缺少有效的药物治疗，西医也束手无策，这样中医药治疗肝病便成为热点。危北海在著名老中医关幼波的亲自指导下，采用中医辨证、西医辨病的方法进行治疗，取得了满意的效果。他将中医药治疗病毒性肝炎和慢性肝病的经验进行总结，首次在《中医杂志》上发表了中医药治疗病毒性肝炎的论文。实践证明了中西医结合的优势，也有力地推动了全国广泛开展中西医结合治疗肝病的研究工作。

1978年党的十一届三中全会以后，在北京市科委和北京市卫生局的亲切关怀和指导下，北京中医医院和北京中医研究所决定另辟蹊径，根据关幼波"久病体自虚，气血要注意"的思想，将脾气虚证作为科学研究的重点。危北海作为课题研究的主要负责人，认为脏器功能的盛衰与气血的盛衰密切相关，气血亏虚则整体功能衰退，气血充实则整体功能旺盛，由此引导出"脾虚综合征"的理论。

危北海是全国开展脾胃证型和脾胃学说研究的首创者之一。其研究方法是从文献理论研究中提出一个具有科学依据而切实可行的理论假说，然后按照这个理论假说进行揭示脾气虚证发病机理的病理生理学的临床研究和动物实验研究，并按照中医辨证论治以效验证的原则，对健脾益气和胃的四君子汤加味方药进行药效学和异病同治的临床观察及动物实验研究。研究结果证实，其提出的理论假说基本符合实际，并具有科学实验依据。

危北海等采用现代计算机技术，对自秦汉至明清的历代著名医籍36部中有关脾胃学说的理论阐述、临床证治方药进行了全面而系统的整理归纳和分析研究，深入阐述了脾胃学说的学术渊源、形成和发展的演变过程，研制成300多万字的"脾胃理论知识库"和"脾胃方药知识库"。同时建立了脾气虚证发病理论的假说，并在全国率先复制成功大黄和利血平两种类脾气虚证的动物模型，应用现代科学方法进行临床和动物两方面的实验，观察指标包括反应胃肠道的消化吸收、运动和分泌功能、胃肠激素神经介质以及细胞因子等16个方面。实验结果说明，脾气虚证是在胃肠道有消化吸收、分泌和运动等功能的低下或紊乱表现为主的基础上，伴发或继发全身性适应调节紊乱和营养代谢失调，以及免疫能力下降等所致的一种疾病反应状态。它包括功能、代谢和组织形态的综合概念，也是一个中医诊治的临床体系，临床观察和动物实验的结果，基本验证了原先提出的理论假说。危北海和他的研究团队还率先在国内验证出对于脾气虚证具有相对特异性敏感性的木糖吸收试验，迄今在临床上已得到广泛应用，被公认是一个脾气虚证的辅助参考指标。

通过对四君子汤及其加味方药的药化学及药效学研究，以及四君子汤加味方的异病同治研究，发现对幽门螺杆菌（Hp）相关性慢性胃病、慢性萎缩性胃炎及胃癌前病变、慢性阻塞性肺疾病、呼吸睡眠暂停低通气综合征、功能性消化不良等运用健脾益气、升清降浊、祛痰化湿的法则，不仅可使临床症状明显缓解，而且观察指标也有同步改善，从而验证了脾气虚证中医"异病同治"的理论。

随着"脾虚综合征"概念的提出，危北海以《黄帝内经》"脾胃为后天之本""有胃气则生，无胃气则死"的思想为指导，依据李东垣《脾胃论》中"胃肠内伤，百病乃生"的病因学说及"脾胃虚则百病生，调理中州，其首务也"

的治疗原则，将传统中医理论与现代研究成果相结合，将辨病与辨证相结合，总结出了"胃肠复元疗法"，并将其作为临床治疗的基本法则推而广之，不仅用治消化系统疾病，对于很多内科疑难杂症及危重症治疗也是重要的指导原则。

作为脾胃病大家，危北海在脾胃病方面以"胃肠复元学说""六腑以通为顺"为辨治总线，时时不忘固护脾胃和肝脾之间的关系，提出固护脾胃和调和肝脾是临床防治脾胃疾病的两个重要法则，确立了治疗脾胃病治疗大法不外脾升胃降二法。

危北海依此法则变通加减，临床几十载治愈患者无数，终成为脾胃病大家。他的毕生愿望就是逐步将脾胃学说发展成中西医结合新胃肠病学。新胃肠病学的标志主要通过以下四个方面体现：

一是在理论研究中有众多的闪光的结合点，能融中西医理论于一炉，有新的论点、新的发现，既不同于中医，也不同于西医。

二是在临床诊断方面，实行辨病与辨证结合，宏观与微观结合，定因、定位、定性与定量结合，真正建立一个新的中西医结合诊断模式。

三是在临床疗效上，能取得更高、更确切和经得起重复验证的疗效。其疗效既高于西医，也高于中医，并在此基础上逐步阐明疗效机制。

四是医、理、药、护系统结合，形成新的胃肠病学的完整体系。

为了实现这一目标，多年来，危北海在诸多学术会议上撰文呼吁，用他自己的话说："尽管道路曲折，但我会竭尽自己的全力，穷其一生为这个事业的发展不断探索。愿意做一铺路石，矢志不渝，死而后已。"

他常以一首小诗自勉：

> 中西结合真意在，
> 继承创新永恒存，
> 鞠躬尽瘁终不悔，
> 毕尽余生仍奋求，
> 路修远兮任艰巨，
> 奋进自有后来人。

傅再希

——江西省中医界的活字典

❀ 一、生平简介

傅再希（1899—1984），名晋贤，字再希，以字行。江西临川人，中共党员。曾任原江西省抚州市中医院副院长、江西中医学院中医基础理论教研室主任、教授、主任中医师；江西省医学会常务理事、江西省中医学会常务理事、中华中医学会理事；临川县（现临川区）各界人民代表会议常务委员会副主席，江西省抚州市（现临川区）第一、第二届政协副主席，江西省第一、第二、第三届省人大代表，江西省政协第四、第五届委员。

傅再希出身于书香门第，父碧秋为清代贡生，以教授私塾为业。傅再希自幼饱承家学，习读儒籍，又有乃父亲教，因而国学功底扎实。1916年，毕业于江西省立第七中学高中部。适遭家难而辍学，寻师从本县名医李圃孙先生学习中医。满师后即在临川县挂牌行医，临别时圃老赠言："三年名不出，三年名不没"，对其寄予厚望。三年后，他果真以不凡的医术、高尚的医德闻名乡里。

❀ 二、仁医济世

1959年，傅再希奉调至江西中医学院任教，曾任中医基础理论教研室主任，教授，主任中医师。教学之余，他依然从事临床工作，且笔耕不辍，进行科研活动。独立承担了中科院下达的"阴阳五行学说的研究"课题。由于傅再希具备深厚的儒学功底，故能对具有数千年历史的阴阳五行学说的起源、发展规律、学术流派及其在中医学中的应用等，做出全面的、系统的、深入的研究，澄清了各类学说中的混乱思想，揭示了其真貌和合理核心，说明了其在中医学中的重要作用。此后，他参加了第二版全国中医院校统编教材《黄帝内经》的编写。1963 年应厦门大学海外函授部的邀请，承担《中医内科学》教材主编。在此前后，傅再希先生教学之余，抓住点滴时间进行学术研究，先后在《江西中医药》等刊物上发表了《进一步探索血吸虫病的来源》《论日本血吸虫病不是古代的蛊》《应该认清几种传染病是外洋输入的》《李时珍以后杰出的本草家——赵学敏》《论〈串雅〉的作者是姓赵而不是姓宗》等论文，在中医界引起极大反响，时人赞曰："堪称医史研究中的不朽之作"。到了晚年，傅再希患老年性白内障，在右眼完全失明的情况下，仍然坚持科研学术活动，先后撰写出《我对五运六气的看法》《本草品汇精要的评价问题》《〈素问病机气宜保命集〉的作者问题》等论文。在这些论文中，先生引用不少过去医家所未接触到的文献，同时以翔实的资料阐述前人之所未发的观点。论文文笔洗练，字字句句都为真知灼见，因而得到了中医学术界的高度评价。

傅再希行医 60 余年，不仅中医理论功底深厚，而且有着丰富的临床经验，善于博采众长，灵活运用于临床实践，精于中医内科、妇科、小儿诸科。特别对肾炎、肝胆病、哮喘、支气管扩张、慢性结肠炎、白喉、妇女不孕症、先兆流产、小儿麻疹（并肺炎）、走马牙疳等疾病及疑难杂症的治疗有独到之处。早在 20 世纪 30 年代，他就通过亲身病痛的体验，发明了对慢性肾炎（肾病型）的不药疗法，即以牛（羊）奶加水果充饥，完全不吃米饭，因此无需吃盐。这种疗法与五六十年代以前的西医学理论是格格不入的，尽管遇到不少阻挠，甚至非议，但他却用这种疗法治愈了数十例慢性肾炎患者。更足称道的是，对来自农村的贫困患者，他还给予经济上的帮助，让其能购买母牛或母羊自养，挤奶治病。

傅再希积数十年临床实践，认为不论应用经方或时方治病，都要以提高疗效为着眼点，一定要做到"方必对病、药必对症"，特别强调临床医生一定要对本草有深入的研究，分析、琢磨药物的专长特效。不懂药物的专长特效，侈谈辨证，疗效未必就高。而脱离辨证论治，对症用药，难免头痛医头、脚痛医脚，疗效亦差。只有将两者有机地结合，方能出奇制胜。正是由于他对中药有深入的研究，所以临证书方鲜有超过 12 味药者，其辨证之准、用药之精，亦可见一斑。

傅再希自幼习儒，继而精研岐黄之术，且嗜书成癖，家中藏书甚富，一生博闻强记，经史子集，无所不读。医书中上自《黄帝内经》《难经》《伤寒论》《金匮要略》，下至历代医家主要著述，无不贯通，有"江西省中医界的活字典"之佳誉。同时工于文史，长于诗词。中华人民共和国成立前在抚州行医期间，曾是"墨池诗社"的中坚人物，以诗文优雅得"儒医"之尊。中华人民共和国成立前，他曾为抚州最有名的"可引年"药店题门联，云："可道非道，可名非名，壶里有天堪避世；引经入经，引脏入脏，笼中无物不延年"。此联不仅嵌入店名，对仗工整，而且寓意深邃，耐人寻味。他一生勤学，如《本草纲目》这样的鸿篇巨作，经其手朱笔标点的线装书就有四部；70多岁仍能将四书五经及历代名篇佳句诵读如流；年过八旬，仍手不释卷，以书为乐，虽患有老年性白内障，视力很差，但借助放大镜，仍通读了中华书局出版的《二十四史》《清史稿》和《资治通鉴》这样的大部头著作。

他一生穷究岐黄之术，学识渊博，治学严谨，临床经验丰富，且具有高尚医德，又热情提携后学，诲人不倦，在中医理论及临床救治方面建树不凡，深受家乡人民的爱戴和全院师生的尊敬。为表彰其对中医学事业做出的杰出贡献，1959年卫生部授予其"继承和发扬祖国医学遗产"金质奖章；1960年先后出席江西省和全国两级文教卫生群英大会。

❀ 三、医案医话

傅再希医术高超，精于中医内妇儿诸科，临床尤以治疗疑难杂症见长，兹整理验案数则如下：

1. 大实有羸状

韩某，男性，39岁，木工，临川籍人。1963年2月外出至福建山区做工，不到1个月，患腰痛病，自认为劳累过度，身体虚弱，彼地习俗，谓生姜、白糖炒雄鸡可以滋补身体，因此照服，1次白糖用至150g，生姜亦用得甚多，结果适得其反，不仅腰痛加剧，且发热胸痛，遍身骨疼。经当地医院治疗不效，遂回乡里，在市医院住院治疗1个月余，病仍如故，改服中药70余剂，皆作虚证而治，亦无效果。患者因负债过多，又经不起疾病折磨，遂悬梁自尽，幸被人发现而得救。是年8月，闻傅再希回乡度暑假，乃请予诊治。此时患者发热已有 5 个月之久，体温常在 38～38.5℃之间，时当暑月，汗出涔涔，形体赢弱，面色㿠白，饮食几废，便秘尿赤，舌质偏红、苔黄而干，脉沉而滑数。细审其病之由来始末，断为痰热交结。方用：全瓜蒌 10g，浙贝母 10g，风化硝（调服）10g，川黄连 6g，条芩 10g，银花 10g，生地 15g，麦冬 12g，知母 10g，橘络 5g，丝瓜络 6g，甘草 3g。服药 5 剂，大便得通，臭秽难闻，发热、胸胁痛、骨疼已见减轻。二诊仍守原方，再服 5 剂，发热全退，饮食有增。三诊去风化硝、川连，加参须 10g，服药仅 2 剂，复又低热，小便短赤，遂停药换方，仍按原方加减，去丝瓜络、风化硝，加山栀 10g，玄参 15g，连服 10 余剂，未再发热，胸痛骨疼俱消失，两便通利，饮食日渐转佳，继续调养而痊愈。

按语： 患者年不满 40 岁，以木工为业，素体身健，偶患腰痛，并非虚损，实由冬寒未尽，初赴山区，体受湿邪所致。继又轻信习俗，吃生姜、白糖炒雄鸡，白糖善能凝固津液，患者既受湿邪，湿本黏滞，又多服白糖，更致凝聚，不得宣化。生姜、雄鸡助阳为热，于是湿热煎熬而成痰，聚于胸中，发为胸痛；流窜经络、筋骨，则为骨疼；痰火内炽，故发热不退，便秘尿赤，迫液外出，则汗出涔涔；舌红苔黄，脉滑而数，更是热痰之证。前医失于细察，见其形赢面白，误认为虚损，南辕北辙，故病日趋困顿，不知此乃"大实有赢状"。当此之时，舍清热化痰，别无二法。方中瓜蒌、浙贝、风化硝皆能化浊痰之胶结，通胸膈之痹塞，更加橘络、丝瓜络通经镇痛，而无香燥之弊；银花、芩连，清热泻火，因邪热不去，则津液愈受煎熬而为痰；生地、麦冬、知母，养阴生津，于此不但无滋阴碍湿之虑，反有助胶痰稀释，利于清化之功。诸药组合成方，其效甚捷，药仅 10 剂，而诸症俱见大减。三诊之时，虑其形赢，不耐久攻，故加参须，复又发热，更足见其为实热之证，而终以清热化痰收功。若只据形色，因循前法，必致淹沉而不起，虚实乃辨证之大纲，临床时不可不慎，毋犯"实实"之戒。

2. 久热不退

鄢某，女，42 岁，中学教师。1973 年 10 月起病，日暮时分，始感恶寒，继之发热，热重寒轻，体温维持在 39℃左右，翌日清晨，汗出热退，血检未见疟原虫，凡此 1 周，自后如是发作，每月 1～2 次，每次 2～6 天，曾在医院检查，先后按感冒、疟疾及抗感染治疗，毫无效果，久病之后，懒于服药，发热亦可自退。病年余，除常感五心烦热、口干便结外，并无其他苦楚，但终因诊断不明，唯恐日后病重难治而入南昌某医院住院检查，适逢又有发热，经三大常规、肝功能、抗链球菌溶血素O、胸片、找狼疮细胞等检查，亦无特殊发现，发热仍然不退，做胆囊血行造影检查，意见为"胆囊炎伴胆管炎？"遂继续抗炎治疗。住院2个月有余，先后用过数种广谱抗生素，不但未愈，且病情日渐加重，天天发热，体温维持38℃上下，微恶风寒，一日之中仅午时汗出之后体温可降至正常，停药观察，亦是如此，且由于禁食过严，为戒油腻，竟常以咸菜下饭，故饮食锐减，每餐仅进50g软食，形体日趋消瘦。遂于1975年元月私出病房，寻傅诊治。察其形色，面黄不华，虚羸已不胜步履，脉之两手，皆细数无力。舌淡少津，此当属气阴两虚。方用：秦艽10g，银柴胡10g，鳖甲10g，知母10g，麦冬12g，地骨皮10g，党参10g，当归10g，甘草3g。服药3剂，发热即退，饮食略增。二诊：原方加白芍、茯苓各10g，调治10余日，未再发热，饮食、精神俱有好转，遂出院休养，数年后随访，未见复发。

按语：此病初起，往来寒热，发有定时，似疟非疟，实由外感，邪在半表半里。但失于和解，延年累月，邪热伤阴，渐成虚损，故潮热见症之外，更兼五心烦热、口干便结。入院以后，抗炎无效，又因禁食忌口，生化不足，津伤气耗，阴病及阳，所以虽不似以前高热，但由周期发热，转为每日发作，由暮热朝凉转为退热时间仅为2~3小时，形体羸弱，纳少恶心，舌淡少津，脉细数无力，均为气阴两虚之证。故选秦艽扶羸汤加减，此方出自《仁斋直指方》，本为治肺痿骨蒸、劳嗽声哑、自汗体倦而设。此案无劳嗽见症，故去紫菀、半夏，而加知母、麦冬，增强其养阴清热之功，秦艽、银柴胡解肌退热，治标不可少，更用党参、当归，补气养血，且可防滋阴碍胃之弊，诸药合方，能取益气养阴之功。服药3剂，发热即退。傅再希行医60年，用此方治疗劳热骨蒸、似疟非疟、形羸气短者，获效颇多，兹举此例，以概其余。

3. 加减思食丸的妙用

徐灵胎先生在《兰台轨范·通治方》中列有"加减思食丸"一方，未载出自何书，用以治疗脾胃俱虚，水谷不化等症，药仅神曲、麦芽、茯苓、甘草、乌梅、木瓜6味，并无参、术、芪等健脾益气之品。徐氏自注云"此收纳胃气之方，用乌梅、木瓜甚巧。"此语颇耐人寻味，傅再希曾师其意，治小儿腹泻一症，用乌梅、木瓜之法，每获良效，有一腹泻患儿，年仅 4 岁余，入院时高热、腹泻、稀水样大便，一日近 20 次，西医诊为中毒性消化不良，经补液及抗生素治疗，病情虽有好转，但体温总在 38℃ 上下，不得退清，大便每日仍为 10 多次，住院 20 余天，从未正常过。曾服中药清热利湿、消食导滞，亦无效果，患儿形瘦神疲，口唇焦渴，不思饮食，小便短赤。疏方：黄连 3g，黄芩 6g，知母 10g，麦冬 10g，石斛 5g，车前子 6g，泽泻 6g，炒麦芽 6g，乌梅 1 个，木瓜 2g，甘草 3g。服药仅 3 剂，热退泻止，继续原方出入，去车前子、泽泻，加茯苓、天花粉调理而痊。旁医不解其故，其曰："小儿稚弱之体，为饮食所伤，胃气每致弛缓，所以小儿腹泻，三五日未愈，则精神萎靡，饮食少思。此时若一味祛邪，则脾胃难支，改进补法，则邪流连不去，用乌梅、木瓜促其收敛，则胃肠功能自趋正常。"对小儿暑日热泻，可以配合黄连，增其疗效，而无碍邪之弊；伴有伤津口渴者，与知母、麦冬合方，又有酸甘化阴之妙；对有食积者，与神曲、麦芽、山楂同用，助其消化。故临床治疗小儿腹泻，在辨证的基础上加用乌梅、木瓜收纳胃气，确有无穷之妙用。

4. 奇恒痢

张隐庵所著《侣山堂类辩》中载有所谓奇恒痢，此不见于古今医书，而为张隐庵根据《素问》的《大奇论》《著至教论》等篇章理论而创设的病名。其大意言此病三阳并至，三阴莫当，起如疾风，至如礔砺，九窍皆塞，喉塞咽干，薄为肠癖。其脉缓小沉涩，血温身热死……急宜大承气汤，泻阳养阴，缓则不救。后来陈修园根据张氏的说法，举出两个实例，皆变化迅速，很快出现咽干喉塞、谵语等症而死。而所谓大承气汤急救之疗效，尚不能证实，傅再希认为，所谓奇恒痢，实际上是即常所见到的疫毒痢，即相当于西医学上所谓中毒性痢疾，不过症情严重，变化迅速，热邪充斥上下，少缓即不及救治，然救治得法，亦不完全是死症。其少时从师李圃孙先生学医，先生之侄益祥，患痢数日，突然恶化，不仅出现神昏谵语，咽干喉塞，而且四肢抽掣，角弓反张，兼有痉厥。先师根据《金匮要略》治法，参以张隐庵、陈修园诸家学说，处以大承气汤，很快转危为安，后随症调治而愈。可见此种痢疾、此种治法都是通过临床实践而得来的，并非空头理论。然而现在治疗疫毒痢，中医教材书中大多用白头翁汤、黄连解毒汤之类，很少有提到大承气汤的，对症情急险者，这就未免病重药轻，难以取得预期的疗效。

又此症属大热，脉反见缓小沉涩，与一般脉症规律不同，这在临床医学上也是一种变例，学者必须通常达变，认真体会，才不至于茫无下手之处。

5. 小便失禁

俞某，男性，83 岁，退休教师。1987 年 8 月就诊。因偶患胃痛，在校医务所注射阿托品 1 次，胃痛随愈，但自后尿意频频，沥沥不禁，稍缓须臾，即遗于裤裆之上，以至夜不能寐，常坐以待旦，痛苦不堪，凡此已 10 余日，曾在南昌市某医院检查治疗，诊断为前列腺炎，服清热消炎中草药 10 余剂，因无效果而转诊于余。傅再希察其年高病此，治当温肾益气，固涩小便。疏方：红参 10g，黄芪 15g，菟丝子 10g，补骨脂 10g，胡芦巴 10g，覆盆子 10g，五味子 6g，白果 10g，益智仁 10g。初服 1 剂，即见显效，小便次数减半，药下 5 剂，前症若失，患者唯恐复发，续将原方再服 5 剂，终未再发。

按语： 本案患者究竟为阿托品作用所致，抑或因前列腺炎，姑且不论，但在中医看来，当属小便失禁。辨证本当不难，患者年过八旬，肾气虚弱，此乃生理之规律。肾虚则膀胱约束无权，故尿出不禁，治当温肾益气，然前医更换两次，均单纯地按照西医诊断，不考虑其年老体衰，一概搬用清热消炎之药，所以无效。简单地按照西医诊断，来选择中医方药，按图索骥，不能变通，这是西医学习中医较常见的弊病，须知中医药之所以能取得疗效，首先在于它具有辨证论治的精神，尽管其诊察方法比较朴素简单，然而却可以从千变万化的症候中分析出疾病的症结所在，据症用药而获良效。昔喻昌有议病不议药训，虽是针对中医而言，然对西医学习中医的人员，亦应有颇多启发。

6. 温经汤治疗不孕症

妇女调经种子，古方流传甚多，然用之确有特效者，在余的经验中认为以温经汤为第一。其方载《金匮要略》中，医者皆知，方下原有"亦主妇人少腹寒，久不受胎"之语，可见此方不仅温暖子脏，亦为治疗不孕症而设。尤其用药法度，多非后人所能思及，故一般医家都不十分相信，偶尔使用，妄以己意加减，如桂枝改用肉桂，阿胶用蛤粉炒珠等，且又缺乏信心守方，自然不能达到疗效。甚或有些所谓叶派医家，视此等方不足与言。傅再希用此方，得自先师口传，谆瞩不可妄自加减，必须等经水来时服，三四剂后经净即止，以后每月皆如此照服。假如经水不来．则多已受孕，不必再服，顺其自然发育生产，亦不宜轻易做内诊检查，以免手法粗糙，导致流产。遵用此方，每每获效，在故里颇有盛名，屡有特为求子从外地请假来就诊者。如某院教师张某，中华人民共和国成立前在抚州师范学校任教，结婚多年，其妻未有生育，其处以温经汤方，即获一男。又有欧某老师之妻，亦结婚数年未孕，服温经汤 4 剂而孕一男。此皆彰彰在人耳目中，其他类此者不胜枚举。用此方时中药味数虽不可变更，而分量可稍为加减，他所用的药量如下：炮吴茱萸 5g，党参 10g，桂枝尖 6g，阿胶（烊化冲服）10g，姜半夏 10g，麦冬 12g，当归 10g，川芎 6g，白芍 10g，丹皮 6g，甘草 6g，生姜 3 片。吴茱萸必须用贵州出产者，紧小，略带青绿色，味略苦，不甚辛辣，它处出产者，多带辣味而不适用，半夏必须姜制，法制半夏无用；桂枝须用尖，嚼之有肉桂气味，桂枝木无用。药味既真，效验自更确切。

李元馨

——赣东现代名医之冠

❖ 一、生平简介

李元馨（1893—1984），字文炳，号大勉。江西临川县（现临川区）秋溪镇博溪村人。其祖父圃孙，精于岐黄之术，著名于抚州。李元馨早年丧父，从其祖父习医，尽得其传。悬壶赣东六十余载，医术高明，精神专一，治学严谨，乐善好施，医德高尚，誉驰四方，遐迩同钦，在抚州人民中享有崇高威望，为我省当代著名中医之一，誉称"赣东现代名医之冠"。

李元馨1915年于江西省立第七中学毕业后从其祖父学医，1921年其祖父卒后，独自行医于乡里，后又迁回至临川县城（今抚州市城区）定居。抗日战争期间，日寇侵占临川，举家避难黎川一年，后又返回抚州定居。中华人民共和国成立后，他积极响应政府号召，于1950年参加了抚州市中医协会，1953年与傅再希先生（后任江西中医学院教授）携手创办"中医联合诊所"，并担任副所长。1959年成立抚州市人民医院（现临川区人民医院），被任命为副院长。

他热爱中国共产党，热爱祖国，医德高尚，工作兢兢业业，任劳任怨，为人正直，诚笃谦和。历任抚州市人大代表、市政协常委、江西省人大代表、江西省科学院特约研究员、江西省医药学会理事、江西省中医学会理事、抚州地区中医学会副理事长、抚州市中医学会名誉理事长等职。

他一生勤奋好学，治学严谨，学问渊博，医术精深，临床经验丰富。专于内妇儿科，外科和五官科亦有独到之处。屡挽危亡在顷刻之间，起沉疴于霍然之中，活人无数，直至晚年抱病在家，仍门庭若市，应接不暇。

他数十年如一日，以毕生精力献给中医学事业，晚年尤致力于中医人才的培养。李元馨先后授徒十六人，桃李成荫。因带教有方，严师门下出高徒，学生之中不少声名日噪，使其医脉代有传人。惜先生生前诊务繁忙，未暇著作，门人编辑有《李元馨医案》（未正式出版）及临床经验总结，对启迪后学有较大意义。

❀ 二、治学与成才之路

李元馨一生以自强不息之心，艰苦奋斗之志，刻苦钻研，博采众方，精勤不倦，活到老学到老，为后学者之楷模。

（一）严师教诲　独承家技

李元馨早年丧父，1915 年于省立临川中学毕业后，跟随其先祖父李圃孙学医。圃孙公是当地著名的中医，在抚州医学堂任过教，不但精于岐黄之术，而且经史子集、诗词歌赋，无不谙熟。

圃孙公视元馨虽爱之深，更责之严。开始学医时，首教《药性赋》《汤头歌诀》《濒湖脉学》《医学三字经》，口传心授，释以浅义，责之背诵。如背诵医籍稍不流畅，即大声训斥。当元馨学有一定基础后，对于一些病人，圃孙公先要元馨试诊，草拟理法方药，然后自己复查，如药证对路，便微微点头称是，若有差错，就当着病家之面责骂。有时致使元馨面红耳赤，羞愧难堪。这没有使他灰心，反促使他发奋努力，朝夕攻读。

圃孙公对药物研究颇深，读书临证之余，常带元馨到野外认药、采药、并指导他加工炮制丸散膏丹，如疳积散、十枣丸等，广施乡里。

李元馨随师三年，日夜相伴，聆听教诲，学业日进，在圃孙公的几个弟子中，他深得秘传，继承了其祖父的学术思想和经验，为以后形成他自己的学术思想奠定了扎实的基础。

（二）艰苦创业　脱颖而出

1918 年李元馨离开故土博溪村，迁至县城（今抚州市城区）行医，此时，其祖父已去世，在学术上他失去了业师指点。

他初到抚州行医时，年方二十多岁。当时，抚州城内中医四布，不乏高手，有杨鑑尘、李衡清等四大名医，号称"四大金刚"，久负盛名。医林中的不少人瞧不起他这位热天穿夏布衣，下雨穿油鞋的"乡巴佬"，时而进行冷嘲热讽，个别人甚至抓住某个病例，在群众中说三道四，极力贬损。民众对他不认识，不了解，偶有病人来问问病因也不敢吃他的药，不少病人带着怀疑的眼光，抱着试试看的态度，找他看病，一旦不见显效，便另请高明。一度业务打不开局面，上门求诊者寥寥无几，收入微薄，生活十分艰苦，使他有过很多烦恼。但他自强不息，毫不气馁，勤于实践，努力进取。白天于家中接诊，或上户出诊，认真诊察，一丝不苟，不计较诊金多少。看了疑难重症后，天天盼望病家再来复诊。当病人服药无效时，认真听取病人的详细诉说，及时调整治法方药。晚上，带着问题向书本请教，理论联系实际，刻苦钻研，探微索隐。诊余常去药铺检阅名医处方，取彼之长，补己不足。凡自己没有治好而被其他医生治好的病，一有机会便索取其处方，反复揣摩其辨证思路和用药特色。随着时间的推移，他学验俱丰，逐渐得到了越来越多的群众信赖。

他进入不惑之年后，医术得到了显著的提高，在治疗一些危重急症方面，匠心独具，锋芒显露。

20世纪30年代，抚州城外，有一豆腐店女主人王某，年三十开外，久病屡治不效，终至昏迷不醒，肢厥脉无。家人以为死亡，搬至地面。其丈夫不忍入殓。此时，恰逢李元馨路过门前，其夫看见，急忙请进求治，寄希望于万一。只见患者僵卧濒死，但心窝尚有微热，舌质红干，脘腹实满。询问病史，始知患者便秘多日，曾有胸脘痞闷，烦躁不安，拒进饮食。其断定患者乃痰热结胸，心神被蒙，所以昏迷不醒；腑气不通，三焦气机窒塞，阳气内郁，故肢厥脉无。当即拟小陷胸汤加薤白、枳实、大黄、芒硝。药后泄泻，意识渐清，厥回脉复，阖家欢乐，一再感谢其再生之德。于是李元馨能起死回生的消息不胫而走，名声大噪。

又一年春节前，一大财主身患重病，遍请名医不效。病人欲去外地求医，又怕死在他乡，病情危笃，只好请李元馨出诊。他应邀前往，至府内时，病人已奄奄一息，视其病情，下利、四肢厥冷、脉微。查其前医用药，均按虚寒论治，投一派温补之品，病人服后毫无疗效。李元馨临证不慌，明察秋毫，据前板齿干燥，苔垢，脉沉数等症，断为热深厥深，真热假寒，热结旁流。于是大胆处方，拟用大承气汤攻下，但病人家属对已下利不止再进泻剂顾虑重重，经他再三说理，同意用大黄甘草汤灌服。药后不再泄泻，知药症对路，乃服用大承气汤，第二天病人便下甚多奇臭黑粪，意识渐渐清醒，终于转危为安。病者家属万分高兴，广为传扬。同行为之震惊，暗暗叫绝，原来瞧不起他的人，也不得不由衷叹服，刮目相看。

20世纪30年代，赣东瘟疫流行，他用与众不同的方法，使许多危在旦夕的病人化险为夷，每获良效。他逐渐蜚声医坛，誉隆遐迩。求医者接踵而来，络绎不绝。一代名医，脱颖而出。

（三）虚心好学　勤求博采

李元馨之所以能成为名医，与他虚心好学，治学严谨，广搜博采有很大关系。为了打下扎实的理论基础，他潜心钻研古典医籍，每得一医书，如获一珍宝，废寝忘食，读而后快。如此数十年如一日，上至《黄帝内经》《伤寒》《金匮要略》《神农本草经》等经典，下至金元四大家、叶天士、吴鞠通等名家著作，乃至《验方新编》之类，莫不博览精研。他读书刻苦，年轻时，他戴着近视镜攻读，中年以后，戴着老花镜看书，老态龙钟之年，还手持放大镜查阅。一生孜孜不倦，手不释卷。

由于条件的限制，李元馨年轻时没有多跟几位名医学习，对此他常感遗憾。为弥补自己知识的不足，他留心研究外地名医的学术经验，在诊余闲谈中，其弟子常为他对南昌、武汉、上海等地名医的学术特点了如指掌而感到惊讶。

李元馨成名以后，对民间单方草药，仍很重视。凡遇到怀有一技之长的樵夫野老、土方郎中，总是以礼相待，视为上宾，和他们交朋友，学习他们的一技之长。他认为来自民间的实践经验虽医典未载，师道难传，但经济简便，行之有效。1959年，他响应党和政府的号召，献出了许多秘方、单方和验方，为发扬中医学遗产做出了一定的贡献。

他在学术上没有门户之见，能兼收并蓄，为我所用。他认为中医、西医各有所长，治病救人，是其共同的目的，应互相学习，取长补短。早在中华人民共和国成立初期他便买了《内科学》等一些西医书籍，学习西医基本知识和检查诊断的基本方法。为了及时了解和学习外地先进经验，他还长期订阅了四五种中医杂志。

（四）求真务实　注重实践

李元馨毕生致力于临床实践。他认为：没有临床实践只是空谈理论者并非良医，医生的职责是治病救人，没有真才实学则会误人害己，名医看病也不可能个个得心应手，既要总结成功的经验，也要吸取失败的教训。他对历代名家著述，均从临床实践中深入体会，从不放过一个疑点，一道难题，追根穷源，苦心求索。

他师古而不泥古，经常告诫后学：《黄帝内经》为理论渊薮，广博深奥，年代悠久。学习《黄帝内经》，为的是牢牢掌握中医基础理论。其认为"五运六气"之说，过于刻板，与临床实践很难契洽，不能生搬硬套。《伤寒论》立法垂训，要掌握六经辨证的体系和辨证论治的核心。书中诸方用之得当，确实效如桴鼓。但须临证度势，切不可胶柱鼓瑟。研究《伤寒论》要客观地探讨作者原意，为求"全"而妄自发挥，则愈深究愈远离。临床施治切忌主观，要考虑古今时代不同，人之体质不同，所受病邪亦有所不同，需灵活变通，绝不能囿于一家之见，削足适履，持一成不变的配方去治活人。

李元馨的脉案要言不烦，朴实无华，既不喜欢堆叠术语词汇，也不喜欢引经据典，作较多论理，而是仿仲景条文式直叙症状，主次有别，理法简明。

他在六十余年的医学生涯中，从没有脱离临床实践，从早到晚接诊四面八方的病人，是一个博学而又务实的中医临床家。抚州曾流传着这样一句话"有病不要惊，去请李元馨"。

（五）淡泊明志　宁静致远

李元馨一生俭朴淡泊，住宅不讲究陈设古玩，平时不摆弄花草鱼鸟，更不喜欢交际各界名流，对琴棋书画这样的雅好，也很少顾及，唯恐玩物丧志。"业精于勤，荒于嬉"是先生的座右铭。先生嗜书成癖，十分喜欢买书，家中藏书甚多，有木刻本、石印本和铅印本。白天临证，晚上挑灯夜读。他喜欢安静，最怕孩子们的吵吵闹闹，读书时，潜心求索，知其然，更穷究其所以然。碰到棘手之症，投药一时未效时，晚上便翻阅医书，反复思考，常常通宵不眠。案头上的《中国药学大辞典》（陈存仁主编）早已翻烂，很多书籍都有他读书时留下的圈圈点点，耄耋之年，竟对《用药心得十讲》（焦树德著）通读了四遍以上。正如他自己所说："开卷有益，其乐无穷。"

（六）以德统才　高风亮节

李元馨常教诲学生："医为仁术，为医必须明医理，重医德，切忌沽名钓誉、争名夺利和同行相轻，要以治病救人为务"。

他对待病人，处方以切合病情为目的，能用价廉的药，决不使用贵重药。他从不利用自己的医术对病家索求，并鄙视那些为个人私欲而迎合病者心理滥用贵重药、补药的行为。无论职位高低，都是一视同仁，以辨证论治为准则。20 世纪 70 年代初期，某中央首长在抚州期间，因病曾服用很多中药无效，就是四五元一剂的药亦未能解除痛苦。先生应邀出诊，明察病机，辨证论治，开出的药方仅一角三分钱一帖，出乎意料，药后病情大减，某中央首长非常高兴。此段经历至今仍传为杏林佳话。

李元馨时刻把病人的痛苦放在自己的心上，年逾古稀，仍不管寒冬酷暑，不辞辛苦，出诊看病。他常常推迟下班给远道农村来的病友看病，满足病人慕名求医的心愿。有时对经济特别困难的病人还解囊相助。晚年抱病在家，经常带病应诊，从不推辞。

他严于律己，宽以待人。他认为同行之间，应互相尊重，互相帮助，不能互相诋毁。对于曾经诋毁他的人，不积怨在心，以宽容为怀。先生对后学很器重，觉得中青年医师思路敏捷，容易接受新东西，有的学过西医知识，故有时也提出一些问题和大家商讨。

（七）培桃育李　教学有方

李元馨对弟子既严格要求，一丝不苟，同时又打破旧的保守思想，不把医疗技术视为囊中之宝秘而不宣，而是毫不保留地热情传授经验。他总是谆谆教导他们苦学多练，根基应扎实，实践出真知，将来能够独当一面。弟子出师单独工作后，遇有疑难病例，也经常带病人到先生家请教，他总是不厌其烦地进行答疑解惑。年届九十，卧病在榻，他还用放大镜为中青年医师审阅稿件。对其他中青年医生和中医学院实习生的培养，亦无不尽心尽力，在繁忙应诊之时，仍详细回答各种问题，遇到典型病例和特殊病症，把中青年医生和实习同学都叫到身边来，进行临证讲解。

1963年，他曾应邀到江西中医学院附属医院传经讲学1个月。在讲课内容上重视理论联系实际，不牵强附会，结合自己的实践治验和典型病例进行讲学。跟他临床学习的中医学院师生均非常钦佩先生的渊博学识、丰富经验，侍诊1个月，时间虽短，但感到获益甚多，受到了学院师生们的热烈欢迎。

李元馨先后培养了16位中医学徒，后来大都成为本单位的骨干力量，在群众中及同行中均有较大的影响，为培养中医人才做出了很大的贡献。正如他的门人、傅少岩主任中医师在挽诗中所云"杏苑名贤辞盛世，满圃桃李竞芳春"。

❀ 三、治疗急重症验案举隅

李元馨业医六十余载，临床经验丰富，尤其在治疗急重症方面疗效卓著。其辨证精确，善于通常达变，不拘成法，不泥古方，继承先祖之术，推崇张子和"贵流不贵滞"之说，立法着重祛邪，擅长攻下。

1. 寒实结胸案

黄某，男性，初患发热，表证未解，医误下而成寒实结胸，更医数次，皆诊为热结，予大、小陷胸汤之类，一误再误，犹如雪上加霜，阴凝尤甚。李元馨诊之，时值炎暑。严闭户室，厥逆无脉，已三四日不省人事，心下实满，舌苔灰白且腻，虽经苦寒药攻逐，所下甚少。其父问曰："吾子到底何病？为何久医无效？"李元馨曰："病属寒实结胸，前医皆从热结论治，故不应。用三白散攻逐，或许有一线希望。"在场亲朋有识医理者，听之愕然一惊，均认此方药峻而体衰，请李元馨三思。李元馨曰："除此以外，别无救急佳品。"后依李老之见，冷粥一碗备用，三白散一钱，温水调匀，频频灌服。服后始则腹中雷鸣，手足躁扰，众亲友及家人哗然，以为必死，继则矢气频传，大泄黏滞垢物半桶许，安卧数小时后，神识渐知。次日黎明，其父即告李元馨："吾子药后大有转机，新能识人，再劳先生复诊。"李元馨随即赴诊，见其神识较清，手足微温，心中甚喜，但切脉未及，不宜再攻，嘱停药一日，以观动静。至晚三诊，脉来沉细无力，此佳兆也。病人胸闷微烦，与栀子厚朴半夏汤以清余邪，继用二陈汤合山楂、麦芽等和胃消食，终以六君子汤益气健脾收功。

2. 阴盛格阳案

1952 年夏季，患者万翁，年老体弱，忽十余日烦躁不得眠，面赤，时时阴缩，口渴，脉来洪大鼓指，诸医俱从阴虚阳亢论治，叠进滋阴潜阳之剂，躁烦益甚。遂转李元馨诊治，其脉数举之洪大鼓指出鱼际，寻之散大无力，口渴喜热，时时阴缩。此阴盛格阳，孤阳欲脱之证。滋阴潜阳更助阴阳离决之势。救燃眉之急，唯温壮下元，镇纳浮阳。患者服《和剂局方》黑锡丹后。阴缩即愈，是夜安能入寐。次日脉沉伏。盛夏穿冬衣，四末不温，阳微之象始著，嘱服鹿茸散大补元阳，而竟全功。

3. 热结旁流案

1930 年 8 月，杨妇，年逾四旬，腹泻清水不臭，历时半月余，屡次更医，泄泻虽止，饮食不进，精神更差，日趋险境。及至李元馨出诊，手足逆冷，昏愦不语。舌质如锉，苔黄黑起芒刺，脉沉实而数。病属热结旁流。前医皆未究病源，以实为虚，见泻止泻，概施温补，伤津耗液，致使燥结愈深，热无下泄之路，逆而上冲，故神昏不语。症状虽危，犹可图治，乃书调胃承气汤。其夫优柔不断，未敢与服，家人丧失信心，而备后事，并喂以参汤，聊表仁至义尽之意。是晚病妇头垂床沿，不省人事。两天后李元馨出诊而归，病家再请往诊。见病人奄奄床第，知药未服，谓曰："再补更促命，非下不可为功！"家人始商定"破船漏撑"，依原方取药，下午三时频频灌服。夜半得转矢气，臭气充屋，一小时后再转矢气，臭难近身。继后遗酱色软便，恶臭无比，意识依然不清。时至五更，不意病人突然坐起，脱去上衣，用手蘸灯油抹脸涂胸。至清晨始能开言，知饥索食。家中老少，欢喜若狂。是日再诊，拟大承气汤荡涤肠胃热结。次日又与增液汤加黄连栀子等，复以安神丸、磁朱丸和天王补心丹调治，月余而安。

4. 中暑案

抗日战争时期，李元馨悬壶黎川，治患者张某，身躯魁梧，素体健康，缘夏月下乡中暑，发热汗出。某医臆其久别归家，必有房劳，诊为挟阴伤寒。嘱服黑锡丹，遂生变端，手足逆冷，斜视，不省人事，面目俱赤，唇红齿槁，腹胀便秘，舌绛，苔黑而干。抱薪救火，更助烈焰上炎，致成液涸痰生，风动肢厥之危。釜底抽薪，急下存阴，诚为治本救危上策。然承气汤病人家属不敢与服，为救燃眉之急，先予安宫牛黄丸一粒，得开窍宁心之效，意识转清，能够动作。复拟犀角地黄汤（犀角现已禁用，多用水牛角代）加黄连、石膏、知母、银花、连翘等，气营两清，症状续减，唯大便难行，发热未退。此阳明热结未开，火无下泄之路，再拟前方加大黄、芒硝，开结泻火，遂竟全功。

5. 冷癖案

张某，男，三旬余。时值农历六月，灼日炎炎，李元馨出诊到其家，汗流浃背。见其不寒而栗，头戴皮帽，身穿棉衣，两腿间置一火笼，缩手不肯与诊。病历数月，恶寒无热，终无解时。前医迭进参附、理中之属，如石投水。自诉非常怕冷，怠惰懒动，食欲大衰，稍食则胀，小腹如置冰，喜温熨，大便或秘，或质软量少而艰行。诊脉沉细，手足不温。为命门火衰，冷凝成癖。此冷癖之甚者，非以补火，难解冰凝，非以通下，难去腑浊。嘱每日服硫附丸三钱，空腹温开水送服，连服两日。药后下胶冻样大便甚多，小腹如冰感顿失，脱去皮帽棉衣，精神好转。后以香砂平胃散，附桂理中汤调治康复。

6. 瘴疟案

邬某，男，18岁。1971年5月27日初诊，因恶寒发热四日不退，血涂片检查诊为疟疾，住入某医院。入院后体温高达41.3℃，意识不清，四肢抽搐，舌强语謇，口角歪斜。经冬眠疗法治疗后，体温降至正常。但昏迷，抽搐不止，两目斜视，颈项强直，舌质红干，苔黄黑且腻，脉弦滑且数。此乃肝经热盛风动，痰热蒙蔽心窍，病情危笃至极。始拟泻火滋阴之黄连、黄芩、生地、玄参，息风止痉之钩藤、羚羊角、天麻、僵蚕、菊花，化痰开窍之胆南星、石菖蒲、天竺黄图治。少量多次灌服一剂后，抽搐渐止，呼唤能勉强睁开眼睛。前法既见效机，续投原方二剂。左手足渐能移动，口张能言，但蹇涩不清，吞咽不利，此风痰未净之症，守原方出入再进三剂，药后口齿清楚，右手足也能动弹，但手不能握，也不可任地，屈伸不便，皮肤干枯，肌肉瘦削，改投滋补肝肾、柔润养筋药物十余剂，步履矫健，活动自如，于7月1日病愈出院。

7. 咳喘案

王某，男，43岁。1971年12月30日初诊。哮喘多年，近又复发，痰鸣有声，喘息抬肩，半卧于床，动则气不得续，心悸不宁，口唇发绀，发热（38℃以上）不退，上半身大汗淋漓，手足厥冷。住院多日，经西药治疗，未见显效，病情危重。舌红略紫，脉浮散而数。肺肾同病，痰涎上涌则肺气不降，肾不摄纳则孤阳欲脱。急则标本并治，以图挽救。药用参茸黑锡丹镇纳浮阳以救急，参附蛤蚧温壮下元，纳气归肾以治本，苏子降气汤温化痰浊、降逆平喘以治标，药进两剂，病减大半，续投五剂，基本复原。

范崔生

——首届全国名中医

范崔生，江西省抚州市临川人，江西中医药大学教授，1931年9月生，出身于中医药世家，自幼跟随父亲攻读古典文学并学习中医药知识，1944年7月开始从事中医药临床工作，1948年考入江西省立医学专科学校（江西医学院前身）学习，1951年毕业后留江西医专药科学校（江西中医药大学药学院前身）任教，1973年在江西中医学院任教至退休，长期奋战在中医药教学、科研工作一线，坚持从事中医药工作。

❀ 一、个人经历及主要成就

1954年，范崔生作为组织重点培养的对象，赴上海市第一医学院生药科进修，为期两年。在此期间，共学习了6门课程，分别为植物学、生药学、有机化学、分析化学、植物化学以及植物制片技术。当时的师资十分优良，教师大多是如康奈尔大学、纽约大学等名牌大学的归国留学生，课后有专门指定的老师进行辅导，所用的参考书都是外文版本。2年后，他以优异的成绩完成了学习任务，除分析化学考了4分，其他课程均为满分5分。这两年的进修经历使得他的业务水平得到了极大的提升，也为其后的学术生涯奠定了基础，明确了方向。1959年，他赴四川医学院（现华西医科大学）中药高级师资班学习深造，该学习班是由原卫生部委托四川医学院（现华西医科大学）代办，主要为大学培养中药高级师资。他作为全省唯一一个入选的教师，开始了为期一年的进修学习。学习班授课老师有中药鉴定和炮制大师徐楚江，生药学泰斗谢成科，中药学奠基人凌一揆等大师，系统学习了中药鉴定学、中药炮制学、植物分类学、中医基础以及方剂学，这次研修经历也为他从事中药学科的研究打下了扎实的基础。1975年在江西中医学院西医学习中医班（简称西中班）进修，一年后顺利毕业。1990年获评全国老中医药专家学术经验继承工作指导老师，1999 年被评为江西省名中医，2017 年被授予"全国名中医"荣誉称号。

范崔生曾任原卫生部第二、第三、第四届药品审评委员会和第一至第五届国家中医药管理局科技进步奖评审委员等职务。先后任江西省药品审评委员会副主任委员、中国中医药学会中药鉴定分会副主任委员、中国资源学会天然药物分会副主任委员、中国药学会第 17 届全国理事、江西药学会常务理事、江西省中药与天然药物学会主任委员。为全国第一批老中医药专家学术经验继承工作指导老师，江西省名中医，全国名中医，享受国务院政府特殊津贴。1985年被江西省人民政府评为全省中医药先进工作者，1989 年被评为全国优秀教师，1989 年被评为南昌市劳动模范，2009 年被中华中医药学会授予中华中医药学会成就奖。

❖ 二、主要事迹

1. 编写多部医药宝典

范崔生长期从事中药鉴定学、中药炮制学的教学、科研工作。任硕士研究生导师，兼任中国中医研究院（现中国中医科学院）博士生副导师（协助招生导师指导研究生）、江西某知名制药（集团）有限责任公司博士后工作站指导导师。主持了国家"八五"攻关课题"陈皮、橘红的品种整理与质量鉴定"和国家自然科学基金"彭泽贝母研究"等国家级和省部级科研项目 10 余项，多项科研成果获得省部级科技进步奖。此外，他编写、出版专著 20 多部，发表学术论文 80 余篇。

1973 年，范崔生以第一副主编身份，参与了《全国中草药汇编》的编写工作。《全国中草药汇编》是政府组织编纂的一部当时规模最大、体例最全的中草药典籍，是响应当年政府有关号召，在国家卫生部门领导下，组织了 30多位专家，成立《全国中草药汇编》编写组，奔赴全国各地，收集全国的中草药标本，经过 3 年的调研、收集、整理、编写而成。这本书首次全面、系统地收录了全国 4 000 余种中草药，并附墨线图近 3 000 幅。在实地考察的基础上，系统、全面地整理了全国中草药关于认、采、种、养、制、用等方面的实际经验，以及有关国内外相关的科研技术资料，是一本史无前例的中草药宝典，汇集了全国的民间草药、验方、单方，而这本书的编委现在也大都成为了泰斗级的专家。

出身于中医世家的范崔生，自幼耳濡目染，跟随父亲学习，精通中药传统鉴别与炮制，又学习了生药学、植物学、化学、药理等学科知识。编写《全国中草药汇编》时，他年仅 30 余岁，得到主编谢宗万先生的赞誉，在编纂中担任重要角色。他凭着通晓各科的优势，能够较好地与各方面的专家编委进行沟通。他负责所有编纂统稿事宜，直至现在，他还保存着当时的相关档案，也是唯一拥有这些一手资料的人。

《全国中草药汇编》收集和制作腊叶标本 1 000 余幅，收集各地民间用药资料 100 多册，首次收集和整理了全国民间中草药，是集中药资源、民间草药、单方验方之大成的著作，也是中华人民共和国成立后中草药学科唯一一部大型工具书。这本书记载了民间历史积淀的有效的中草药临床经验，是全民族最宝贵的医药学遗产。该书已成为我国研究中国中草药的重要文献，对现代医药研究和临床具有重要的参考价值，得到了国内外医学界的高度评价，堪称当今医药著作的瑰宝，获 1978 年全国科学大会奖。对于范崔生来说，编纂《全国中草药汇编》的经历对他的一生影响很大，从而使他下定决心，一定要穷尽毕生的精力，研究我国中草药极为丰富而具有特色的资源，搞好江西道地药材的开发利用。

此后，他主编和参编了多部医药典籍。1978 年范崔生主编的《江西草药手册》获江西省科学大会奖；1986 年主编的《中药采集收购鉴别手册》获华东地区 1989 年优秀图书二等奖；1995 年主编了《中药采收鉴别应用全书》，全书载药 787 种，附彩图 500 多幅，墨线图 600 多幅。此外，他还主编了《中草药学》《中草药》《中药的应用》《江西中药炮制规范》等著作，并参加了高等医药院校统编教材《中药鉴定学》第 1 版至第 4 版的编写工作。范崔生还参加了《中华本草》的编写工作，为其中"药材组"编委。《中华本草》是迄今为止所收药物种类最多的一部本草专著，代表了我国当代中药研究最高和最新水平，对促进中医药的发展有划时代的意义。范崔生是江西省参加编写的唯一的代表。

2．研究和开发道地药材

范崔生既重视中医药学传统经验与方法，又重视现代的先进科学技术。他一直遵照"中医药学理论为指导，传统经验与方法为基础，结合现代先进科学技术的综合应用"的原则，采用多学科交叉研究中药，尤其注重将植物学、生药学与传统中药鉴定技术相结合，形成了自己独特的学术风格。

"药材好，药才好"，道地药材和炮制方法对中医疗效至关重要。医生辨证再准，方子开得再对，如果药材不道地，品种质量不佳，直接影响治疗效果。古今医家都喜欢使用道地药材，只有道地的药材才能保证中医治疗的疗效。现在不少医生反映说中医临床疗效有所下降，其实一个重要的原因就是中药材质量出了问题。

范崔生潜心研究和开发江西道地药材，从本草考证入手，收集府志、县志等有关资料，采访药农和民间医生用药经验，对江西特产药材进行了系统地梳理，并发现了江西特有的江香薷、江栀子、江枳壳、江枳实、江荆芥、橘红等道地药材，开启了江西道地药材研究的新篇章。此外，他先后在国家级学术刊物上发表了关于彭泽贝母、陈皮、夏天无、茶芎、樟榕子等道地药材的研究论文数十篇，为江西道地药材的鉴定和评价提供了科学依据，许多项目达到了国内同类研究的先进水平，填补了江西道地药材系统研究的空白。

香薷在江西栽培历史悠久，产量和质量在全国享有极高的声誉，而香薷类药材长期以来存在药典收载品种与实际用药不相符合的混乱现象。通过他的系统研究，澄清了香薷和混淆品种，确定了全国香薷类的主流药材应为江香薷，定为石荠苧属新栽培变种，为中国药典的修订提供了科学依据，达到了正本清源的目的。江香薷在《中华人民共和国药典》的记载中，被记载为海州香薷。范教授经过调查研究，将其中存在多年的错误进行了纠正，证明了江西的江香薷才是最道地的。范崔生发现，有铜的地方才能种出道地的香薷，而江西的分宜县盛产铜矿，此地产的香薷含的有效成分最高，在临床中的治疗效果也最好。

通过对枳壳、枳实的研究，他首次发现江枳壳、江枳实的原植物应为酸橙的两个品系即黄皮臭橙和红皮臭橙，又发现云南红河枳壳中有一种非腺毛，为柑橘类果实的解剖学增加了新的研究内容。通过化学分析，明确了柚和蟹橙的果实不能作枳壳和枳实入药的原因。通过对彭泽贝母的深入研究，确定了彭泽贝母的拉丁学名，为国产贝母属植物在江西的新分布，属于贝母类药材的一个新品种，并发现其有效成分的总含量明显高于长江流域贝母类药材的任何品种，止咳化痰作用强，为开发贝母新资源提供了可靠的科学依据。目前江西九江地区已有栽培，产生了较好的社会效益和经济效益，对于促进江西省中药资源的发展具有重要的意义。

药材道地与否取决于药材的种植环境、种植方法、炮制工艺等多种因素。目前，由于道地药材产地的环境污染、农药滥用、气候异常等多种原因，种植道地药材的环境发生了不少变化，导致部分道地药材已经消失。范崔生对此深感惋惜，也多次强调守护道地药材任重而道远。六十多年来，他坚持中药鉴定学、生药学、中药炮制学和中药资源开发利用的教学科研工作，对道地药材的研究和开发做出了巨大的贡献。他倾尽一生，只为守护祖国医药学的宝贵财富。

3. 研究中药鉴别方法，创建中药标本室

宏观鉴别是中药鉴别的主要方法之一，具有简单、快速、准确等特点。范崔生在中药宏观鉴别方面有着丰富的实践经验，他善于抓住药材之间的区别点，把握重点鉴别特征，提出鉴别药材真伪的方法。《中药采收鉴别应用全书》一书即为其中药鉴别的代表作。一些生产单位及科研、医药部门经常邀请他鉴别一些难以鉴别的中草药，经他解决的难题不计其数。为了研究中药鉴别方法，他十分重视药材标本的收集。他经常通过各种途径广泛收集国内外药材标本，每次外出，都要到科研单位、药检部门、医药公司、药材市场等有关部门去收集或交换一些有价值的药材标本。他还曾亲自到野外采集药用植物腊叶标本，对上千种药用植物的来源、形态特征、别名、民间单方验方等进行了全面的调查和整理。随着时间的推移，由他创建的江西中医学院中药标本室已收集了国内商品药材和民间草药标本达 2 800 余种、国外著名生药 50 余种，珍藏着如毒毛旋花子、毒扁豆、毛果芸香叶、可可豆、金鸡纳皮等国外生药标本，是国内品种最多的中药标本室之一，每年都要接待国内外专家学者的来访，深受国内外同行专家的好评，已经成为江西中药鉴定的教学、科研以及对外交流的中心。

除药材标本外，范崔生也十分注重植物标本的收集。1960 年全国中药第一次普查试点，彼时正在四川医学院学习的范崔生，受谢成科教授派遣，代表四川医学院参加了普查工作，在峨眉山和甘孜州工作 2 个月，并带回峨眉山地区的中药标本 50 余份；1985 年他参加了江西省中药资源普查工作，带回重点

标本 300 余份。这些标本都收藏在江西中医药大学的植物腊叶标本馆中，随着馆藏的丰富，植物腊叶标本馆成为了中药鉴定学原植物鉴定教学以及外地教学科研单位考察江西中药资源的重要场所。

4. 发掘和整理江西中药炮制的传统经验

中药炮制工艺作为中药制作的重要环节，很大程度上决定着道地药材的功效是否能最大程度地发挥，而一些传统的炮制工艺正濒临失传。范崔生在中药炮制工艺方面有很深的造诣，不仅具备系统的理论基础，更有其父传授多年的实践经验。江西樟树药帮和建昌药帮占了四大炮制技术流派中的两席，其炮制技术自成体系，工艺考究，风格独特，自古就有"药不过樟树不齐，药不过建昌不灵"之美称。他长期深入"两帮"，广泛收集"两帮"老药工的经验，结合家传的技术，对炮制工艺和饮片质量进行了大量的研究。正是依靠数十年的实践研究和经验的积累，他发掘和整理了江西炮制传统经验，对樟帮和建昌帮炮制进行了系统的总结，为传统炮制的继承做出了重要贡献。

1969 年，他编写全国首部中药炮制学教材《江西中药炮炙学》，该书极具地方传统经验特色，对保留传统的炮制工艺产生了重要的意义。1990 年在江西省卫生厅的委托下，他主编了《江西中药炮制规范》，不仅优化了樟、建两帮的传统工艺，还创新地运用了显微、光谱、色谱等多种现代新科技，使江西炮制传统工艺得到继承和新发展。这本著作对江西中药炮制的教学、科研、生产和临床用药指导都起到了重要的作用。2014 年范崔生全国名老中医药专家传承工作室成立后，他又一次承担了中药传统经验传承工作，带领传承室的同志们，通过授课、实地调查、资料整理等形式，对江西樟帮传统炮制技术，特别是一些独具特色的炮制品和工艺再次进行了深入挖掘、整理，于 2016 年编纂出版了《樟树药帮中药传统炮制法经验集成及饮片图鉴》，为继承发扬樟树药帮炮制经验起到承前启后的作用，原汁原味地还原了樟帮独具特色的炮制工艺。为此，该书荣获第 30 届华东地区科技出版社优秀科技图书二等奖。

从事中医药研究一辈子，范崔生始终不忘初心，不遗余力地为中医药事业忙碌着，坚定不移地将之发扬光大，希望通过自己的努力造福中医药事业。正是因为有了这样执着、坚持的守护者，道地药材以及樟树药帮和建昌药帮炮制技艺这些重要的中医名片才得以传承，并生生不息。

李军祥

——国家中医药领军人才"岐黄学者"

❖ 一、生平简介

李军祥，男，1964年12月出生，江西省临川县（现临川区）人，医学博士，教授，博士生导师，博士后合作导师。北京中医药大学东方医院消化内科主任，师承中国工程院院士董建华教授。兼任中国中西医结合学会消化系统疾病专业委员会主任委员、中华中医药学会脾胃病分会副主任委员、中国中西医结合消化杂志主编，牵头制订消化系统疾病多项中西医结合诊疗专家共识或中西医结合诊疗共识意见，从事中西医结合消化临床、教学和科研工作三十余年。李军祥先后被评为"国家中医药领军人才——岐黄学者""全国第二届百名杰出青年中医""北京市首届群众喜爱的中青年名中医"。在科研工作方面，李军祥承担国家重点研发项目、国家科技重大新药、国家自然科学基金等省部级以上课题33项，获教育部和中华中医药学会科技进步奖二等奖等多项奖励，发表论文210余篇，其中SCI收录19篇，发明专利9项，开发院内制剂2个，科技成果转让2项。在教学方面，李军祥主编《中医内科学》和创新教材《中医临床辨证思维PBL教程》等著作11部，录制的"中西医结合内科学精品视频"获批北京中医药大学教学成果奖二等奖，获批北京中医药大学第六届教学名师奖和北京中医药大学李军祥名师工作坊。从2000年开始指导硕士研究生，2004年开始指导博士研究生和博士后，共指导培养研究生近百名。

李军祥在学术上主张传统的最传统，现代的最现代，重视继承与创新，不断学习，兼收内化。因此在继承董建华院士"通降论"等学术思想基础上，建立辨证–辨病–辨症–辨相–辨时一体化诊治脾胃病方法，建立局部与全身治疗相结合，中药内服与中医外治相结合的治疗模式治疗脾胃病，创立了中西医结合诊治消化疾病的特色品牌，尤其在治疗溃疡性结肠炎、萎缩性胃炎、胃食管反流病、肠易激综合征、脂肪肝等疾病具有明显的特色与优势。

❀ 二、医德医话

"凡大医治病，必当安神定志，无欲无求，先发大慈恻隐之心，誓愿普救含灵之苦……"药王孙思邈为后人写下这样一篇脍炙人口的《大医精诚》，成为历代中医人求知问道的明训准则。

为医当有大医精诚之心，李军祥始终以自身行动践行这一箴言。早年，为求医术精通，他放弃家乡优越的工作条件，来到北京，追随全国名中医田德禄教授和董建华院士。在跟随田老和董老的日子里，风雨寒暑未曾懈怠，通过数年如一日的坚持，他不仅打下了坚实的中医功底，更被董老名家风范所感染。"三更灯火五更鸡"，几乎是他从业以来的真实写照，五点起床，七点出诊，已经成为他多年的工作习惯。在北京中医药大学东方医院，他非常忙碌，全国各地患者前来门诊找他诊治，为方便患者就诊，他总是不辞劳苦地为患者加号，在他心里，患者远道而来，是对医生的信任，患者满怀希望而来，绝不能让他们失望而归。患者最多的时候，李军祥一上午要看一百多位患者，总能看见这位主任频频从座位站起，揉揉腰，又坐下，尽管每次门诊都疲惫不堪，他总是为患者的病情好转而感到高兴。良医处世，以活人为己心，患者的声声感谢，就是对医者的肯定，再多辛苦便也值得。

为学当有焚膏继晷之志，是李军祥为学生做出的榜样。他不仅是家喻户晓的名医，也是坚持一线教学的名师。十多年来，他培养硕士、博士研究生近百人，为中医药事业的传承发展，倾注了大量心血。"厚人文、读经典、跟名师、多临床、持恒心、勤总结、常创新、晓现代"是他对青年学生的教诲。他强调"夫医者，非仁爱之士，不可托也"，"医乃仁术，仁者爱人"，诊疗活动除了关注疾病本身外，另外要注重对患者的人文关怀，主张与患者进行情感的沟通，获得患者的信任。无论工作多忙，他都坚持每日读书，并告诫学生，好医生的功夫在平时，多读书，多总结，多思考才能日有所得，月有所进。培养学生有多辛苦，恐怕只有他自己清楚，为学生反复修改论文直到深夜，已是家常便饭。也许，用汗水耕耘，换来桃李满园是作为师者最荣耀的事。李军祥经常以"取乎其上，得乎其中；取乎其中，得乎其下；取乎其下，则无所得矣"劝诫学生勤勉努力，对学习要有所规划，尽早设定目标，做好充分的准备；"学如逆水行舟，不进则退"，鼓励学生不断学习，不断总结，兼收内化，用医学、人文知识武装自己，减轻病患痛苦，成为一个"明医"。他认为作为一名现代的中医，不仅要学习好经典，传承好中医学，更要学习好现代医学理论，掌握好疾病的生理病理机制及治疗方案，探寻中医干预最佳节点，做好中西医结合的理论创新，更好地为病人服务。

❀ 三、学术思想

1. 太极升降论治疗脾胃病

在易学中太极的整体观和董建华院士"通降论"学术思想基础上，创立"太极升降论治疗脾胃病"。他认为脾胃位在中央，通上彻下，斡旋阴阳，升清降浊，是人体气机升降运动的枢纽；脾胃气机升降功能的失常会影响到其他脏腑功能，同时其他脏腑功能失常亦会影响脾胃功能。脾升则健，胃降则和，但脾胃气机的升降也有赖于肝气的疏泄，肺气的肃降，肾阳的蒸腾气化，心火下降之温煦。诸脏腑气化功能相互配合，才能完成脾胃的受纳腐熟水谷，化生精微，生气化血，濡养全身四肢百脉的功能。

肝主疏泄，其性升发，升则气机调畅，气血流通，脾胃得助，生机向上。肾主藏精，其性潜藏，肾水上升，上济心火，使心火不亢，达到心肾相交的状态，故脾、肝、肾气机主以左温升。胃胆同属六腑，六腑以通为用，以降为和，降则腑气得通，糟粕得泻。心居上焦，为阳中之阳脏，心火下降以温肾水，使肾水不寒，心肾相交，水火既济，阴阳相交，则五脏安和。肺主气，其气以降为顺，降则气机下达，水道通利，故胃、心、胆、肺气机主以右凉降。

五脏六腑的整体性使得各脏腑在生理上息息相关，病理上环环相扣，任何脏腑之间的平衡被打破，都会直接或间接引发脾胃升降失衡，严重时易导致人体脏腑内部整体气机升降失调，临床上需注意从太极整体气机升降观把握病证，随证治之，方能取得更好的疗效。

2. 从肝论治疗脾胃病十六法

李军祥参考清代医家王旭高的"治肝三十法"，在继承董建华院士"疏调肝木"治疗脾胃病的基础上，创立了"从肝论治疗脾胃病十六法"，分别为"疏""散""泄""抑""清""泻""化""镇""熄""搜""平""缓""暖""敛""补""养"肝法。

他认为肝属木，主疏泄条达。而脾胃属土，主受纳运化。肝与脾胃木土相克，其疏泄条达既可助脾运化，使清阳上升，又可助胃受纳腐熟，使浊阴下降。一旦肝失疏泄，则导致脾胃功能失调，引起脾胃病的发生。当肝脏发生病变时，可表现为以下四个方面：其一，情志不遂、嗔怒不息、操持谋虑。若木不条达，郁则激，激则横，横则失其和畅，易致情志抑郁或心烦喜怒。其二，两胁或少腹胀痛。肝乃厥阴之脉，过阴器，抵少腹，上贯膈，布胁肋。肝气横逆，疏泄无权，郁于本经，常见两胁、少腹气胀或痛，是以胀痛为特点，此由气机郁滞则胀，气滞不通则痛。其三，妇人经血不调。肝藏血，主疏泄，厥阴通过任脉与胞宫相连，司血海，调胞脉，又肝主冲脉，故"女子以肝为先天"，而肝气郁结，气血瘀滞，或肝气横逆，均可导致妇女月经不调。其四，发病主要在凌晨和早晨1—7点，因三阳之离合也，太阳为开，阳明为阖，少阳为枢。三阴之离合也，太阴为开，厥阴为阖，少阴为枢，而一阴为厥阴欲解时，从丑至卯上（丑寅卯）。故肝病的病发时间多在凌晨和早晨1—7点。以上四点可与脾胃病症兼见，总以疏肝、散肝法治疗肝郁之证。而疏肝法又分为四种，分别为疏肝理气和胃、疏肝理气化湿、疏肝理气化痰和疏肝理气通络，分别以柴胡疏肝散、柴胡疏肝散合平胃散、半夏厚朴汤和旋覆花汤为代表方；散肝法逍遥散为代表方；泻肝、抑肝法治疗肝旺证，泻肝法分为泻肝和胃制酸和泻肝健脾和胃，分别以二陈汤合左金丸和柴芍六君子汤为代表方；抑肝法以六君子加吴茱萸、白芍、木香为代表方，亦可用痛泻要方；清肝法治疗肝火在上在外者，龙胆泻肝汤为代表方；泻肝法治疗肝火在内在下者，泻青丸、当归芦荟丸为代表方；化肝法治疗肝经郁火之证，化肝煎为代表方；镇肝、息肝和搜肝法治疗肝风之证，其中镇肝法以柴胡加龙骨牡蛎汤为代表方；息肝法可分为凉肝与滋肝之法。凉肝法常用羚羊角、牡丹皮、甘菊、钩藤、决明子、白蒺藜；滋肝法用于肝风过亢，息风和阳不效，常用牡蛎、生地、女贞子、玄参、白芍、菊花、阿胶；搜风法分为搜外风与搜内风，搜外风常用羌活、独活、荆芥、防风、薄荷、蔓荆子；搜内风常用蝉衣、僵蚕、天麻、白附子。平肝法治疗肝逆之证，以旋覆代赭汤、奔豚汤为代表方；缓肝法治疗肝急之证，甘麦大枣汤为代表方；暖肝法治疗肝寒之证，暖肝煎为代表方。敛肝法治疗肝散之证，乌梅丸为代表方；补肝、养肝法治疗肝虚证，可分为补肝阴、肝阳、肝气、肝血等法，常用地黄、白芍、乌梅之类补肝阴；用肉桂、川椒、苁蓉之类补肝阳；用当归、续断、牛膝、川芎诸味补肝血；用天麻、白菊、生姜、细辛、杜仲等味补肝气；养肝法以一贯煎为代表方。

3．从湿热论治疗脾胃病

脾胃湿热证是脾胃实证中的常见证型，是以脾胃功能失调为主要病机的一类湿热病证。脾胃湿热证的病因分为内外两端，内因可有饮食失宜、情志失调、劳逸失度、先天禀赋体质等因素；外感湿热、暑湿和寒湿之邪亦可致脾胃湿热证。湿热蕴于脾胃，阻滞中焦，阻碍气机的升降以致脾失健运，胃失和降，出现胃脘胀闷、疼痛、纳呆、嗳气、恶心呕吐，便秘或泄泻。另外湿热蕴于中焦脾胃，尚能蒸上、旁达或下注影响至其他脏腑组织。如湿热上蒸扰窍可出现头重如裹、耳鸣、目昏、咽痛、喉肿、口腔溃疡等症状；湿热上蒸蒙神可出现但欲寐，或神志时清时寐；湿热上蒸熏肺可出现胸闷、咳嗽、多白黏痰。湿热旁达肝胆可出现胁胀、胁痛、黄疸等症；湿热下注大肠可出现大便干结或大便黏滞等症；另湿热滞络从热化，热盛可入营动血，导致神志昏蒙，手足厥逆，日轻夜重，烦躁不宁，舌绛红光或鲜红起刺；热极寒化可损伤阳气，出现周身寒冷、汗出胸痞、口渴不欲饮、舌白脉细等症。

由于病机不同，临床上脾胃湿热证可分为诸多类型。湿热在表可用藿朴夏苓汤，湿热在半表半里可用蒿芩清胆汤，湿热弥漫三焦可分为湿重于热，热重于湿，分别用三仁汤和黄连解毒汤。湿热阻滞脾胃可分为湿热熏蒸气分和湿热阻滞中焦，分别用连朴饮和白虎加苍术汤。湿热上蒸咽喉可用甘露消毒丹。湿热上蒸扰窍蒙神可用菖蒲郁金汤。湿热下注大肠导致泄泻可用葛根芩连汤，导致久痢可用白头翁汤，导致便秘可用宣清导浊汤或枳实导滞丸。湿热旁达肝胆所致头痛目赤，胁痛，口苦，阴肿，阴痒，小便淋浊，或妇女带下黄臭等可用龙胆泻肝汤；若导致黄疸可用茵陈蒿汤和栀子柏皮汤。

李军祥认为湿热证要注重调理脾胃气机，气化则湿热易化；湿热重在治疗湿，分为宣湿、化湿、燥湿、利湿四法。宣湿法常用杏仁、白芷、青蒿、苏叶、香薷等药物；化湿法常用藿香、佩兰、白豆蔻、郁金等药物；燥湿法常用半夏、苍术、草果、厚朴、大腹皮等药物；利湿法常用滑石、通草、猪苓、泽泻、车前子、茯苓、薏苡仁等药物。

临床上治疗脾胃病属湿热证者，需注意"二慎""四禁"。

"二慎"即为慎用甘温和慎用汗法。因为甘温之药可加重湿热困阻脾胃的局面，使痞满等症状加重；甘温也能益气化热，徒增热势。所以盲目使用甘温，可能导致脾虚未减而湿热反增。湿热病邪亦属温邪，温邪因本身具有伤津耗液之虞，故用汗法等会损耗人体津液的治疗方法，皆需谨慎使用，以防耗津亡阴，而致证变。

"四禁"即为禁温补、禁滋润、禁攻下、饮食禁忌。

（1）禁温补：中焦湿热未去之时，若误用附子、肉桂、人参、鹿茸等大辛大热、大温大补之药，则热可成火，火酿成毒，后果不堪。

（2）禁滋润：若湿热胶结不化，虽已伤津，而仍舌苔厚腻，头重肢倦，湿热不化者，则滋润养阴之品却反成壅滞之害，其两阴相合，锢结不解，病难速愈。正如《温病条辨》所云："润之则病深不解"。

（3）禁攻下：湿热之邪蕴结胃肠，忌用大剂苦寒攻下。一方面湿热黏滞难去，应缓化而去，大剂攻下，走而不守，致宿垢不行，反行稀水；另一方面苦寒能伤脾胃之阳，易使清气下陷，湿热冰伏，日久难愈，而成坏证。如吴鞠通在《温病条辨》所云："下之则洞泄不止。"

（4）饮食禁忌：脾胃主饮食物的受纳腐熟及输布水谷之精，若饮食过食肥甘厚味，或嗜烟食冷饮酒，脾胃再伤，运化受损，有碍吸收，则药力难达其所，致药物疗效不如预期。湿热病的治疗过程及恢复期中，应特别注重饮食的清淡稀软，适凉温，禁油腻、生冷、烟酒、甜硬难以消化等物，以防其再伤脾胃，助长病势，甚令病势死灰复燃。

❖ 四、临床专病治疗经验总结

1．溃疡性结肠炎

李军祥提出溃疡性结肠炎病位在肠，与脾胃关系密切；病性本虚标实，寒热错杂；他率先提出其关键病机为"寒热错杂，湿热瘀阻"，创立清肠温中，清利湿热，化瘀止血法——清肠温中方口服治疗；创立直肠灌肠局部给药治疗溃疡性直肠炎。临床经验为：诱导缓解，消除症状和肠道炎症；辨认寒热变化，以平调寒热为法；辨清阴阳盛衰，以调和阴阳为法；分清湿热轻重，以清热化湿为法；厘清气血变化，以调气和血为法；针对"肠中积滞"，以通涩并用为法；针对五脏虚实，以温补脾肾，五脏俱调为法；针对病位近远，以中药内服与保留灌肠相结合为法，从而促进黏膜愈合。

2. 非酒精性脂肪性肝病

他提出"脾虚痰浊，气滞血瘀，肝体用失调"是非酒精性单纯性脂肪肝的基本病机，以健脾化湿，清热化痰，活血化瘀法——肝脂消治疗；"痰浊瘀阻，郁而化热，肝体用失调"是非酒精性脂肪性肝炎的基本病机，以疏肝健脾，活血化浊，清热解毒法——疏肝健脾方治疗。临床经验为：单纯性脂肪肝常用方剂选用逍遥散和二陈汤加减，药物有柴胡、广郁金、枳壳、白芍、绞股蓝、白芥子、莱菔子、全瓜蒌、荷叶、生薏仁等；脂肪性肝炎常用方剂选用茵陈蒿汤、膈下逐瘀汤、小承气汤，药物有茵陈、大黄、栀子、丹参、丹皮、赤芍、决明子、莪术、水飞蓟等。

3. 胃食管反流病

他提出了"寒热错杂，胃失和降，胃气上逆"是胃食管反流病的关键病机，针对这一病机创立和胃降逆方——辛开苦降，和胃制酸治疗胃食管反流病。具体临床经验为：融汇易学思维，提出太极升降理论，以肝、脾、肾左升，心、胃、肺右降，整体动态把握人体气机运动规律，并以此论治疗胃食管反流病。临证中，其强调明确病因、病位，根据外在病象，推测内在病机，主张以平衡阴阳的太极思维，进行中西医结合治疗。

4. 慢性萎缩性胃炎

他在继承董建华院士学术思想和"气血理论"的基础上，创立益气活血清热法治疗慢性萎缩性癌前病变，将辨证与镜下治疗相结合，改善患者症状并防止癌变。临床经验：创立"太极升降论"，重视调节人体气机升降，脾胃为气机升降之枢纽，肝从左主升发，肺从右主肃降，心火下降，肾水上济，心肾互济，五脏六腑均可影响慢性萎缩性胃炎的气机升降，因此治疗时，需从以通为治的"通降"理论为指导，遵循太极思维以调整脾胃升降气机为核心，结合调肝、宣肺、调心、温肾、泄胆、润肠等法进行治疗，遵太极升降以解决人体整体气机升降的矛盾。

❖ 五、医案选编

1. 溃疡性结肠炎案

张某，54岁，男。患溃疡性结肠炎5年余，间断服用美沙拉嗪肠溶片，症状未见明显缓解。2018年6月初诊：大便每日四五次，不成型，有黏液脓血，黏液较脓血多，腹痛里急后重明显，腹部胀满，矢气多，小腹怕凉，纳食欠佳，无反酸烧心，舌质红苔白脉细。方用清肠温中方加味：黄连6g，炮姜10g，陈皮10g，炒白芍30g，炒白术30g，防风10g，木香6g，苦参15g，青黛6g，三七6g，白及30g，地榆炭30g，马齿苋15g，槟榔15g，厚朴15g，生姜10g，大枣10g，阿胶10g，肉桂10g，炙甘草6g，14剂。冲服，日1剂，分2次服，早晚各一次。二诊：药后大便每日2~3次，成形，黏液脓血较前减少，腹痛里急后重偶作，小腹仍有怕凉，未见明显腹胀，矢气不多，肛门灼热不明显，纳食尚可，舌质红苔白脉细。守上方加附子10g，茜草10g，14剂，服法同前。三诊：药后大便每日2~3次，成形，偶有黏液脓血便，腹痛里急后重不明显，未见明显腹部怕凉，舌红苔白脉细。守上方28剂，诸症消失，坚持服用上述中药4个月，复查肠镜，肠道未见明显异常。

按语：四诊合参，辨证为寒热错杂，湿热瘀阻证，以黄连、炮姜为君药，以清肠止血，温中止泻，平调寒热，更加肉桂以助炮姜温中；以苦参、青黛、马齿苋清热祛湿；白及、三七、地榆炭合用以化瘀止血；木香、厚朴、槟榔，行气除满，疏畅气机，使血行则便脓自愈，气调则后重自除。防风、白术、白芍、陈皮，以缓急止泻；阿胶以补血止血，以生姜、大枣调护脾胃。最终达到平调寒热，清热化湿，化瘀止血之功。

2. 胃脘疼痛反复发作案

钱某，女，65岁，2010年4月15日就诊。主症：胃脘疼痛反复发作10年余；次症：胃脘隐痛，喜温喜按，嗳气频作，时有反酸烧心，纳食欠佳，脘腹胀满，全身怕凉，恶风易感冒，睡眠欠佳，大便稀溏，小便平，舌淡红有齿痕，苔薄白，脉沉细；胃镜提示萎缩性胃炎伴糜烂。方用黄芪建中汤和暖肝煎加减：生黄芪 15g，桂枝 10g，白芍 15g，陈皮 10g，清半夏 9g，茯苓 15g，炒白术 15g，当归 15g，枸杞子 15g，肉桂 10g，乌药 10，小茴香 6g，浙贝母 15g，蒲公英 15g，旋覆花 10g，代赭石 9g，威灵仙 15g，川楝子 9g，延胡索 10g，炙甘草 6g，水煎服，服用 14 剂后，胃脘疼痛明显缓解，嗳气反酸烧心和脘腹胀满减轻，大便成形。继用上方加减调理 3 个月，诸症消失。

按语： 四诊合参，辨证为脾胃虚寒，兼有肝肾阳虚。脾胃气虚，运化无力，饮食物不能腐熟消化，积于胃腑，脾气不升，胃气不降，气虚日久及阳，故而出现脾胃虚寒，病势缠绵日久，累及肝肾，可见肝肾阳虚，纵观该患者疾病发展过程，析其病机，辨证当为脾胃虚寒，肝肾阳虚，方用黄芪建中汤和暖肝煎，脾胃肝肾同时温补，以达到温肾健脾散寒，行气和胃止痛之功效。

3. 上腹疼痛案

邬某，男，75 岁，2013 年 4 月 22 日初诊。主症：上腹疼痛 2 年，次症：嗳气，无反酸烧心，纳食欠佳，心烦易怒，坐立不安，入睡困难，喜悲伤欲哭，善太息，大便干结，2 日一行，舌红苔白脉细；胃镜示：慢性萎缩性胃炎伴肠化。从脾胃心肾肝肺论治，处方：小柴胡汤、桂枝甘草龙骨牡蛎汤、黄连阿胶汤合甘麦大枣汤加减：柴胡 10g，黄芩 15g，姜半夏 9g，西洋参 10，桂枝 10g，黄连 6g，阿胶 10g，生白芍 10g，生龙牡 30g，肉桂 3g，琥珀 3g，浙贝母 30g，蒲公英 30g，枳实 10g，瓜蒌 30g，旋覆花 10g，代赭石 9g，枇杷叶 10g，川楝子 9g，延胡索 10g，徐长卿 30g，浮小麦 30g，大枣 9g，炙甘草 6g。14 剂配方颗粒。二诊（2013 年 5 月 6 日）：药后上腹疼痛消失，心烦失眠和嗳气缓解，大便通畅，舌红苔白脉细。继予上方去川楝子、延胡索、浮小麦、大枣，加刺五加 30g，炒枣仁 30g，红景天 30g，鸡内金 15g，以巩固疗效。

按语： 四诊合参，该患者辨证为肝胃郁热，胃失和降，心肾不交，心神不宁。方用小柴胡汤合金铃子散加减，疏肝和胃，理气止痛，黄连阿胶汤合交泰丸交通心肾，甘麦大枣汤合桂枝甘草龙骨牡蛎汤调心镇静安神，旋覆代赭汤加枇杷叶调理肝肺气机。肝胃得和，郁热得解，心肾相交，脏腑气机升降归于正常，故药到而病除。

4．中焦湿热案

林某，女，51 岁，2017 年 5 月 23 日初诊。主症：恶心欲呕，口吐清水，有异味，牙龈发黏；次症：上肢困重，全身潮热，睡眠不佳，大便质黏；舌脉：舌淡苔白腻，脉滑；胃镜示：非萎缩性胃炎伴糜烂。方用三仁汤加减：苦杏仁 10g，豆蔻 10g，生薏苡仁 15g，厚朴 10g，通草 6g，滑石 15g，半夏 9g，淡竹叶 15g，青蒿 15g，黄芩 15g，青黛 3g，枳实 10g，竹茹 15g，茯苓 15g，陈皮 15g，皂角刺 10g，蚕沙 15g，炙甘草 6g。14 剂，颗粒冲服。二诊：患者恶心、口中异味减轻，纳食稍增，大便不爽，舌淡苔白腻脉细。仍清热化湿，理气和中为主，守上方加焦山楂 10g，焦麦芽 10g，再服 14 剂后诸症消失。

按语： 四诊合参，该患者辨为中焦湿热证，湿重于热。湿热困阻中焦，脾胃运化失常，脾气不升，胃气不降反而上逆发为恶心，挟胃内容物上逆则为呕吐。湿性黏腻重浊，困阻肢体故可见上肢困重感，阳气受湿邪阻遏，则见全身潮热。方用三仁汤加减清热化湿，理气和中。湿热去则脾胃气机升降恢复正常，恶心呕吐消失，阳气不受遏阻则潮热散去。

5．反酸烧心案

陈某，女，55 岁，2011 年 4 月 22 日就诊。主症：反酸烧心 2 月；次症：嗳气反食，上腹疼痛，饥饿时明显，胃脘胀满，喜温喜按，纳食尚可，大便稀溏，小便平，睡眠尚可；舌脉：舌红苔白脉细；胃镜提示反流性食管炎，Hp（＋）。四诊合参，辨证为寒热错杂证，予以半夏泻心汤加减：黄芩 15g，黄连 6g，炮姜 10g，清半夏 9g，乌贼骨 30g，浙贝母 30g，蒲公英 15g，龙胆草 10g，旋覆花 10g，广郁金 10g，代赭石 9g，檀香 5g，枳实 10g，炒白术 30g，川楝子 9g，延胡索 10g，炙甘草 6g。水煎服，服药 7 剂后，反酸烧心反食消失，上腹疼痛明显缓解，偶有嗳气，食后胀满，大便成形。继用上方加减调理 2 个月，诸症消失。

按语： 反流性食管炎临床表现为反酸烧心，但胃脘怕凉，喜温喜按，胃脘胀满，呕吐反食，大便稀溏，甚则肠鸣下利。反酸烧心是胃热上犯的表现；胃脘怕凉，喜温喜按，大便稀溏是脾寒的表现，呕吐反食，肠鸣下利是脾胃气机升降失和的表现。故反流性食管炎临床常辨为胃热脾寒，寒热错杂之证。所以临床常用半夏泻心汤平调寒热，健脾和胃，和中降逆。《伤寒论》第149条："若心下满而鞭痛者，此为结胸也，大陷胸汤主之。但满而不痛者，此为痞，柴胡不中与之，宜半夏泻心汤。"《金匮要略·呕吐哕下利病脉证治》谓："呕而肠鸣，心下痞者，半夏泻心汤主之。"半夏泻心汤的方证属于寒热错杂，伤寒误下，损伤脾胃之气，使少阳邪热乘机内陷，寒热错杂之邪干犯于中焦，致脾胃升降失常，气机痞塞，导致心下痞。临床若见心下痞鞭，干噫食臭，胁下有水气，腹中雷鸣，下利者，辨证为寒热错杂，兼有水饮内停，可用半夏泻心汤减少干姜用量，再加入生姜，即为生姜泻心汤，以期和胃降逆，散水消痞；若见其人下利日数十行，谷不化，腹中雷鸣，心下痞鞭而满，干呕，心烦不得安。辨证为寒热错杂，脾胃气虚，可用半夏泻心汤重用甘草，即为甘草泻心汤，以期和胃补中，消痞止利；若见心下痞，按之濡，其脉关上浮，兼见心烦，口渴，舌红苔黄，甚至吐衄者，辨证属中焦热结，可用大黄黄连泻心汤，以期泄热消痞；若见心下痞，而复恶寒汗出者，辨证属热痞兼阳虚，可用附子泻心汤，以期泄热消痞，扶阳固表。泻心汤类方在临床只要辨证准确，往往能收到良效。

❖ 六、单方验方

1．清肠温中方

清肠温中方由黄连、炮姜、青黛、苦参、三七、木香、地榆炭、炙甘草组成。方中黄连、炮姜为君药以清热燥湿，温脾止泻；青黛、三七、苦参为臣药以增强清热燥湿之功，并兼化瘀止血之效；以木香、地榆炭为佐药以行气导滞、凉血止血；并以炙甘草为使药以补益脾气、调和诸药。清肠温中方临床适用于活动期溃疡性结肠炎的治疗。

2．和胃降逆方

和胃降逆方由黄芩、黄连、清半夏、干姜、乌贼骨、吴茱萸、瓜蒌、枳实、大腹皮、延胡索、焦山楂组成。方中黄芩、黄连苦寒清泄里热以开痞，并能清降胃气，共为君药；清半夏苦辛温燥，能散结除痞，和胃降逆止呕，干姜辛、热，温中散寒，降逆止呕，与半夏配伍能鼓动胃阳，增强开痞散结之力，且可制黄芩、黄连之苦寒之性，乌贼骨收敛制酸止痛，三药均为臣药；吴茱萸辛热，归肝、脾、胃、肾经，能散寒止痛、降逆止呕，配合黄连可使肝热下泄而脾土得安，瓜蒌能清肺化痰，利气宽胸，滑肠通便，助黄芩、黄连苦寒降泄除其热，枳实、大腹皮理气通降，延胡索活血止痛，焦山楂消食和胃，六药共为佐药，全方共奏平调寒热、理气通降、开结消痞之功。和胃降逆方临床适用于胃食管反流病的治疗。

3. 痛泻安肠方

痛泻安肠方由炒白术、炮姜、炒白芍、乌梅、陈皮、黄连、蝉衣组成。方中白术苦甘而温，补脾燥湿以治土虚，为君药；炮姜性温，善暖脾胃，能温中止痛止泻，与白术共为君药。白芍酸寒，抑肝柔肝，缓急止痛，与白术相配，于土中泻木；乌梅酸涩性平，能涩肠止泻，与白术相配以收健脾止泻之功；味酸入肝，与白芍相配则加强柔肝止痛之力，与白芍共为臣药。陈皮辛苦而温，理气止痛，除湿止泻；黄连清热燥湿，厚肠止泻；蝉衣气味甘寒，乃清虚之品，能祛风而胜湿，与黄连相配，防止湿邪化热，与陈皮共为佐药。诸药相伍，是仿痛泻要方之义，使脾健肝舒，气机调畅，痛泻自止。痛泻安肠方临床适用于腹泻型肠易激综合征的治疗。

何晓晖

——江西省首批国医名师和名中医

❀ 一、生平简介

何晓晖，男，1952年6月生，江西东乡县（现东乡区）人。江西中医药大学教授，主任中医师，博士生导师，全国首批中医药传承博士后合作导师。全国第三、第四、第五批老中医药专家学术经验继承工作指导老师，江西省首届国医名师、江西省首批名中医、江西省名老中医药专家学术经验继承工作指导老师。曾任中华中医药学会脾胃病分会副主任委员，中国中西医结合学会消化专业委员会常务理事，江西省中西医结合学会常务理事，江西省中西医结合学会消化专业委员会名誉主任委员，江西省文化研究会中医药文化研究分会常务副会长，江西中医药大学旴江医学研究会常务副会长。2014年6月国家中医药管理局批准成立"全国名老中医药专家何晓晖传承工作室"。

何晓晖1971年10月江西省抚州卫生学校毕业留校工作，1973年至1974年到江西医学院医疗系进修学习，1975年9月至1978年7月在上海中医学院中医系学习，1983年3月至12月在中国中医研究院中医理论高级研修班进修学习。1971年10月至1975年9月在江西省抚州卫生学校任教师和医生。1978年至1986年在江西医学院抚州分院任教师、医生和科研处长。1986年至2004年在江西抚州中医学校、江西省中医药学校任高级讲师、主任医师和教学副校长。2004年至2008年在江西中医药高等专科学校任教授、主任中医师和校长。2008年至2012年在江西中医药大学任教授、主任中医师和副校长。2013年至今在江西中医药大学任教授、主任中医师、博士生导师。

何晓晖先后获得江西省政府特殊津贴、全国五一劳动奖章、江西省先进工作者等荣誉称号。曾参加国家"973"课题研究2项，主持省部级科研课题3项，主持市厅级科研课题9项。获江西省卫生厅、教育厅和抚州市科技成果奖7项。主编《何晓晖论治脾胃病》《旴江医学研究》《脾胃病临证新探·新识·新方》《中医 150 证候辨证论治辑要》《中医基础理论》《辨证论治概要》等著作和教材 12 部。其中主编的《中医基础理论》获江西省普通高等学校优秀教材一等奖,《辨证论治概要》获江西省普通高等学校优秀教材二等奖。截至 2020 年, 共发表学术论文 125 篇。

❧ 二、学术思想与特色

1. 潜心经典学习, 继承挖掘发扬提高

何晓晖潜心学习钻研中医经典著作, 从中汲取丰富的学术营养, 发表的关于《黄帝内经》研究论文有 20 多篇, 如"试论脾藏营""胃主五窍""胃质学说""从脾胃论治气化病"等具有较大的学术影响。他通过学习《黄帝内经》体质理论, 并在长期的临床实践中细致观察了人群中胃的特征差异与胃病发生、发展、转归、保养、治疗的关系, 首先创立了"胃质学说", 受到脾胃病学术界的高度肯定。他善于应用《伤寒论》经方五泻心汤治疗脾胃病, 并以此为基础研制的调胃八方, 取得良好的临床疗效。他深入学习、研究《脾胃论》, 总结出该书"五个一, 四个对、五类方"学术特点, 在教学中学生易懂易记; 从临证探索"阴火证"的发病机理及治疗规律, 具有独特的学术见解。他根据现代疾病谱的变化, 深入探讨了广义伤食的致病危害性, 首先提出"伤食为百病之长"的新观点, 进一步阐明了"脾胃内伤, 百病由生"的新机理。

2. 重视辨证论治, 弘扬中医学术精华

辨证论治是中医学术特点的集中体现, 也是中医药临床疗效的保证。他潜心于中医辨证论治的研究, 主持了"以辨证论治为中医教学体系的核心"的教学研究, 2007 年 8 月江西省教育厅组织的专家组对本课题进行了鉴定, 评为"优秀"等级。2003 年主编的专著《中医 150 证候辨证论治辑要》, 深受读者好评。主编的创新性教材《辨证论治概要》由人民卫生出版社出版, 被评为"江西省高校优秀教材二等奖"。随着时代的进步和学术发展, 单一的辨证论治已不能完全适应中医临床的需求, 他在四十多年的脾胃病临床工作中逐步形成了"辨病-辨证-辨体-辨时"四辨一体的诊疗模式, 他认为辨病是论治的先

导，辨证是论治的核心，辨体是论治的基调，辨时是论治辅佐，辨病论治、辨证论治、辨体论治、辨时论治四者的综合应用，既能把握对疾病认识的宏观整体性，又能体现对疾病认识的微观针对性，既能针对性解决疾病现阶段主要病理矛盾，又能充分考虑人的整体体质因素从而实施个体化治疗，也能体现"天人合一""因时制宜"的中医理念，临床疗效得以明显提高。

3．推崇脾胃学说，擅长于脾胃病治疗

何晓晖博采众长，不断探索，不断总结，积累治疗经验，临床疗效突出，尤其对消化系统疾病治疗经验丰富。擅长治疗慢性萎缩性胃炎、疣状胃炎、功能性消化不良、胃食管反流病、胃癌、溃疡性结肠炎、肠易激综合征、结肠癌等疑难病症，尤其精于肠黏膜上皮化生和异型增生逆转。病人遍及全国各地，每天诊治病人 50～100 人。他经过 40 余年的临床探索所总结的"衡"法一字经，重复性好，在国内脾胃病学术界有较大影响。衡法，即平衡中焦脾胃之法，包括燮理纳运、斡旋升降、权衡润燥、平衡阴阳、平调寒热、兼顾虚实、调畅气血、调和脏腑、调谐心身、协调内外等十个方面。他创立的衡法十二方，疗效突出，易于学习和掌握。

4．取中西医之长，学科交融探索创新

他主张中西医互参，优势互补，并在长期临床实践中探索并总结出十个中西医结合点，如医学理念互渗、理论认识互补、辨病辨证互参、诊断手段互辅、宏观微观互照、标本缓急互助、扶正祛邪互用、整体局部互顾、内治外治互兼、补偏救弊互制等。1984 年他在《中国中西医结合杂志》发表的论文《革兰氏染色细菌的致病特点与中医病邪辨证关系的初步探讨》，论证了"G^+（革兰氏阳性）杆菌类似于火热之邪，G^-（革兰氏阴性）杆菌类似于湿热之邪"的普遍规律，具有重要的临床指导意义，上海中医药大学张谨教授撰文认为此是 20 世纪 90 年代温病学研究重要成果之一。他主持的"中医基础学教学实验研究"，首创将系列的现代实验方法应用于古老的中医基础理论教学之中，在中医教学现代化方面迈出了可喜的一步，1997 被评为江西省卫生厅科技创新奖一等奖，2000 年列为国家级医学继续教育项目。

5．潜心培桃育李

探索中医育人之路　何晓晖从事中医教育近五十年，担任过中专、大专、

本科、硕士研究生、博士研究生、博士后的教学工作，主讲过《中医基础理论》《诊断学》《黄帝内经》《中药学》《中医内科学》《温病学》等课程，桃李满天下。1986年起任江西抚州中医学校、江西省中医药学校副校长，主管教学工作18年，在校党委的坚强领导下，团结师生员工发扬艰苦奋斗的精神，克服困难，勤俭办学，锐意中医教学改革，学校得到全面、快速、健康发展，逐步跻身于全国同类学校的先进行列，2004年江西省中医药学校升格为江西中医药高等专科学校。他被任命为江西中医药高等专科学校的首任校长后，带领全校师生进行中医药人才培养的全面教育教学改革，通过四年的努力教学质量有了显著提升，学生的临床实践能力得到较明显的提高，受到实习单位和用人单位的广泛肯定。

何晓晖作为江西省首批名老中医学术经验继承工作指导老师、全国第三、四、五批名老中医学术经验继承指导老师、全国首批中医师承博士后合作导师，共带教了7名传承人，他们都以优良成绩出师。其中陈建章、邓棋卫两人被评为优秀传承人，葛来安获得师承博士学位。

6. 发扬地方特色，展开盱江医学研究

江西盱江流域自古医学家层出不穷，有"名医之乡"之称，盱江医学是我国重要的地方医学流派之一。何晓晖生长并长年工作在抚河流域，对这块人杰地灵的土地感情深厚，他在抚州和南昌工作期间，积极投入并推动盱江医学的研究，完成了"盱江医学整理和发掘技术研究""盱江医学形成因素的研究""赣东名医"三个省、市级课题的研究。2012年起他担任江西中医药大学盱江医学研究会常务副会长，组织领导盱江医学研究会工作，开创了研究新局面，取得一批研究成果。近年发表了十余篇高质量的盱江医学研究论文，主编的《盱江医学研究》由中国中医药出版社出版，有重要的学术影响。他结合个人的专业深入探讨总结了盱江主要医家的脾胃病学术思想，撰写发表了"盱江医家脾胃学术思想述略""盱江医家对脾胃学说的传承与发挥""调理脾胃，医中王道"等论文，并在临床中传承盱江医家的脾胃病治疗经验，提高了临床疗效。

❖ 三、医德医话选粹

1. 中医心

他常说做中医必须要有一颗中医心。什么是中医心？中医心就是一颗痴爱中医、追梦中医、坚守中医的赤子之心，即"心恋中医，根扎中医，献身中医"。

中医心有三大特征，即以中医思维为主导、以中医理论为主体、以中医方法为主治。以中医思维为主导，就是学习中医、应用中医、研究中医，必须以中医哲学思想为指导，牢牢树立整体观、辩证观、恒动观。哲学思维是中医的灵魂，是中医的竞争优势，丢了中医思维，中医就失去了光彩，没有了灵魂。以中医理论为主体，就是分析疾病的病因、病机、治疗、转归，要以中医理论为主要的说理依据，阴阳学说、五行学说、精气学说、藏象学说、病因学说、病机学说和治疗学说等博大精深，形成了较完整的科学理论体系，能较透彻地诠释人体的生命现象。西医学的认识，是中医认识生命和疾病的重要参考，但应是西为中用，中主西辅，绝不可本末倒置、以西代中。以中医方法为主治，就是作为一名中医，必须以中医方法为主要手段来诊断治疗疾病。中国医药学是一个伟大的宝库，治疗手段繁多，临床经验丰富，药物种类千万，名方验方无数，对许多疾病具有独特的疗效。

时代变化，进入现代社会；气候变化，风雨寒暑变易；人体变化，体质发生演变；知识变化，科技突飞猛进；手段变化，进入数字时代；临床变化，实验检查充斥；药物变化，西药成药涌现。中医作为一门生命科学，必须与时俱进，适应时代变迁，兼容并蓄，推陈出新，创新发展，为人类健康做出新贡献。但发展不能离宗，成长不要忘本，中医理论内涵和文化特征不能变。中医要不离宗不忘本，中医人就要有"中医心"，如果中医心不变，就能将根牢牢深扎于博大精深的中医土壤之中，以不变应万变，保持特色，发扬优势，永远屹立于世界医学之林。

他用十个心字加以概括，即仁心、痴心、信心、雄心、专心、恒心、静心、虚心、慧心、匠心。

仁心：仁心即善心、爱心、同情心。"仁心""仁人""仁术"，是中医传统医德的三大要素，有了"仁爱之人"，才能将医学真正变成济世救人的"仁术"，才能成为"大医"。要做一个好医生，首先要做一个好人，心存仁义，富有同情心，如孙思邈《大医精诚》所说："凡大医治病，必当安神定志，无欲无求，先发大慈恻隐之心，誓愿普救含灵之苦。"铸就一颗仁爱之心，是学医从医的道德基础。

痴心：痴心即爱好而至入迷。兴趣是最好的老师，学中医必须爱中医，一般的爱不行，要爱到入迷，"历经苦难痴心不改"，百折不挠，至死不悔。痴心于中医药学，才会一心一意学习中医，聚精会神钻研中医，专心致志实践中医，一生一世守护中医。

信心：信心就是对中医科学性和中医疗效的坚定信念。现在一些年轻中医缺乏对中医疗效的信心，自己没有学习掌握好中医辨证论治的本领，临床疗效不理想，却不去检讨自身的差距，反认为中医没有用，丧失对中医的信心，从而把主要精力转向钻研西医，临床治病以西医西药方法为主。如何才能坚定对中医的信心呢？关键还是多临床，多实践，一是去拜名中医为师，他们的神奇疗效会让你肃然起敬，信心倍增；二是要亲身去临证探索，在医海中学习游泳，在实践中不断学习，积累经验，提高疗效，增强信心。信心比黄金还重要，坚信中医才能热爱中医，迷恋中医，献身中医。

雄心：雄心即远大理想。《左传·襄公二十四年》载："太上有立德，其次有立功，其次有立言，虽久不废，此之谓不朽。"古往今来有抱负的读书人都将"立德、立功、立言"作为最高人生理想。"有志者事竟成"，学中医就要雄心勃勃，志存高远，立志做一个名中医，把救死扶伤作为终生追求的目标，实现为人类健康建功立业的远大梦想。有理想才会有动力，有动力才能不懈努力，不断进步。

恒心：恒心即持久不变的意志。只有雄心远远不够，千里之行，始于足下，既要志存高远，更要脚踏实地。做好中医，需要长期的知识积累和经验总结，久炼才能成钢。中医具有成才慢的特点，年轻的中医，会常常遭遇疗效差、受冷落，甚至常年坐冷板凳的尴尬，多少人经不起此阶段的考验，悲观失望，半途而废，或改变行业，或转向西医，甚至对中医产生偏见。"世上无难事，只要有恒心"，持之以恒方能走出困境，"柳暗花明又一村"。

静心：静心即平静、安静的心态。有人说医生是苦行僧，从某方面反映了医生"甘于寂寞"的工作特点。有些年轻人不甘寂寞，易于浮躁，急于求成，这样的心态不利于年轻人专心致志学习中医。宁静致远，习医者要加强性情修养，"高下不相慕"，荣辱不惊，财色不惑，保持平和平静的心理状态。

专心：专心即聚精会神、专心致志。医学为生命所托，责任重大。中医著作博大宏富，古朴深奥，难读难懂，难学难精。故学习中医三心二意不行，朝东暮西不行，必须全心全意地学习，专心致志地钻研，聚精会神地实践，日积月累才有成效。"业精于勤而荒于嬉"，不少医家唯恐玩物丧志，放弃爱好，一心一意读书学习，刻苦钻研医学，终于学有所成，立功立言。

虚心：虚心即谦虚好学、心胸宽广。孔子曰"学而不厌""三人之行必有我师"，张仲景"勤求古训，博采众方"，终成一代医圣；李时珍"渔猎群书，搜罗百氏"，终著成《本草纲目》。今有青年医生"读方三年，便谓天下无病可治"，骄傲自满；也有一些人心胸狭窄，自我炫耀，嫉妒同行，如孙思邈在《大医精诚》中批评的"道说是非，议论人物，炫耀声名，訾毁诸医。自矜己德。偶然治瘥一病，则昂头戴面，而有自许之貌，谓天下无双，此医人之膏肓也"。学无止境，做到老，学到老，谦虚才能进步。谦和辞让，虚怀若谷，敬重同行，是一个好医生必备的精神风貌。

慧心：即智慧、聪慧，悟性高。古人云："医者意也""非聪明达理不可任也。"中医经典文字古朴，深邃玄奥；后世著作汗牛充栋，众说纷纭；临床病症错综复杂，变化莫测；用方用药千变万化，机圆法活。没有智慧，没有悟性，是难以领悟和掌握的。"勤能补拙是良训，一分辛苦一分才""读书破万卷，下笔如有神"，通过刻苦学习，反复实践，积累知识，一定会变得有智慧，有悟性。有了慧心就会有慧眼，许多名医大师临证独具慧眼，出奇制胜，起死回生，就是慧心使然。

匠心：即灵巧、巧妙，具有创造性的构思。创造是人类的最高智慧，中医药是中华民族世世代代不断创新发展的结果。张仲景独具匠心创立六经辨证，奠定了外感热病辨证论治的基础；叶天士匠心独运创立卫气营血辨证，确立了温热病的诊治原则和方法。中医要生存就必须与时俱进，不断进步与发展。要发展就必须不断创新，创新包括理论创新、技术创新和药物创新。我们要在继承前人学术财富的基础上，大胆探求，大胆实践，大胆创新，创造出造福于人类的新理论、新技术和新药物。

2. 中医生命在疗效

在科技发展日新月异的今天，世界上许多经验性的自然科学由于自身的局限性，相继被实验科学淘汰了，而中医药学却历经数千年而不衰，至今仍然生气勃勃屹立于世界医学之林，并越来越受到人们的重视，在人类的医疗保健中发挥着重要作用。究其原因，除中医学具有系统的科学理论外，最重要的是中医药的卓越临床疗效。中医的生命在疗效！

几千年来，中华民族生生不息、繁衍昌盛，依靠的是中医药学的医疗和保健。鸦片战争以后，西方医学传入中国，中医药学虽几经摧残，但仍然坚不可摧，薪火相传。这是因为中医药保持着一定的理论优势、治疗优势和方药优势，对诸如病毒性疾病、心脑血管病、免疫性疾病、代谢性疾病、消化系疾病、肿瘤、心身性疾病、妇科病、老年病、皮肤病、脊柱病、痛证、骨折等疾病的治疗具有独特的疗效，受到广大患者的信任与欢迎。中医和西医各有所长所短，各有其治疗的优势病种，两者取长补短，优势互补，必然会提高疗效，造福于人类。

中医的生命在疗效，发展中医的关键就在于提高疗效，不仅要大力提高常见病多发病的治疗效果，更要在西医学的难治性疾病治疗中有所作为，有所突破。

要提高临床疗效，必须做到四个坚持，即坚持中医思维，坚持辨证论治，坚持中医办法，坚持与时俱进。

坚持中医思维。中医学凝聚着深邃的哲学智慧，天人相应、整体观念、治病求本、不治已病治未病、以平为期、一曰治神、以通为用、因势利导、三因制宜、胃气为本、知常达变等哲学思维，是中医临证的指路明灯，也是解开难治性疾病治疗难题的金钥匙。

坚持辨证论治。辨证论治是中医学术特点的集中体现，"要想疗效好，辨证论治是法宝"。辨证论治能从整体把握人体的阴阳失调、正邪抗争的状态，把人体的生理病理变化与外部环境结合分析，强调因人、因时、因地制宜；同病异治，异病同治；标本先后，正邪缓急，随证而变，机圆法活，变化无穷。

理、法、方、药是中医辨证论治体系的四大环节，说理透彻，治法正确，方证契合，用药精准，疗效必然显现。辨证论治充分展示了中医高超的临床艺术，呈现了中医学的超凡智慧和魅力。

坚持中医办法。中国医药学是一个伟大的宝库，蕴藏着极其丰富的治疗方法与经验。药物内服疗法、外治疗法、针灸疗法、推拿疗法、气功疗法、情志疗法、饮食疗法等等，内容宏富，手段多样。我国天然药物蕴藏丰富，有中药材 12 800 多种，历代医籍记载方剂 10 万多首，目前生产的中成药有 5 000 多种，还有许许多多"简、便、廉、效"的民间疗法和验方。中医药宝库是我们取之不尽、用之不竭的宝贵医疗资源，挖掘并发扬中医学，用中医办法来破解当今医学难题，不断提高临床疗效，是我们中医人的责任和目标。

坚持与时俱进。时代在发展，科学在进步，中医药不能故步自封，必须与时俱进，与现代科学同步，与西医学互补。现代化的检查仪器是传统望闻问切诊断方法的延伸和发展，现代实验室研究可以帮助我们深入认识中医生理病理的实质和中药的作用机制，现代的中药剂型和给药途径改革能大大提高药物疗效。青蒿素就是中药研发与时俱进、中西医结合而获得的伟大成就。因此，在传承古人学术经验的基础上，与现代科学技术密切结合，与西医学优势互补，中医药学就能发扬光大，为人类的健康事业做出更大的贡献。

❖ 四、经验方与医案选编

1. 和中调胃汤

组成：半夏、黄连、干姜、党参、黄芩、白术、茯苓、白芍、丹参、枳壳、吴茱萸、蒲公英、海螵蛸、莱菔子。

功效：和胃健脾，平调中焦。

主治：慢性胃炎、胃十二指肠溃疡，属寒热虚实夹杂者。症见胃脘疼痛，饥时嘈杂，食后脘胀，烧心，嗳气吐酸，纳少或易饥，大便不调，舌苔白或黄，脉细弦或缓。

方解：本方由经方半夏泻心汤和四君子汤、戊己丸等方化裁组成，其中半夏泻心汤（半夏、干姜、黄连、黄芩）辛开苦降，平调寒热；戊己丸（黄连、吴茱萸、白芍）疏肝和脾，清热降逆；四君子汤（党参、白术、茯苓）健脾益胃运湿；再加枳壳、莱菔子理气化滞，丹参理血活血，蒲公英清热健胃，海螵蛸制酸护胃。本方以"衡"为法，寒热并用，通补兼施，气血同调，湿食同理，平调中焦脾胃阴阳、气血、寒热、虚实、升降、润燥，是笔者"衡"法的代表方。

运用：本方为平衡中焦之方，若胃脘痛明显者，加木香、延胡索；脘腹胀闷甚者，加厚朴、大腹皮；胃脘冷痛者，加桂枝、制附子；大便干结者，加大黄、虎杖；大便溏薄者，加山药、扁豆；泛酸明显者，加瓦楞子、浙贝母；嗳气明显者，加旋覆花、代赭石。

验案：戴某，男，5个月，江西抚州市人。2007年10月5日初诊。

主诉：食后呕吐3个月。出生后2个月开始出现食后呕吐，经多家市级医院门诊治疗近1个月无效，转至省儿童医院消化科住院治疗，儿童胃镜检查诊断为"糜烂性全胃炎，幽门螺杆菌（＋）"，住院15天中采用多种方法治疗仍呕吐不止，家长只好带回抚州市某医院儿科住院治疗，1个多月中又采用了各种方法治疗仍食后呕吐，建议请中医治疗。诊时呕吐频作，食后则吐，呕吐物为白色乳块，并挟红色血液，低热（肛温38.1℃），身体瘦小，口干唇燥喜饮，皮肤干燥色灰黄，手足不温，易出汗，大便量少，解之不畅，肛门不红，寐时不安。舌质淡红胖大，苔白稍腻。指纹青紫达命关。

证为热蕴湿阻，气阴亏损，胃失和降，以"衡"为主法，平调中焦寒热、升降、虚实、气血，和中调胃汤加减治疗。处方：姜半夏2g，黄连1g，干姜1g，太子参5g，吴茱萸0.5g，蒲公英5g，茯苓5g，砂仁1g，制大黄1g，北沙参4g，石斛3g，仙鹤草5g，白及3g，海螵蛸4g，生甘草2g。4剂，少量多次徐徐喂服。并指导饮食和护理。另空腹时喂服锡类散1/10支，1日2次。服药2天后效果显现，呕吐减少，4天后呕吐渐止，进食量增加，大便随之增多，精神明显好转，肛温37.7℃。但时有咳嗽，喉间有痰鸣。前方去仙鹤草，加川贝母2g，鱼腥草5g，莱菔子1.5g。进药3剂后呕吐完全停止，身无热，饮食基本正常，咳少。守方再进3剂。2个月后家长来访，患儿已一切如常。

2. 六和汤

组成：黄连、吴茱萸、半夏、生姜、高良姜、香附、川楝子、延胡索、五灵脂、蒲黄、海螵蛸、浙贝母。

功效：平调中焦，和胃止痛。

主治：急、慢性胃炎、胃十二指肠溃疡久治不愈，疼痛不解者。症见胃脘疼痛，持续不解，或窜痛，或刺痛，或胀痛，或灼痛，证候特征不明显。

方解：此方由左金丸、小半夏汤、良附丸、金铃子散、失笑散、乌贝散6个经典方剂综合而成，具和胃止痛之功，故名六和汤。左金丸辛开苦降，平调寒热；小半夏汤温中化痰，和胃降逆；良附丸疏肝行气，祛寒止痛；金铃子散行气泄热，活血止痛；失笑散活血祛瘀，散结止痛；乌贝散制酸护膜，和胃止痛。全方12味药，能清热结、散寒凝、行滞气、祛瘀血、化痰浊、制胃酸，而达和胃止痛之功。本方集治理寒、热、气、血、痰、瘀于一体，平调平治，是应用"衡"法治疗胃病的又一张代表方。

运用：胃脘疼痛是胃病最常见症状，止痛也是治疗胃病的第一要务，有些病人胃痛十分顽固，持续难解。本方标本兼治，气血同理，止痛效果明显，常可取得意外的疗效。应用本方要点有三：①本方多适用于久痛不解、屡治无效者。②本方重点是祛邪，故适用于疼痛之实证。③权衡患者证候的寒热虚实气血状况，决定各药剂量的大小。

验案：周某，女，44岁，农民，江西南昌县人。2009年4月9日初诊。

主诉：胃脘刺痛2年。胃镜检查诊断为"非萎缩性胃炎、十二指肠囊肿"。持续性胃脘刺痛已2年，以夜间为甚，服奥米拉唑稍能缓解，但停药后疼痛如故，曾服用多种中成药效果不显。伴胃脘嘈杂、胀闷，吞酸，两颞头痛，纳差，寐欠安，二便调。舌质淡红，苔薄白，脉细数。

证属胃失和降，气血瘀滞，以六和汤和胃止痛。处方：黄连4g，吴茱萸3g，半夏10g，干姜3g，高良姜5g，香附10g，川楝子12g，延胡索15g，五灵脂10g，蒲黄10g，海螵蛸15g，浙贝母10g，7剂。二诊：疼痛明显改善，夜间疼痛已止，颞部头痛减轻。前方加党参15g，7剂。三诊：胃痛基本消除，头痛已轻微，纳增，再以前方治疗2周，诸症均消失。1年后随访，胃无不适。

谢 强

——盱江医学流派谢氏医学传承人，国家级名中医

❧ 一、生平简介

谢强，男，1953年10月17日生，江西省临川县（现临川区）籍。出生于医学世家，是盱江医学流派谢氏医学第八世传承人，盱江谢氏五官科（眼、喉科）专科流派第六世传承人。其一世祖谢绮云（1761—1841），习儒尚道，通医药，尚葛玄、葛洪中药炮炙术，亦贾亦医，售药行医，曾携子行贾临川、建昌及黔省、京师诸地，后寄寓京师二十余年，近花甲时返里，擅建昌中药制炒术、内外诸科医术及针术。嗣后代有传承，各有发挥，医风绵绵，延续至今，至谢强辈，大振家学，集先祖之大成，同时受业于国医名师聂文德、王德鉴（五官科）、魏稼（针灸）等，融恩师医技于一炉，创五官咽喉病治之新法。1985年，在江西省中医院首开国内第一家教师嗓音病专科门诊及教师嗓音医学研究室。

谢强，享受国务院政府特殊津贴专家，一级主任中医师、二级教授，博士研究生导师。全国第三、第四、第五、第六批老中医药专家学术经验继承工作指导老师，江西省首批老中医药专家学术经验继承工作指导老师。历任江西中医药大学嗓音言语听力医学研究所所长，盱江医学研究会副会长，中医五官科专业硕士点主任，江西省中医院五官科主任、耳鼻咽喉科主任等。2015年由国家中医药管理局组织验收通过，批准在江西省中医院设立"全国名老中医药专家谢强传承工作室"，2018年、2019年分别在北京中医医院、深圳市中医院等机构设立"全国名老中医药专家谢强传承工作室"。

主要社会兼职与荣誉：曾任世界中医药学会联合会耳鼻喉口腔科专业委员会副会长、中华中医药学会耳鼻咽喉科分会副主任委员、中国针灸学会文献专业委员会委员、中国中西医结合学会耳鼻咽喉科分会委员、江西省中医药学会耳鼻咽喉科分会主任委员、江西省嗓音言语听力医学专业委员会主任委员、江

西省针刀医学专业委员会名誉主任委员，江西省中西医结合学会耳鼻咽喉科专业委员会主任委员，《中医耳鼻咽喉科学研究》杂志副主编。受聘国家中医药管理局继续教育委员会学科组专家、国家发改委药品价格评审中心评审专家、中华中医药学会中医药科学技术奖评审专家、国家食品药品监督管理总局非处方药品评审专家、国家基本医疗保险药品目录评审专家、中华人民共和国教育部言语听觉科学重点实验室学术委员会委员等。先后荣获中国中西医结合学会中西医结合贡献奖、中国百名杰出青年中医、江西省名中医、江西省国医名师、江西省优秀教师、江西省优秀研究生指导教师、南昌市第十二届政协"优秀政协委员"等称号。

谢强先生教书育人，诲人不倦；诊治患者，满腔热忱。十余年来，谢强先生抱重病之身，开设周日义诊，从未间断，同时致力于盱江医学的研究。其人其事，感人至深，其事迹先后被《江西日报》《中国中医药报》《江西卫生报》等多家媒体进行了专题报道。

❧ 二、学术思想

谢强临证四十余年，理验俱丰，对五官科疾病有着独到的认识。谢强认为，五官属清窍，位于头面颈部，高居脏腑之上，用药与内外妇儿诸科有所不同，选药必须精专，必须切病对症。他精研经典，归纳诸家，总结形成了独特的五官科用药特色，即一个核心（养阴护阳）、两个原则（补而不滞，攻而不过）、三个方面（化瘀散结利窍，理气化痰利窍，善用药引达窍）。

1. 一个核心——养阴护阳

养阴护阳就是滋养人体的阴液保护人体的阳气。五官居高位，多黏膜，性娇嫩，需赖经脉流畅，气血津液上奉滋养，才能使五官的功能充分发挥，而阴液又需要阳气蒸腾的力量把体内的阴液即（营养精微物质）上承于五官部，使五官部得到源源不断的精微物质的营养。临床治疗须遵循养阴护阳的原则，切不可伤及阴阳。

2. 两个原则——补而不滞，攻而不过

（1）补而不滞：就是指在治疗五官疾病用滋补药时不宜壅滞。谢强善用五

味子、山楂、乌梅、甘草，这几味药的结合具有酸甘化阴之功效，体现了治疗五官疾病用药特色。山楂不仅生津，还具有行气止痛、活血化瘀之效；五味子、乌梅既可化阴，又能收敛津液以养五官。谢强强调润利之药，不宜过于滋腻，以免腻碍气机，善用微寒而甘之西洋参、南沙参、北沙参、百合与苦甘微寒之玄参，以养阴生津，多用味甘而平之党参，以益气生津养血；玄参与党参均适用于五官干燥症，滋而不腻。一般不太选用微腻之生地、黄精，更慎用熟地、龟甲、鳖甲等滋腻之品。

（2）攻而不过：就是指在五官科用祛邪的药不要药力太猛太过，太猛太过则伤人体的阴气和阳气。强调五官科虽有火毒壅盛证，却不宜纯用寒凉，须防火毒壅盛未除，中寒复起，讲究中病即止，甚至服药头煎火势大去，二煎即减量或撤去苦寒之品。所以在清热利窍时不用太过苦寒的药物，如黄芩、黄连、黄柏等。亦不喜用山豆根，因其过量服用易引起呕吐、腹泻、胸闷、心悸等副作用；而善用蒲公英、知母、玄参、肿节风、紫金牛、白花蛇舌草、金荞麦、金银花、鱼腥草等微有苦寒之药物来清热解毒。认为知母清热泻火、滋阴润燥，既能清实火又能清虚火，与三黄相比其苦寒甚微；玄参苦甘咸寒而质润，清热又养阴，甘寒而不损阳气；蒲公英、肿节风、紫金牛、白花蛇舌草、金荞麦、金银花、鱼腥草微苦寒，清热解毒利窍作用较强，特别适用于五官清窍肿痛，清热而不损阳。

3．三个方面——化瘀散结利窍，理气化痰利窍，善用药引达窍

（1）化瘀散结利窍：就是指采用活血化瘀散结利窍的药物来治疗瘀血肿块郁结于五官清窍。谢强善用肿节风、紫金牛、郁金、桃仁、红花来活血化瘀，并通过引经药使活血化瘀药力达五官清窍。而在散结利窍的同时善用海藻、昆布、生牡蛎，这三味药均具有消痰软坚作用，有利于五官痰瘀的消散。

（2）理气化痰利窍：就是采用理气化痰的药物来治疗痰气交阻于五官清窍导致的目障、耳闭、鼻窒、咽肿、喉痹、口疮、舌下痰包等病症。谢强认为五官之痰浊，总不外火热煎熬，故温燥之药必须慎用；又不可一味寒凉，或用之过早，反使痰凝聚而不化，致使缠绵难愈，故善用瓜蒌、竹茹化痰，瓜蒌味甘、微苦寒，具有清热化痰、宽胸散结、润肠通便之效，竹茹味甘微寒，具有清热化痰、除烦止呕的作用，两者均能化痰且不辛燥，故化痰而不会伤津耗气，是五官科的常用化痰之品；而不用半夏、陈皮化痰，半夏、陈皮虽化痰，但味辛燥，辛则耗气，燥易伤津，故一般不用或不多用。

（3）善用药引达窍：五官居高位，药力难达，临床应善配轻清药引（即药引子，又称引药），引诸药上达头面官窍，通过药引清轻之性，载药上行，使药力能够更集中于五官清窍，力求诸药发挥更好的疗效。譬如，用荷梗、柴胡、石菖蒲、通草治耳证；葱白、辛夷花、麻黄、荷叶治鼻证；淡竹叶、鲜橄榄、马勃、桑叶、丝瓜络治咽证；灯心草、荷蒂、蝉蜕、梨皮治喉证；蚕茧、荷蒂、莲须、鲜橄榄治口腔证；竹叶、灯心草、菊花、桑叶治眼证等。上述药引，舒而不伐，清芬轻扬，药力达上，调理气机，其功甚妙。

❀ 三、医话选粹

目前，大多中医临床医生对喉科声病的认识仍然停留在对声毛、声沙、声嘶、声哑的辨识和辨治上，缺乏对声音失常进行更细腻的分类辨识，跟不上患者求治的需要。如演职人员在表演时，不仅会出现嗓音嘶哑，更多面对的是诸如演出时出现某个高音上不去、某个低音出不来、音域变窄、发音跑调、音质不脆、声音变瓮等功能性声音失常，他们称为声音"塌中""疲软""虚散""暗淡""沉闷""断音""嗤花破音"等，以致常常在演出时因声音失常而尴尬。他们亟待解决这些问题，以充分发挥其精湛的演唱技艺而保证演出的顺利完成。

盱江流域是中国江南地方戏曲出现最早和最兴盛地之一，戏曲极受当地人的青睐，尤其明代临川中国戏曲家汤显祖之"临川四梦"戏剧的诞生，医家和艺人在行医和传唱过程中逐渐摸索出许多独具特色的诊疗方法和防治经验，随之喉科也得到快速发展，并成为我国中医喉科的发祥地。因此，盱江流域不仅有"才子之乡""戏剧之乡"之称，而且有"医学之乡""喉科之乡"之美誉。

迄今，临川民间仍然流传有不少辨治咽喉嗓音病症的独特经验和养嗓治喉验方，如辨识声病有声塌、声弱等16种以及用观音茶、南安子茶等养嗓疗喉。但是，由于民间防治声病的经验大多没有收录在医籍中，加上历史的某个阶段对传统文化的冲击，许多手抄本被毁损，以致这些宝贵经验几乎消失殆尽。亟待人们去发掘、整理遗留在民间许多护养嗓音和防治声病的方法，从而服务社会。

声病，即嗓音病，表现为讲话和歌唱时的声调、声强、声域、音色等失于正常，属中医"喑"病范畴。旴江谢氏喉科流派仍然保留了谢用章（谢强的高祖父）对声怯、声弱、声暗、声疲、声涩、声亢、声断、声窄、声塌、声散、声瓮、声破、声毛、声沙、声嘶、声哑等 16 种功能性艺人声病的诊疗经验。谢强曾经对其系统发掘整理，兹部分介绍如下：

声怯属心胆不宁，主要表现为声音绵软低怯、气息飘摇、声音发颤，舌淡、苔薄白，脉细弦弱。调以补心益胆之法，则病可愈。治宜补心益胆、益气弘音，可用谢氏抚怯宏声汤（人参叶、五味子、炙甘草、远志、酸枣仁、琥珀、吴茱萸、覆盆子、绿萼梅、柯子）。

声弱属脾气虚弱，主要表现为声音细弱、高音难上、气息表浅，舌淡、苔薄白，脉软无力。治宜健脾益气、养窍开音，可用谢氏抚弱宏声汤（人参须、白术、茯苓、炙甘草、石菖蒲、覆盆子、橘络、诃子）。

声暗属心气血虚，主要表现为音色暗淡，不饱满、无亮音，甚至是无精打采的语声，舌淡、脉细弱等。治宜补益气血、养心亮音，可用谢氏启暗亮声汤（人参须、羊乳参、当归、白芍、红枣、橘络、黄精、桑葚子、诃子）。

声疲属气阴不足，主要表现为发声时间不能持久，发声费力，发声易倦，舌淡或红、少苔，脉细无力或细数。治宜补益气阴、益肺开音，可用谢氏抚疲宏声汤（人参须、冬虫夏草、玉竹、五味子、炙甘草、地骨皮、女贞子、黄精、西藏青果、诃子）。

声涩属肝气郁结，主要表现为声音低沉单调发涩、音失圆润，舌淡红、苔薄，脉弦。治宜疏肝理气、解郁开音，可用谢氏理涩悦声汤（人参叶、佛手花、柴胡、九香虫、郁金、玫瑰花、绿萼梅、薄荷叶、橘络、木蝴蝶）。

声亢属肝阳上亢，主要表现为音调过高，发出的音异常高尖刺耳似猫头鹰叫声，舌边红、苔薄黄，脉弦细或弦细数。治宜平肝潜阳利窍，可用谢氏平亢靖声汤（生地、山茶花、牡丹皮、肿节风、白芍、合欢皮、菊花、月季花、槐花、绿茶）。

声断属肾精气虚，主要表现为发音中断，歌声或话语不能很好地衔接，舌淡、苔少，脉细无力。治宜益肾固元、煦窍续声，可用谢氏抚断续声汤（黄精、肉苁蓉、骨碎补、鹿角胶、杜仲、金樱子、五味子、人参须、诃子、西藏青果）。

声窄属肺脾气虚，主要表现为发高音费力，以前能发出的音，现在发不出来，音域变窄，舌淡、苔白，脉细弱。治宜益肺健脾补气，可用谢氏抚窄悦声汤（人参、白术、茯苓、炙甘草、神曲、葛根、山药、橘红、诃子）；或用旴江谢强益肺悦音茶（《现代中医临床实用技术》）。

声塌属脾肾阳虚，主要表现为音调变低、声塌陷音无根，多在歌唱中出现中或高音时塌陷难上，吐字低微不亮。禀赋不足之人或房事过度或饥饿时，可突然出现声塌，舌淡胖，脉沉弱。治宜健脾补肾益气，可用谢氏安塌宏声汤（人参、肉苁蓉、鹿角胶、菟丝子、白术、茯苓、炙甘草、升麻、葛根、诃子）。

声散属肺气亏虚，主要表现为吐字不清楚，歌声或语声散漫，关不住音，舌胖淡、苔白，脉虚无力。治宜补益肺气、益窍开音，可用谢氏抚散聚声汤（人参、白术、茯苓、炙甘草、覆盆子、五味子、当归、橘络、诃子）。

声瓮属脾虚湿困，主要表现为声如从瓮中出，如棉阻隔，音色沉闷，播送不远，舌体淡胖、苔白滑，脉濡缓或沉细。治宜健脾化湿、益窍开音，可用谢氏安瓮亮声汤（党参、苍术、茯苓、炙甘草、薏苡仁、砂仁、干姜、橘红、佩兰、诃子、石菖蒲）。

声破属肝火上炎，主要表现为高声区和换声区出现破裂音，发高音时常出现卡音或走音，舌边尖红、苔黄，脉弦数。治宜清肝泻火、利窍清音，可用谢氏安破清声汤（菊花、肿节风、绿茶、乌梅、甘草、青黛、黄芩、五味子、槐花、木蝴蝶）。

❀ 四、典型医案

1．鼾眠案

廖某，男，5 岁。2014 年 4 月 3 日初诊。

主诉：打鼾 2 年余。诉夜眠打鼾，张口呼吸，呼吸声重，偶憋醒，上半夜易出汗，鼻塞，流黄黏涕，纳食可，饮水少，喜凉饮，大便干燥 2 日 1 次，夜尿 1 次。

检查：咽峡暗红，双侧扁桃体Ⅲ度肿大，咽侧索肥厚，咽后壁淋巴滤泡增生及黏涕附着。双下鼻甲肿大，双中鼻道可见黏涕。鼻内镜检查提示：腺样体肥大堵塞后鼻孔70%。多导睡眠监测提示：阻塞性睡眠呼吸暂停低通气综合征。舌质红，苔薄黄，脉弦细。

诊断：鼾眠（阻塞性睡眠呼吸暂停低通气综合征），颃颡不开（腺样体肥大），慢乳蛾（慢性扁桃体炎），鼻渊（慢性鼻窦炎）；证属阴虚痰热。

治法：滋阴降火，清热豁痰。

治疗：（1）先采取谢氏五官刺营微创针刀法：用长毫针轻浅点刺咽后壁5下左右、淋巴滤泡5个各一下、两侧咽侧索各2下、扁桃体5下、舌根5下，微出血；最后点刺软腭10下，不出血；嘱患者将血吐出，再用玄乳散少许喷患处。

（2）继之采取生王不留行籽贴压法：贴压咽喉、内鼻、扁桃体、肺、脾、皮质下、神门等耳穴，贴1耳，两耳交替，3日1次。

（3）最后内服化郁消鼾饮加减：药用黄芪6g，百合6g，金荞麦10g，茯苓6g，浙贝母3g，瓜蒌6g，橘红3g，丝瓜络3g，辛夷花3g，桔梗3g，甘草3g，引药用橘络3g。7剂。

调护：慎起居，避风寒，禁辛辣食物，忌虾蟹。睡前用热水浴足，揉按涌泉穴60次。

2014年4月11日二诊：打鼾改善，鼻涕缓解，盗汗除。检查：扁桃体Ⅱ度肿大，咽侧索肥厚及咽后壁淋巴滤泡增生改善。双下鼻甲肿大改善，双中鼻道未见黏涕。舌质红，苔薄黄，脉弦细。继续刺营、耳穴治疗，同时守上方加田七粉1g。7剂。

2014年4月19日三诊：打鼾消失，亦无其他不适。检查：扁桃体Ⅱ度肿大，咽侧索及咽后壁淋巴滤泡无明显异常。双下鼻甲不肿大，双中鼻道未见黏涕。舌质淡红，苔薄黄，脉细。继续耳穴治疗，以善其后。

4个月后，电话随访无复发。

2. 双眼青盲案

罗某，男，50岁，退休。2006年7月2日初诊。

主诉：双眼视物不清3年余。患者曾行脑部肿瘤手术，术后双眼视物不清，曾用甲钴胺、维生素 B_{12}、血脉通胶囊等药物治疗，无明显改善。

检查：视力：右光感，左 0.05；双眼矫正视力无提高；双眼各方位运动可，双外眼无明显异常；眼底：双侧视盘色苍白，境界尚清，A∶V≈1∶2，黄斑中心凹光反射不清；视野检查：右眼视野严重缺损，视敏度极差，左眼视野缺损，视敏度降低；VEP 示：双眼振幅降低，P100 潜伏期延长。

诊断：双眼青盲（双眼视神经萎缩），证属气滞血瘀、目络瘀滞。

治法：行气活血，化瘀通络。

治疗：（1）针刺疗法：采取谢氏通经接气针法，用通经除盲针方加穴治疗。先针刺手少阳三焦经外关，针尖朝上，使针感反应向上，强刺激，泻法，同时告诉患者针感会向上往翳风处行走；再逐一针刺手少阳三焦经天牖、翳风、瘈脉、丝竹空等穴，弱刺激，补法；继后，再针刺睛明、四白、球后、肝俞等腧穴，弱刺激，补法，中途不行针；留针期间，在外关行针 3 次，每次 1 分钟，以催气、导气、接气。留针 20 分钟。隔日 1 次。

（2）穴位注射：用复方樟柳碱注射液作太阳穴位注射，隔日 1 次，每次 1ml。

（3）耳穴疗法：用生王不留行籽贴压神门、眼、皮质下、额、肝、脾、肾，每次贴 1 耳，隔日 1 次，交替取双侧耳穴。

（4）中药内服：口服化瘀除盲饮，药用田七粉 3g，桃仁 6g，红花 6g，葛根 12g，黄芪 15g，谷精草 10g，夜明砂 6g，川芎 10g，熟地黄 12g，白芍 6g。7 剂。

医嘱：忌郁怒，调情志；禁辛辣烟酒及发物。

2006 年 7 月 14 日二诊：视力有所提高：右 0.1，左 0.5；继续按上述治疗 14 日后，视力继续提高：右 0.25，左 0.8。

2006 年 8 月 29 日三诊：眼底视盘色淡白，黄斑光反射可见，视力恢复至右 0.25，左 1.0。继后，以耳穴疗法治疗 3 周，以善其后。

半年后，随访无复发。

3. 耳鸣案

刁某，女，55 岁，退休职工。2014 年 6 月 4 日初诊。

主诉：双耳鸣 2 个月。患者 2 个月前无明显诱因出现双耳蝉鸣，昼夜不休，夜间及安静环境下尤甚，自觉听力尚可，烦躁易怒，口咽干燥，喜凉饮，夜寐差，腰膝酸软，面颊颧红。

检查：双耳鼓膜稍内陷；纯音听阈检查未见明显异常；舌尖红、苔薄白，脉细弦略数。

诊断：耳鸣（神经性耳鸣），证属肝肾阴虚。

治法：滋阴降火，聪耳息鸣。

治疗：采取谢氏醒醐灌顶针法，用醍醐聪耳针方加穴治疗。先针刺气海，强刺激，泻法，再逐一循任脉往上针刺中脘、天突、廉泉、承浆，继之针刺水沟、百会，弱刺激，补法，得气后留针；留针期间，嘱患者深吸气缓慢吐气，吸气时舌抵上腭搭鹊桥以交通任督，吐气时舌放下；继后，针刺听宫，弱刺激，补法；留针期间，需行针 3 次，每次 1 分钟，以催气、导气、接气。留针 20 分钟，隔日 1 次。10 次一个疗程。医嘱：忌郁怒，调情志。

2 个疗程后，耳鸣微弱，睡眠质量明显改善，无口咽干燥。3 个疗程结束，耳鸣止。半年后随访未复发。

4. 声塌案

韩某，女，43 岁，戏曲爱好者。2015 年 5 月 5 日初诊。

主诉：吐字不亮，歌唱时声音"塌陷"20 天。诉声音塌陷无根，音调变低，咽痒不适，咽喉异物感，鼻痒，喷嚏，流水样涕，口不干，喜温饮，腰膝冷软，纳食一般，睡眠可，晨起头昏，大便溏稀、日 3 次，夜尿 3~4 次，月经尚调。

检查：咽喉黏膜未见明显异常，声带稍松弛，闭合尚可。舌淡胖、边有齿痕，苔薄白，脉沉弱。

诊断：声塌（喉肌弱症）；证属脾肾两虚。

治法：健脾补肾，益气弘声。

治疗：（1）先采用谢氏升阳祛霾针灸法：先针刺腰俞，较强刺激，平补平泻；再针刺百会、印堂、开音 2 号，弱刺激，补法；留针期间，在腰俞行针 3 次，每次 10 秒钟；留针 20 分钟。留针期间，用艾条，在腰俞穴及周围寻找热敏点，先行回旋灸 1 分钟，温热局部气血，继以雀啄灸 1 分钟，加强敏化，循经往返灸 1 分钟激发经气，再施以温和灸发动感传、开通经络。艾灸诸穴，直至经气感传消失、皮肤灼热为止。隔日 1 次。

（2）继之用观蓉熏喉茶加减熏咽喉、含咽：肿节风 10g，人参叶 10g，肉苁蓉 15g，制附子 6g，甘草 15g，薄荷 6g，诃子 6g。每日 2 次，7 剂。

调护：忌辛辣发物及香燥食品，忌大叫和郁怒，调情志。

2015 年 5 月 12 日二诊：发音明显改善，仍觉腰膝冷软。检查：双声带紧张度增加，闭合好。舌淡、苔薄，脉濡细。

继续针灸治疗；外用生王不留行籽贴压肾、脾、咽喉、内分泌、皮质下、肾上腺等耳穴，贴 1 耳，隔日 1 次；以抚塌宏声汤加减，药用红参 10g，肉苁蓉 15g，鹿角胶 6g，菟丝子 12g，白术 12g，茯苓 12g，炙甘草 6g，升麻 6g，葛根 10g，引药用诃子 6g。14 剂。药煎煮好后，先熏咽喉然后内服。

2015 年 5 月 26 日三诊：发音吐字恢复正常，腰膝冷软等症状消失。检查：双声带闭合好。舌淡红，苔薄，脉濡缓。继续耳穴贴压及内服中药 20 日，以善其后。

❀ 五、单方验方

1．观音茶（谢用章经验方）

处方：肿节风、薄荷、甘草。

功效：清热解毒，消肿止痛。

主治：急喉痹、急喉喑、口疮、口糜。

操作：中药煎煮好后，离火放桌上，患者须张口正对药罐口上方，用毛巾围住口与药罐口，作蒸汽吸入熏喉窍 15 分钟，然后口含药液漱口荡涤痰涎，继含咽服下药液。每日 2 次。

2．热症刺营针方（谢怀翎经验方）

处方：十宣、三商穴（少商、中商、老商）。

功效：泄热解毒，清神开窍。

主治：各种急症出现高热，急喉症出现呼吸、吞咽、语言困难，突聋，青盲、中风。

操作：医者先用手捋患者一侧手臂，从肩部沿上臂往下直捋至十指，往返20 余下，使拇指局部充盈血液，然后左手握手腕部，右手用 75% 乙醇棉签消毒手指腧穴后，持三棱针用点刺法快速刺十宣、三商穴，斜刺约 1mm，疾入疾出，随其出血，待 1 分钟后血自止，血未止者用棉签压迫即可止血。再同法刺另一拇指腧穴。每日 1 次。

3．蚕茧明目洗眼方（谢绮云经验方）

处方：蚕茧、龙胆草、防风、杭菊花、五倍子、淡竹叶。

功效：清热散邪，消肿明目。

主治：目赤、目涩、目痒。

操作：煎水，用蚕茧蘸药水洗眼。每日 3 次。

4．通鼻方（谢国英经验方）

处方：细辛、辛夷花、冰片。

功效：辛温散邪，宣鼻通窍。

主治：鼻窒、鼻渊、鼻息肉引起的鼻塞，风寒头疼，不明原因的头昏及头困重。

操作：中药煎煮好后，离火放桌上，患者须鼻子正对药罐口上方，用毛巾围住鼻与药罐口，做蒸汽吸入熏鼻 15 分钟。每日 2 次。

5．清喉音方（杨满金经验方）

处方：雪梨。

功效：清热生津，润喉开音。

主治：咽喉干痛，声音涩滞。

操作：雪梨大者一个，去皮核。切片，用凉开水浸泡半小时。徐徐含饮，每日 2 次。

✿ 六、学术成就

谢强先生医术精湛，不但擅长用针灸、中药、按摩、导引等传统特色疗法治疗五官疑难病症、肿瘤以及抗五官衰老、五官颜面美容，而且临床擅长施行围手术期中医平衡康复疗法，取得了多方面的学术成就。

1．开创我国中医嗓音医学研究新领域，发掘整理出声怯、声弱、声暗、声疲、声涩、声亢、声断、声窄、声塌、声散、声瓮、声破、声毛、声沙、声嘶、声哑 16 种功能性艺术声病的诊治方法，突破了声病（嗓音病）局限于喉喑之声嘶、声哑的辨治，倡导 16 种声病的精确分类辨识和分证辨治，开声病系统辨识之先河。

2. 发现六对治疗咽喉嗓音病的新腧穴，即开音 1 号、开音 2 号、开音 3 号、咽安 1 号、咽安 2 号、咽安 3 号，针刺二对腧穴对声音嘶哑有着显著的疗效。被收录于《实用中西医结合诊断治疗学》《中医耳鼻咽喉口腔科学》等十余部著作中，广泛应用于临床。

3. 获得较大的社会及经济效益，研制的复方草珊瑚含片、复方瓜子金含片及亮嗓胖大海清咽糖、嗓宝冲剂、金嗓茶冲剂等分别获得国家及省级生产证书和国家药品保护证书，每年创利税超亿元。另外，根据家传验方"南安子茶"由某公司研制的"亮嗓胖大海清咽糖"荣获国家发明专利、江西省优秀新产品奖一等奖、江西省科学技术进步奖二等奖等。

4. 在江西盱江医学史研究方面，发表了 70 余篇盱江医学研究论文，界定了盱江流域的分布区域；明确了盱江医学起源时代（西汉时期）；考证了盱江流域医药学家 2 016 人（其中建昌药帮 412 人）、医籍 711 种等；极大地拓宽了盱江医学研究的广度和深度，进一步夯实了盱江医学研究的理论基础，填补了我省盱江医学研究多项空白。

5. 开创五官无创痛针灸疗法，传承魏稼教授针灸经验，将无创痛针灸术广泛应用于五官科临床，促进针灸现代化，走向世界，让更多的人愿意接受针灸疗法。1992 年，协助魏稼、黄延龄教授编著出版了《无创痛针灸学》，在全国倡导五官无创痛针灸疗法。并被国家中医药管理局列为中医临床适宜技术向全国推广。

6. 传承有序，传人众多，自 1974 年至今，在江西省高校中首次开设《中医耳鼻喉科学》课程，为中医专业 40 余届大学生讲授，培养研究生 30 届共 40 余人。带教 6 位继承人。培养博士研究生 3 人。据统计传人已达 100 余人。

7. 论著等身，截至 2019 年，发表论文 539 篇；发表医学科普文章 75 篇；主编及参编《魏稼针灸经验集》《盱医谢强五官针灸传珍》等著作 36 部；主编《中医耳鼻咽喉口腔科基础学》《中医耳鼻咽喉口腔科临床学》《中医耳鼻咽喉口腔科古典医籍选》等教材。

喻文球

——国家中医药管理局重点学科疮疡病学学术带头人

喻文球，男，1950年10月生，江西临川县（现临川区）人，教授、主任中医师。全国第三、第五、第六批老中医药专家学术经验继承工作指导老师，江西省首届国医名师。1977年毕业于江西中医学院中医系，大学学历，毕业后留校任教。历任江西中医学院中医外科教研室主任、江西中医学院附属医院皮肤疮疡研究所所长与中医外科皮肤科主任、中华中医药学会外科分会副主任委员、世界中医药联合会外科分会副会长、江西省中医药学会外科分会与皮肤性病学专业委员会名誉主任委员、江西省中医药科学技术专家委员会委员、国家临床重点专科学术带头人、国家中医药管理局重点学科疮疡病学学术带头人。

❀ 一、实践—理论—再实践—再理论的成长之路

喻文球，1968年毕业于临川县中学，1969年经当地公社医院及农医班培训后，在临川县凤岗公社（现崇岗镇）石塘大队（现石塘村委会）当赤脚医生。从此，开始了治病救人的行医职业生涯。日常除治疗常见病、多发病外，还运用针灸及中草药治疗一些疑难病。实践中，因为出诊、巡诊经常走在乡间的小道上，难免被毒虫咬伤或接触有毒植物，而引起皮肤红肿瘙痒，有时随手在路旁摘取鱼腥草、叶背红等草药，搓碎取汁外涂，可缓解或消除红肿瘙痒；之后，又常用枫树的枫球子（路路通）煮鸡蛋治疗荨麻疹；用苍耳草烧灰加麻油调和，外涂治疗渗出性糜烂性湿疹；用鬼灯笼烧灰加麻油调和，外搽治疗脓疱疮；用上好煤灰加麻油调和，治疗老烂脚（慢性小腿溃疡）等，均取得明显效果；并从民间医生治疗一中年男性农民，因体虚自服红参10g，致腹胀如鼓，乏力肢软，不思饮食病例，学习用萝卜籽一把（约15g）煎水服，取得良效。诸如此类，积累了很多临床实践经验，并收集到许多治疗皮肤病及常见病的单方、验方。此后还在临川县人民医院学习和工作，跟随该院的南京中医学

院皮肤科医师谈煜俊先生学习，获益良多。就这样，喻文球怀着对人民群众的深厚感情，全心全意为人民健康服务，边实践边学习，在实践中学习和应用，使自己的业务水平得到不断提高。

1970年9月至1971年10月，他被选拔到江西省抚州卫生学校医士班学习。带着初期医疗实践中遇到的实际问题来读书，喻文球的学习目的更加明确，学习目标更加具体，学习的主动性也更加强烈。尤其是在抚州卫生学校组织专业师生开展"环盱江流域开门办学"教学实践活动中，收获良多。1970年12月18日，开门办学开始，全校师生从当年学校驻地——南城县新丰乡（现新丰镇）出发，先后渡过盱江河，翻越芙蓉山，到达宜黄县南源乡、棠阴镇，再到崇仁县礼陂镇、临川县秋溪镇与湖南乡鹏溪村，渡抚河至盱江东岸的金溪县石门乡，最后返回南城县新丰乡（现新丰镇），历时18天，行程约300余公里。此行活动，不仅调查了当地中草药资源，收集到许多民间验方，学习了中西医结合治病知识，还与专职教师、乡村医师、民间草药师等进行了广泛深入的交流，提升了专业水平。更重要的是亲历实践，磨炼了意志，坚定了从事医学的坚定信心和决心。

1971年10月，他从抚州卫生学校毕业后，留校任教。1972年担任学校专职团委副书记兼负责教学行政管理及学生管理工作。由于学校领导信任并大力培养，他在负责全部教学管理业务工作期间，认真贯彻执行党的教育方针，狠抓教学质量，并具体承办了三期西医学习中医班。这期间，他在山上栽种了很多中草药，办起了学校小型制药场，组织学生利用课余时间开办了校园中草药门诊部，应用中草药及针灸免费为当地老百姓治病，又带领学生进入深山老林认药采药，使学生不仅学到了西医基础理论，也学到了很多中草药知识。

1974年12月，他被选送江西中医学院中医系学习。学习期间，他深入余江县农村调研血吸虫病发病状况；到井冈山实习采认中草药，并瞻仰学习了红军小井医院革命先烈开创的医药卫生事业。在玉山县开门办学时，担任当地高级西中班任课老师，向老中医杨佐君先生学习到"肺为气血交汇之处"的理论与实践，也在这里学会了膏药熬制，并且治愈了一位重症肝炎患儿。患儿李某，男，15岁，发病2周，全身皮肤黄染如黄土色，时值仲夏，炎热天气，仍畏寒厚衣，虽穿两件毛衣，仍不足御寒，他医不治。喻文球诊断为太阴寒湿发黄，处予茵陈五苓散及茵陈术附汤合方加减治疗，2剂后黄疸明显消减，5剂后黄退，脱去厚衣改穿夏装，查肝功能恢复正常。后在黎川县人民医院学习时，虚心向经方派伤寒温病专家张坤文先生求教，多有心得。张先生所用中药处方精练，一般4～6味，药专效良。如该院收治1例腹部瘘管病人，为输卵管结扎术后遗症，每日瘘管流脓水1 000～1 500ml。经抗菌、输血、支持疗法等，治疗1个月余，疮口不愈合。患者面色萎黄，少气懒言，脓水清稀，淋漓不断，诸医束手。喻文球会诊后，果断停用西医输液、抗菌消炎等药物，改用中药治疗。处方：红参10g，当归15g，生黄芪30g，水煎服，一剂脓少，二剂脓止，三剂精神气色转好，调治2周后康复出院。毕业实习结束时，他撰写的《论呼吸机能的中西医结合初步探讨》一文，对气机升降出入做了较为深刻的论述，并在相关杂志发表。

喻文球大学毕业后，留在江西中医学院中医外科教研室任教。1978年4月至1979年5月又赴广东省中医院进修皮肤科和外科，得到知名皮肤科专家梁剑辉老师和禤国维老师、外科专家谢权基老师的真传。进修期间，曾治一阴囊湿疹患者，该患者10年前在珠江游泳后罹病，后反复发作，时医用龙胆泻肝汤等治，药不对症，且渗液更多，每日用塑料袋收集渗液300～500ml。喻文球根据"见肝之病，知肝传脾"的理论，运用平胃散、萆薢渗湿汤合方治疗而获效。又治一年轻女性患者，初起面部皮肤起疱、背部出现丘疹、结节、油腻，之后全身泛发包块质软，体温偏低，反应迟钝，卧床不起，转侧不利，诊为：泛发性聚合性痤疮。运用附子理中汤加减，温阳化痰，治疗月余，包块逐渐消失，医院和同行给予了高度认可与好评。

1979年6月，他临时受托编写全国中等卫生学校《中医外伤科学》教材，由喻文球负责全书统稿，并撰写中医外科内容，全书如期完稿并于1980年由江苏科技出版社出版。当时书稿定在镇江某印刷厂印刷，时值该厂生产部门某同志家属产后3个月，患乳痈病，其时患者乳房高度肿胀、乳汁不通，诸医束手，患者痛苦不堪。见该书有乳痈一节，便请喻文球治疗。喻文球审视患者病历，前医多用瓜蒌牛蒡汤等治疗，脉证合参后改用疏肝理气，散结通乳药物，未用半味苦寒之品，1剂乳出，3剂乳肿消，效果如神。

1983年4月至10月，喻文球再赴北京中医医院皮肤科进修学习，有幸跟随我国著名皮肤科专家张志礼教授、陈彤云教授、郑洁玉教授等名师学习。这半年跟师学习中，他对张志礼等教授的学术思想、用药特色有了深切的体会，特别在结缔组织皮肤病、疑难皮肤病的诊治方面感悟良多。撰写了《论系统性红斑狼疮之阴精亏损》《论清热利湿法治疗脂溢性皮肤病》等学术论文。期间曾治患者左某，男性，21岁，黑龙江省牡丹江市人，患双下肢红斑，轻度肿胀、灼热，剧烈疼痛，足不能着地，病历1年，就诊时用车推来看病。处予凉血五根汤、五神汤、二妙散等合方，服药3剂，红肿疼痛改善，并能短暂下床行走，后带药回家继续治疗2个多月，功能基本恢复，临床治愈。

❖ 二、学科建设、学术发展的进取之路

1984年10月始，喻文球主持江西中医学院中医外科教研室、江西中医学院附属医院外科的全面工作，负责外科的学科建设及教学、医疗与科研工作。当时，附属医院有350张病床，他主管中医外科、西医外科、肛肠科三科，共计在编病床90张，占医院病床总数的1/4。1985年元月，江西中医学院附属医院创立皮肤科，自创制剂五十余种。在诊治的病例中，既有常见皮肤病患者，又有系统性红斑狼疮、皮肌炎、硬皮病、天疱疮等疑难性疾病患者。1985年，他带领全科医护人员制定了系统性红斑狼疮、天疱疮、毒蛇咬伤等危急重症和疑难杂症治疗规程，使全科医生严格按照规程操作，熟练掌握危急重症处理，带动了整个学科建设和发展，2001年喻文球所在科室被评为"国家中医药管理局毒蛇咬伤重点专病"建设单位，2006年又被评为"国家中医药管理局重点专科"，2012年评为"国家临床重点专科"和"国家中医药管理局重点学科"。

在中医外科学术活动方面，1985年10月，喻文球出席中华中医学会外科分会成立暨学术大会，当选为委员（不设常委）。1988年10月，他出席由中华中医学会外科分会主办的"全国中医皮肤科学术会议"，与陈彤云、王沛、徐宜厚、金起凤、管汾等名医同为专家委员会委员。1990年10月，他主持召开全国中医毒蛇咬伤学术会议，成立中华中医药学会外科分会蛇伤与蛇毒医学专业委员会，并当选为常务副主任委员兼秘书长。学术会讨论了蛇毒中西医毒

理及病理、解毒排毒的一般规律和特殊规律，毒蛇咬伤、毒虫咬伤、昆虫性皮炎的临床治疗，并编辑出版了学术论文。1991年10月，他主持召开全国中医毒理研究学术会，学术会以中医治疗感染性、过敏性、赘生性疾病的解毒排毒、以毒攻毒治法和方药为研究对象。结合六淫学说、伤寒温病学说的学术理论，汲取现代科学和中医临床的新鲜经验和理论。研究各种邪毒的性质、特点和病理规律；人体正气与邪毒相互斗争之关系，包括邪毒对机体的伤害和机体本身解毒与排毒的功能；研究毒素和具有毒副作用的药物对人体某些疾病的治疗作用。提出了中医毒理学是一门多系统、多学科的应用型学科，是开辟中医新理论、新技能的一条新思路。

1986年至2002年，他先后参与编写教材和著作。其中负责编写的全国高等中医院校函授教材《中医外科学》，第一次将中医外科疾病、皮肤科疾病，按照主症、症候分析、治则、方药、方解等内科病症方式写作，和以往的按照初期、中期、后期的分期治疗方法不同，并较大篇幅地增加了皮肤病的内容。1998年10月，在公开出版的中医药高级丛书《中医外科学》一书中任副主编，执笔书中瘿、瘤、岩三个章节计16万字的编撰。本书第一次从中医外科的角度，较大篇幅地论述了人体体表肿瘤，并努力联系一些西医理论知识并加以中医化，从而充实和丰富了中医外科的体表肿瘤理论。本书还第一次提出和采用专节介绍了体表非肿瘤性肿块的概念、诊断和治疗。喻文球还主编了《脉管炎与静脉曲张》一书，简明扼要说明了疾病中的近100个问题；主编现代中医系列丛书《中医皮肤性病学》，本书汇集了全国各地专家学者的相关研究文献，并将作者的经验融汇一集，较为系统地阐述了中医皮肤病的学术思想、和最新学术研究成果，得到我国著名皮肤病专家张志礼、徐宜厚二位教授的赞扬与推荐；主编全国高等中医药院校成人教育教材《中医外科学》，该书体例独特，内容新颖，结合成人教育经验、特点编写，注重中医外科的系统性、学术性，突出了中医特色，中西贯通，重点突出，内容丰富，由浅入深，层次清楚，利于学生自学和掌握。

喻文球积极开展产品研发与科学研究，1987年至1988年研制了美容面膜新产品，经北京中医医院、广东中医院、解放军九四医院临床验证，对治疗痤疮、黄褐斑等疗效显著，成为较早的美容上市产品。1989年又研制成功美颜面霜，并荣获"江西省优秀新产品"、南昌市科技进步奖。2007年，他主持了国家中医药管理局课题"隔蒜灸治疗毒蛇咬伤的临床疗效评价"并顺利通过专家鉴定。2010年拍摄《隔蒜灸治疗毒蛇咬伤》国家中医药管理局专项技术推广光盘，详细介绍了利用"火引毒邪外出"，使毒邪移深居浅，在局部消减和被破坏，失去毒性活力的技术操作方法及注意事项等。2008年，主持由中华人民共和国科学技术部、国家中医药管理局立项的包括717解毒合剂、九味消肿拔毒散、隔蒜灸等解毒排毒疗法规范化临床应用的"蝮蛇咬伤中医药干预综合治疗规范化临床研究"的专项课题，多项成果分别获中华中医药学会科学技术三等奖、江西省科技进步三等奖和江西省教育厅高校科技成果二等奖等。

喻文球临床水平精湛，中国中医药报中国医师版《名医风采》进行了专题报道，刊登了《名医名方——治红斑狼疮方》。介绍该方以益气养阴、解毒化瘀为指导原则，对系统性红斑狼疮缓解期有较好疗效，应用此方可改善症状、撤减激素，甚至达到临床康复，反响较大。1993年7月至10月，作为江西省医疗队队长，他在萍乡市芦溪区（现芦溪县）中医院工作3个月，并帮该院建立了中医外科皮肤科。2008年5月至6月，他参加江西省抗震救灾医疗队，在四川彭州、龙门山工作1个月，充分发挥中医药优势，治疗了大量外科感染、过敏性疾病的患者，并在彭州市人民医院外科皮肤科指导中医治疗工作。

喻文球对中医药事业做出的贡献，有关部门给予了充分肯定，先后授予其"江西省教育厅优秀教师""江西省教育工会十佳医生""江西省医药卫生系统创先争优活动先进个人""全国中医药卫生系统创先争优活动先进个人"等荣誉称号；并被评为全国第三、第五、第六批老中医药专家学术经验继承工作指导老师、江西省首届国医名师、江西省高等学校中青年骨干教师，江西省名中医。曾当选为中华中医药学会外科分会副主任委员。2010年经国家中医药管理局批准，建立"全国名老中医药专家喻文球传承工作室"。

❀ 三、自我完善，继续创新之路

2011年10月，喻文球从学科行政管理岗位上退下来后，集中精力，以只争朝夕、时不我待的干劲，更加全身心地投入到中医药的研究工作中。按照国家中医药管理局的要求，加强了喻文球名中医学术经验传承工作室的建设：积极整理研究临床常见病、疑难病的经验，完成了《喻文球临床验案精选》和《喻文球医论选》等学术经验的编著，该书较好地体现了喻氏临床风格和特色。

2012年，坐落于江西省抚州市高新经济开发区内的喻文球中草药园建成。同年，喻文球中医药美容护肤品实验室也初步建成。2013年，喻文球传统外用膏丹丸散非物质文化研究室建成。

基于喻文球在中草药研究和中药美容保健产品开发等方面所取得的成就和社会影响力，2018年12月下旬，中央电视台四台中华医药频道拍摄了他在野外采摘中草药的视频，并以《国医名家喻文球家的年夜饭及其中医药养生保健》为题，进行专题采访和报道。

❧ 四、感言

喻文球行医职业是顺应时代需要而开始的，早期从事基层医疗卫生事业，随后二次入校学习，二次外出进修，经历了一条实践—理论—再实践—再理论的发展成长之路。又从一个全科医师转变成一个以中医外科皮肤科为主的专科医师，并在省内主持了这个学科的建设，在学科建设中他的学术水平不断得到提升和发展。

喻文球是一位可亲可敬的师长，他从医五十载，不仅治学严谨，而且平易近人，把学生当作自己的亲人，将生平所学毫无保留地传授给他们。在他的关心和培养下，学生们都在各自的岗位上，和他一起为中医药事业的发展辛勤耕耘，并不断有所作为，有所创新。

傅淑清

——江西省名中医，著名妇科专家

❀ 一、生平简介

傅淑清（1944—2016），女，祖籍江西清江县（今樟树市）人，一岁便随父从樟树移居抚州。1962 年，傅淑清考入江西中医学院，1968 年，分配至宜黄县谭坊乡卫生院工作，先后任卫生院负责人、主持创建宜黄县凤岗公社（现凤岗镇）卫生院、筹办宜黄县中医医院并首任副院长（主持工作），担任宜黄县卫生局局长、宜黄县政协副主席、省政协委员等职。1986 年 7 月起，任江西抚州中医学校校长、江西省中医药学校校长，2004 年 10 月从领导岗位退下来，被抚州市人民政府聘任为江西中医药高等专科学校名誉校长，2008 年正式退休。她是第三、第四、第五批全国老中医药专家学术继承工作指导老师，博士研究生导师、主任中医师，江西省名中医，专业技术拔尖人才，是旴江医学流派传承工作室负责人，在旴江流域具有广泛的影响力。

傅淑清在中医内、妇、儿三科均有所长，尤其是对中医妇科的研究成果卓著，先后主编《中医妇科学》等 4 部教材，治疗妇科多发的疑难疾病"多囊卵巢综合征的心得体会"等经验也被收录于人民卫生出版社出版的《妇科名家诊治多囊卵巢综合征临证经验》一书。

她十分推崇并践行唐代医家孙思邈的学术思想和医德，在其诊室高挂一块题有"大医精诚"的匾额，目的就是为了时时提醒自己医术要过硬、医德修为要高。她不但将古人精诚为医的精髓熟稔于心，而且将其践行于每一次诊治过程中，深受广大百姓和患者的欢迎与喜爱。2013 年 12 月傅淑清光荣入选"中国好人榜"。

❖ 二、治学精神

（一）熟读医典、融会贯通

傅淑清自幼随父侍诊，在其父的耳提面命下，熟读《黄帝内经》《伤寒杂病论》《温热论》及李东垣、吴鞠通、陈修园等医家之书，深得其要旨。她认为，中医经典是临床的浓缩精华，务必认真学习，融会贯通，以应临床。如治一患者，3 天前下乡检查工作舟车劳顿，复感寒凉之邪，当晚即恶寒发热头痛，自量体温 38.5℃，服退热药后即汗出热退，但第二日又复作，反复低热（37.1 ~ 37.5℃之间）迁延不愈。来诊时自觉头顶部紧箍感，两目灼热，口干口苦，干咳无痰，汗出热稍解后复起，纳食一般，大便偏硬，1 ~ 2 日一行。查体右胁下苦满，舌尖略红苔白厚，脉浮数。3 个月前 B 超提示轻度脂肪肝，胆囊壁粗糙。生化检查：HBsAg（＋），谷丙转氨酶 41U/L，空腹血糖 6.22mmol/L，甘油三酯 1.83mmol/L。刻下检查：白细胞 10.1×10^9/L，其中淋巴细胞比 54%，中性粒细胞比 42%。此案为表里俱病，傅淑清根据《伤寒论》第 99 条所述："伤寒四五日，身热，恶风，颈项强，胁下满，手足温而渴者，小柴胡汤主之。"即用小柴胡汤加减：柴胡 10g，黄芩 10g，藿香 10g，佩兰 10g，连翘 10g，荆芥 10g，薄荷（后下）10g，法半夏 10g，北沙参 15g，浙贝 10g，炒谷麦芽各 15g，甘草 3g。果然一剂病知，二剂热退，三剂痊愈，效如桴鼓。由此可见，没有经典做底蕴，面对临床疑难病症，是难以辨治的。

（二）变通活法、实践创新

傅淑清认为，对经典医著中的精辟论述既要反复揣摩，又应结合临床，变通活法，"师古而不泥古"，突破前人理论和治疗上的局限，方能在临床取得较好的疗效。又如治一万姓女，未婚，初起病头痛，恶寒发热，经西医治疗热稍退片刻后复起发热，绵延已 16 日，多方求治不但热未退，反增夜寐不安。就诊时仍有低热（腋温 38.1℃），自诉尤以下午更甚，时有恶心欲吐，不恶风，纳食较少，至夜心烦难以名状，入睡困难，睡辄梦魇纷纭，梦呓不止，惊醒后则盗汗淋漓。问及月汛之事，知月经素来 13 天方净，病症初起之时处于月经第 10 日，恰巧热退后经血即净，以为正是月经当净，并未在意。此次月经于

2 日前按期来潮，色暗量少，有多量小血块，且行经第 1 日现小腹隐痛，得温稍减，舌尖红，苔薄白中夹黄略干，脉细涩。《伤寒论》第 145 条云："妇人伤寒，发热，经水适来，昼日明了，暮则谵语，如见鬼状者，此为热入血室。无犯胃气，及上二焦，必自愈。"傅淑清认为万某发病之时正值经汛之期，血室空虚无以抗邪，邪热内陷血室，故发热不已；邪热与血相互搏结，心胸躁烦，虽不见谵语，但患者夜寐欠安、梦呓叨扰，是谵语之轻症。她引《伤寒论》第 144 条所述："妇人中风，七八日续得寒热，发作有时，经水适断者，此为热入血室。其血必结，故使如疟状，发作有时，小柴胡汤主之。"当即诊为热入血室，急以小柴胡汤加味治之。处方：柴胡 10g，黄芩 10g，地骨皮 10g，当归 10g，藿香 10g，薄荷 10g，法半夏 10g，太子参 15g，炒谷麦芽各 15g，合欢皮 15g，甘草 5g。果然三剂即安。

❧ 三、学术思想

（一）"女子以肝和为贵"学术思想的提出

傅淑清认为，女子一生经历的月经、孕育、分娩、哺乳，必须借助肝的疏泄与藏血功能而实现。如肝失疏泄或不藏血，又或因"数脱血"而致血不养肝、肝失疏泄，则可出现经、带、胎、产、杂等各证。鉴于肝之疏泄和藏血功能失调在女子疾病发病中的重要影响，前人意识到从肝论治女子疾病是捷径也是必要手段。《傅青主女科》一书更是贯穿疏肝之法，发前人所未发，突出妇科疾病从肝论治。对此，傅淑清总结四十余年的临床经验，在继承"女子以肝为先天"理论的基础上，大胆提出"女子以肝和为贵"的学术思想。她指出：女子"肝和"则体健寿延，"肝不和"则百病蜂起。治女子之病，务使"肝不和"之病理恢复至"肝和"之生理。

（二）"女子以肝和为贵"学术思想的具体体现

肝主疏泄，调畅气机；肝主藏血，体阴而用阳，因此，肝主疏泄与肝主藏血的两大功能揭示了肝与气血之间密切相关。肝能疏泄，又能藏血，气血便能相和。并且，不仅肝体自身要"和"，肝与他脏也要"相和"。

1．肝与肾相和

肝主疏泄，肾主藏精，精又化血，血藏于肝，因此肝肾相和主要表现在藏泄相和。如果肝肾不和，肝的疏泄功能失常，要么因为疏泄不及而使脏腑之精气不能藏于肾，引发肾精不足，天癸匮乏，肾水不足以滋养肝木，肝反又不能生血，则可发生月经延期、月经过少甚至闭经乃至不孕；要么因为疏泄太过影响肾之封藏，引起月经先期、带下病、胎动不安等病症。反之，肾之藏精功能失常，肾不藏精，精不化血，肝血不充，无以司血海，可致崩漏、带下病、胎动不安、堕胎、小产、不孕等。另外，血又能生精养精，肾中生殖之精依赖肝血化生的补充，如果肝血亏虚，则生精养精功能减退，肾中癸阴衰少，生殖功能也随之减退。

2．肝与脾相和

就生理位置而言，肝与脾胃同属中焦。肝之疏泄正常与否是脾胃气机升降的关键。肝疏泄功能正常，通过促进胆汁的生成和排泄，协调脾胃气机的升降平衡，饮食物得以消化吸收，血气化源充足，保障女子经、孕、胎、产、乳的正常发生。肝与脾之间又属于相胜与相不胜的关系，肝失疏泄极易导致肝木横逆乘脾土，而脾失运化易致土虚木乘。肝脾如不相和，则临床可见气机不畅、脾胃的升降失调、血液化生不足的病理现象，对女子来说，可引发月经后期、月经量少、闭经、带下病、妊娠恶阻、妊娠肿胀等病症。

3．肝与心相和

肝气条达，调畅气机，推动血液运行，助心行血，是以表明肝主疏泄、心主血脉各行其道，有利于机体内环境的稳定。另外，心主神志，肝主藏血，而血是精神情志活动的物质基础，血充则神有所主，肝主藏血的功能为心主神志提供必备前提条件，因此精神情志活动与肝密切相关。女子经、孕、产、乳均以血为本，因"数脱血"而神无所藏，情绪多变化易焦虑，临证可见痛经、经闭、经行与经断前后诸证、脏躁、妊娠小便淋痛等肝心不和的病证。

4．肝与肺相和

肝之气升于左，肺之气降于右，肝升肺降既是对立制约，却又相辅相成。肝气的升发，是为了防止肺气敛降太过或不及；而肺气以清肃为目的，是防止肝气升发太过或不及。肝肺相和即是强调气机升降平衡。若是肝肺不和，气机升降失衡，肺气上逆引发妊娠咳嗽；肺气不降而致妊娠或产后小便不通；肝阳上亢可致妊娠眩晕，甚至血随气逆引起经行吐衄等病症。

5. 肝与冲、任、督、带脉相和

冲脉、任脉、督脉、带脉同为奇经，直接参与女子经、带、胎、产、乳等生理活动。肝与冲、任、督、带脉的相和，其根本是肝之经脉与冲、任、督、带脉之间有着密切的联系。肝之疏泄、藏血功能正常，冲、任、督、带脉能各司其职，保障女子经、孕、产、乳特有生理的产生；反之，肝与冲、任、督、带脉失和，可引发冲脉不盛、任脉不通、督脉不温以及带脉不摄，女子则可出现月经不调、闭经、痛经、带下病、胎动不安、滑胎等病症。

（三）"女子以肝和为贵"学术思想的治疗法则

傅淑清认为，治疗妇人之病，当用和肝大法。周学海在《读医随笔》中亦云："和肝者，伸其郁、开其结也，或行气，或化血，或疏痰，兼升兼降，肝和而三焦之气理矣，百病有不就理者乎？"而和肝之法关键在于使肝顺应"体阴用阳"的生理特点，选方用药须轻灵活泼，忌大苦大寒或大辛大热，当用温不散气、用寒不凝血，时时体现"伸郁""开结"之要。她以柴胡与当归、炒白芍的配伍作为和肝之法的基础，根据临床失和之脏的不同、兼证的不同分别采取各法治之。具体如下：

1. 和肝滋肾法

肝肾不和可影响冲任而引发崩、伤、胎、产诸病。虽然肾无实证，但肾虚之证，又有肾气不固、肾阳衰微、肾阴不足的不同，因此滋肾之法，又当有平补、温阳、益阴的分别。如是肾气不足、冲任不固导致的月经不调、崩漏、胎动不安、不孕等，治宜和肝平补肾气为主，常在柴胡、当归、白芍的基础上，加熟地、山药、山茱萸、菟丝子等；如是肾阳虚衰，冲任失于温煦导致的不孕、带下病等，治宜和肝温肾助阳为主，多加鹿角霜、杜仲、续断等；如是肾阴虚损、冲任血少，或热伏冲任，导致月经先期、崩漏、闭经、不孕等，治宜和肝滋肾益阴为主，常加墨旱莲、女贞子、龟甲、枸杞等。

2. 和肝健脾法

肝气疏泄不及或太过，皆可横逆犯脾；或是脾胃失调而土虚木乘，常见月经后期、月经过少等，治疗宜和肝健脾，常加炙黄芪、党参、炒白术、太子参、茯苓等。

3．和肝平胃法

饮食、劳倦损伤脾胃，或素体脾胃虚弱，肝气横逆犯胃以致肝胃失和，冲任不调，或孕期冲气上逆所致的妊娠恶阻，治疗宜和肝平胃，常加砂仁、姜半夏、枳壳等。

4．和肝肃肺法

妊娠咳嗽常见于肝肺失和、肺气上逆者，治疗宜和肝肃肺，常加枇杷叶、紫菀、款冬花、苏子等。

5．和肝宁心法

若心肝血虚、心神失养导致的经行前后诸症、经断前后诸症、脏躁等，治疗宜和肝宁心，常加炒酸枣仁、夜交藤、炙远志等。

6．和肝养血法

女子经、孕、产、乳的生理都以血为用，若因数脱血致冲任血虚而发月经后期、月经过少、闭经、胎动不安、产后腹痛等病症，治疗宜和肝养血，常加熟地、阿胶等。

7．和肝祛瘀法

气虚、气滞、寒凝或热灼均可导致瘀血郁遏、冲任失畅，引起月经不调、痛经、崩漏、产后腹痛、癥瘕等，治宜和肝祛瘀，常加赤芍、丹参、川芎、益母草、五灵脂、莪术、延胡索等。

8．和肝利湿法

脾肾阳虚则致寒湿内生，或感受寒湿之邪，寒湿与血凝结，易致血行不畅，冲任阻滞；若感受湿热之邪，或湿浊从阳化热，湿热下注，损伤冲任，可导致崩漏、痛经、带下病、癥瘕等，治宜和肝利湿，常加苍术、猪苓、车前子、薏苡仁等。

9．和肝化痰法

脾阳不振，聚湿生痰，壅阻胞脉，导致月经后期、闭经、不孕等，治疗宜和肝化痰，可加石菖蒲、白芥子等。

10. 和肝泻火法

感受热邪，或五志过极化火，热迫血行，导致月经不调、崩漏、胎动不安等，治疗宜和肝泻火。热在气分，加黄芩、栀子、知母、石膏等；热在血分，加生地、丹皮、玄参等。

11. 和肝散寒法

寒邪入里，与血搏结，冲任瘀滞，可致月经后期、月经过少、痛经、闭经、不孕、癥瘕等，治疗宜和肝散寒，常加吴茱萸、肉桂、桂枝、炒艾叶、小茴香等。

12. 和肝抑阳法

肝血本虚，而孕后聚血养胎，肝血愈虚致肝阴不足，或肾水衰微无以涵养肝木致肝阴不足，均可使肝阳偏亢，导致妊娠眩晕、经断前后诸症等，治疗宜和肝抑阳，常加天麻、钩藤、龙骨、牡蛎等。

（四）"女子以肝和为贵"学术思想的用药特点

傅淑清集数十年的经验，提出临证用药必须精良，要注重轻灵之品的运用，实现"和法"中"用药平和、取效缓和"的特点和要求。

1. 性偏轻灵以致平和

轻灵之药是指具有质轻升浮、药性灵动不滞的药物。傅淑清认为，女子属阴，以血为本，由于经、孕、产、乳及"数脱血"的生理，常处于"有余于气，不足于血"的生理状态，而气有余便是火，且体质娇嫩，不堪受药物之偏颇，故用药切忌重伤戕伐，力戒大辛大热、苦寒攻伐之品，应当轻灵平和，刚柔相济。傅淑清善以花类、藤类药物治疗妇科病症。临证突出味薄则通或气薄发泄，如多用味薄之茯苓、滑石、石膏，而少用味厚之黄连、大黄；多用气薄之麻黄、荆芥、银花，而少用气厚之肉桂、附子。总之，治寒不过热，治热不过寒，以药性平和为度。

2. 量小精专取效缓和

傅淑清非常推崇孟河医派奠基人费伯雄"天下无神奇之法，只有平淡之法，平淡之极，乃为神奇"的观点，主张用药宜平和，扶正祛邪于无形，且剂量适中，少用大方。她强调临床用药切忌随意堆砌，不得一味追求大方、奇方，也对当前大剂量用药质疑。她用药往往是平中见奇，甚至于在危、重、奇、急等病症的治疗中亦现桴鼓之效。例如她在调气和血时，常常主用轻清疏发之柴胡，但多用又会劫伤肝阴肝血，所以对柴胡的用量多有推敲。如她根据月经周期规律调整柴胡剂量，基本做到月经后期不用（0~3g）或少用（3~6g），月经间期逐渐加大用量（6~10g，）至月经前期又减小剂量（3~6g）；而且还常结合患者体质，但有阴虚之象，柴胡则必定少用。再如选用黄连、黄柏、栀子等苦寒药时，注意其用量在3~10g，并与山药、白术等药配伍以固护胃气，使其寒不凝血、寒不伤阳，且中病即止，以免戕伐脾阳或苦寒化燥使阴血更伤。

❖ 四、病案举例

1. 月经后期案

王妇，47岁，2014年3月7日因"月经推迟10日未潮"来诊。既往月经尚正常，自去年10月份因畸胎瘤手术后月经开始推迟，现常需40日左右方能行经，且经量较少，经前乳房胀痛。末次月经为2014年1月25日，量少，色暗，3天即净。刻下症见乳胀，烦躁，腹部手术区隐痛，无腰酸，纳一般，寐欠安，二便平，舌尖略红，苔薄白，脉细弦略滑。查B超示子宫内膜7mm，余未见异常。诊为月经后期（肝火郁滞），治以和肝行滞、养阴通经。处方：柴胡10g、当归10g、炒白芍10g、茯苓15g、炒白术10g、枸杞10g、香附10g、绿萼梅10g、玫瑰花10g、北沙参15g、党参15g、炙甘草5g、丹参15g。7剂。二诊：服上药4剂后，月经即潮，量少，色较前转红，遵医嘱断续服完上诊方。现月经已干净13日，两乳微胀，仍觉烦躁，舌尖略红，苔薄白，脉细弦。守方去香附，加栀子10g。再进7剂。

按语：患者王某年已47岁，即将步入老年，肾中精气渐亏，天癸将绝。加之手术暗耗气血，肾精更亏，无以涵养肝木，且少水不能灭火，故致肝火郁滞，经血不能按时以下。本案以逍遥散合四君子汤为基础，加枸杞、北沙参滋肾水涵肝木，加香附、绿萼梅、玫瑰花理气行滞，加丹参活血。全方治从肝肾，兼顾健脾，是以顺应肝与肾、脾相和的生理特点。

2. 痛经案

黄妇，37岁，2013年11月18日因"经行腹痛5年"就诊。患者既往月经正常，5~6天/28~30天。自2009年10月份剖宫产后出现少腹时作隐痛，行经痛增，经净后减轻，近年呈逐年加剧趋势。伴冷汗，欲吐，疼痛放射至腰骶部，坐卧不宁，严重影响正常生活。曾在多家医院检查治疗无效，省某医院行剖腹探查术确诊为"盆腔淤血综合征"。患者因此疼痛折磨，直言经期了无生趣。今日月经已潮，小腹隐痛，量少，色红，纳食一般，大便偏软，小便如常。视其面色无华，多焦虑，舌质紫暗，苔薄白，脉细弦涩。此属痛经，乃因气血不和，瘀滞作痛，治当和肝祛瘀。药用：柴胡10g，当归10g，炒白芍10g，炒白术15g，莪术10g，五灵脂10g，益母草15g，延胡索10g，桂枝6g，茯苓10g，姜半夏10g，甘草5g。4剂。嘱经净后立即复诊。二诊：服药期间，疼痛虽在下午有所加重，但较前明显减轻，并下大小血块无数。现感乏力，口干，少腹时隐痛，舌质偏暗，脉细偏弦。处方：柴胡10g，当归10g，炒白芍10g，炒白术15g，太子参30g，党参10g，茯苓10g，绿萼梅10g，墨旱莲10g，黄精10g，炒谷麦芽各15g，丹皮10g，仙鹤草30g。10剂。嘱下次经前3天复诊。三诊：正值经前，少腹时隐痛，舌质偏暗，脉细偏弦，乃书初诊方7剂以继和肝祛瘀。后根据行经期与经后期的气血规律不同，以上两方序贯调治3个月，经行腹痛虽未完全解除，但已能正常生活和工作，患者喜悦至极，前来道谢。

按语：盆腔淤血综合征是由于慢性盆腔静脉血流不畅，盆腔静脉充盈、瘀血所引起的一种独特疾病，其最主要的症状是下腹部疼痛或低位腰痛、瘀血性痛经、极度的疲劳感和某些神经衰弱的症状。本案患者即以瘀血性痛经为主症，结合脉症，当是气滞血瘀所致。故主用柴胡、炒白芍、当归以调气和血，配五灵脂、莪术、延胡索破血逐瘀，配炒白术、茯苓、甘草益气健脾以资血源，配桂枝助阳化气通经脉，配姜半夏降逆胃气止呕。果然，服药4剂后，瘀血下、疼痛减，再按月经周期规律调治，经后期重在和肝滋肾，行经期偏于和肝祛瘀，3个月后经行腹痛大为减轻，亦为良效。

3. 闭经案

许姓室女，22岁，2013年5月12日因"停经2个月"来诊。患者13岁月经初潮，开始几年尚规律，近年月经往往推迟 1~3 个月。末次月经是注射黄体酮后于 3 月 11 日来潮，量少，色暗，有多量血块，经前乳胀，经后若失。现又乳房胀痛，面部痤疮增多，乳房触痛明显，舌质偏紫暗，苔薄白，脉弦略滑，尺脉沉。2013 年 5 月 9 日 B 超检查示子宫前位，大小约 50mm×44mm×32mm，子宫内膜厚 6mm，肌层回声均匀；左卵巢 43mm×19mm×21mm，右卵巢 41mm×20mm×19mm，双卵巢有数个 6mm×4mm、4mm×4mm 大小不等卵泡，子宫直肠窝外探及深约 19 mm 液性暗区。西医谓之多囊卵巢综合征，中医诊为闭经。证属肝郁化热、肾虚瘀阻，治以和肝清热、滋肾调经。方药如下：柴胡 9g，当归 15g，赤芍 12g，丹参 10g，枸杞 20g，菟丝子 20g，车前子 10g，白芥子 10g，茺蔚子 10g，绿萼梅 10g，玫瑰花 10g，皂角刺 10g。7 剂。二诊，月经于昨天来潮，血块较多，小腹隐痛。守上方去菟丝子、白芥子，加香附 10g，泽兰 10g。再进 3 剂。三诊，患者月经 5 天干净。以和肝滋肾之法调周治疗 3 个月，月经按期而潮。

按语：此案闭经是因多囊卵巢综合征引起，古人无多囊卵巢综合征之病名，辨证还需从四诊入手。患者乳房胀痛、面部痤疮增多、脉弦是肝郁化热之象；月经停闭、经量少、色暗、脉尺沉是肾虚之象；而经血中夹多量血块、舌质偏紫暗，则说明内有瘀血。治宜和肝清热、滋肾调经。方用柴胡、当归、赤芍配绿萼梅、玫瑰花、皂角刺和肝，配丹参、茺蔚子活血，配车前子、白芥子化痰湿，枸杞、菟丝子补肾。7 剂后即月经来潮，血块较多，小腹隐痛。守上方去菟丝子、白芥子加香附、泽兰以利行经通畅，继以和肝滋肾之法调周巩固 3 个月，月经恢复正常。

4. 带下病案

吴妇，27 岁，2014 年 1 月 10 日因"带下量多 1 年余"来诊。患者于 2012 年 10 月药物流产后出现带下量多，并逐渐增多，且其色转黄有异味。现仍带下量多，色黄，有异味，腰酸，纳一般，二便如常。面色无华，舌淡红，边齿痕，苔薄白，脉细。平素月经尚规律，末次月经 2013 年 12 月 28 日，孕 1 产 0 流产 1。有乙肝"小三阳"病史。此为脾虚湿盛所致带下过多，治宜和肝健脾，升阳止带。药用：柴胡 3g，党参 15g，炒白术 10g，陈皮 10g，白果 10g，山药 15g，苍术 10g，鹿角霜 10g，黄芪 10g，薏苡仁 15g，败酱草

15g，甘草5g。7剂。二诊：药后症减，仍腰酸，舌脉同前。改方如下：黄芪15g，党参15g，柴胡6g，荆芥10g，炒白芍10g，苍术10g，陈皮10g，太子参30g，白芷10g，薏苡仁30g，蒲公英15g，甘草5g。7剂。三诊：诸症续减，带下已不似先前量多，仍腰酸，乳胀，考虑正值经前，守二诊方去白芷、党参，加当归10g，玫瑰花10g。7剂。后因他病复诊，诉带下已基本恢复正常。

按语： 本案带下过多是因脾阳虚弱，运化失职，水湿内停，湿浊下注，损伤任带二脉所致，故首诊以完带汤为基本方，加鹿角霜温阳，黄芪升阳，败酱草除湿，白果止带。需要注意的是，此时柴胡用量仅为3g，这是考虑到脾失运化，气血化生乏源，又有乙肝"小三阳"病史，肝阴肝血当是不足，且就诊时正好处于经后期，因经血已下，阴血更伤，故用小量柴胡。一防其劫肝阴伤肝血，二重在升阳以止带。二诊、三诊逐渐由经间期过渡到经前期，精血又逐渐充盛，这时应防止精血壅滞，故加大柴胡之量至6g，注重疏通，且在经前辅以药性平和之当归、玫瑰花调气和血，虽通滞而不伤正，体现其"女子以肝和为贵"之思想。

5. 不孕症案

贾妇，26岁，2013年8月7日因"婚后同居3年一直未孕"就诊。患者夫妻性生活正常，其夫精液检查亦正常。16岁月经初潮，周期一向规律，在外院经B超检查发现卵泡发育不佳。末次月经2013年7月14日，量少，色暗红，有少量小血块，7天干净，现纳呆腹胀，胸胁不舒，腰酸乏力，大便偏软，带下清稀。查体舌体偏胖，边有齿痕，舌质偏暗、苔白腻，脉沉细弦尺弱。此为原发性不孕症，是因肾虚肝郁，癸水不充，以致精卵发育欠佳影响受孕，治当和肝滋肾，药用：柴胡5g，当归10g，炒白芍10g，枸杞20g，菟丝子20g，党参15g，砂仁（后下）5g，炙黄芪15g，炒白术15g，川芎10g，香附10g。7剂。嘱放松心态，调整工作压力，合理规律作息时间。二诊：8月12日月经按期如潮，行经7天干净，上症均见减轻，苔薄白，脉沉细弦尺弱。改方：熟地15g，山药15g，山茱萸10g，菟丝子10g，枸杞10g，党参15g，炒白术10g，炙黄芪15g，炒白芍10g，阿胶（配方颗粒冲服）2包，紫河车（配方颗粒冲服）2包，炙甘草5g。10剂。嘱在月经第12天开始监测卵泡。三诊：本月未见优势卵泡，现值经前，两乳胀痛，腰酸不适，纳减，晨起有口气，苔薄略黄，脉细弱。改方：柴胡 5g，当归 10g，炒白芍 10g，党参 15g，太子参 15，砂仁（后下）5g，茯苓 10g，炒白术 15g，续断 10g，绿萼梅 10g，炙甘草 5g。5 剂。嘱经净后立即复诊。四诊：今日经净，以二诊方加鹿角霜 10g，再服 10 剂。嘱密切关注卵泡发育情况。

……

2013 年 11 月 26 日八诊：如此反复行补肾调经，兼顾和肝健脾之法共治疗 4 个月，已于上月发现优势卵泡。本月月经推后 3 天，于 11 月 19 日来潮，6 天干净。按经后期调治：熟地 15g，山药 15g，山茱萸 10g，枸杞 20g，菟丝子 20g，紫河车 5g，砂仁（后下）5g，川椒 3g，炙黄芪 20g，炒白术 15g，党参 10g，续断 10g，炙甘草 5g。7 剂。嘱继续监测排卵，择期同房，排卵后停药观察。九诊：诉停经 39 天，早孕试验呈阳性，现感腰酸小腹胀隐痛，阴道偶有不规则少量褐色分泌物，改方以寿胎丸加减保胎治疗，至妊娠 12 周完全停药，母亲及胎儿状态良好。2014 年 9 月 10 日剖宫产下一女婴，母女均平安健康。

按语：此例不孕症属肾虚肝郁，是肝肾失和影响生殖的体现。该患者自就诊到怀孕整个过程的治疗，均以和肝滋肾为大法，但根据月经周期气血消长规律的不同，偏重有不同。即经前期以和肝疏肝为主，主要药物有柴胡、当归、炒白芍、川芎、香附等；经后期以滋肾助孕为主，主要药物有枸杞、菟丝子、紫河车、续断等。如此进行调经治疗近 4 个月，卵泡发育正常，适时同房，顺利受孕，达到了"调经种子"目的。傅淑清强调，此类不孕临床非常多见，在"肾-冲任-天癸-胞宫"这一月经产生机理的过程中，肾占有主导地位，但因肾与肝的关系密切，加之现代女性的生活和/或工作压力，常致肝肾失和，故调经不仅要补肾，更要和肝。

黄调钧

——旴江医学李氏流派第三代传人

❖ 一、生平简介

黄调钧，男，1940年生，江西临川县（现临川区）人。中共党员，主任中医师，江西中医药大学兼职教授，享受国务院政府特殊津贴专家，近现代旴江医学李氏流派第三代传人。1960年就读于江西交通学院，1962年12月进抚州市立医院跟随著名中医学家、外祖父李元馨学中医，1967年12月出师；1968年在抚州市卫东公社（现临川区西大街办事处）医院工作，1971年在抚州市（现临川区）人民医院工作，1979年在抚州市中医院任门诊部主任，1984年10月任副院长，1985年5月任院长，直至2001年6月退休；退休后返聘至今。

黄调钧历任抚州市（现临川区）人大代表、政协委员、政协常委，抚州市（现临川区）中医药学会理事长、抚州地区（现抚州市）中医药学会副理事长、抚州地区（现抚州市）针灸学会理事长、抚州市中医药学会名誉会长、江西省中医药管理学会委员、地市科技成果评委、江西省中医系列高级职称评委、抚州市中级职称评委。荣获抚州市优秀共产党员、地市先进工作者、抚州地区优秀知识分子、江西省中医药先进工作者、江西省模范卫生工作者、江西省政协委员为四化服务先进工作者、全国卫生文明建设先进工作者等荣誉称号；选拔为抚州地区（现抚州市）、抚州市（现临川区）专业技术拔尖人才；被评为江西省名中医、江西省首届国医名师；第一批江西省老中医药专家学术经验继承工作指导老师、第三批全国老中医药专家学术经验继承工作指导老师；现任全国名老中医药专家传承工作室和江西省国医名师传承工作室传承老师。

行医五十余年，黄调钧继承和发展了恩师李元馨的学术思想和经验专长，专于内妇儿科，兼通各门，擅长治疗心脑血管病、肝胆病、胃肠病、肺系病、肾病、泌尿系结石、痹证；妇科经、带、胎、产病、不孕症、乳房病；男性不育、性功能障碍、前列腺疾病；小儿泄泻、疳积、咳喘、麻疹等儿科疾病，及其他各种疑难杂症。临床经验丰富，医术高超，慕名求诊者络绎不绝，门庭若市，日接诊60～80人次，每天超时工作，任劳任怨，得到广大群众信赖，遐迩同钦，享有盛誉，同时也得到同行的认可和好评。

黄调钧发表学术论文多篇，为《赣东名医·李元馨专辑》主编之一，执笔整理《李元馨医案选》，多篇论文编入《杏林医选》和《豫章医萃——名老中医临床经验精选》。

❧ 二、学术渊源

黄调钧出身于医学世家，其外祖父李元馨的祖父李圃孙，精研岐黄，汇通各家，医术精湛，治人无数，是19世纪末和20世纪初抚州中医界的巨擘，著名中医学家李元馨、傅再希和名医黄植基都出于他的师门。

黄调钧悟性很高，得外祖父李元馨真传，是李老最得意的门生。恩师虚心好学、勤究博采、求真务实、注重实践的学风；淡泊明志、宁静致远、以德统才、高风亮节的品德；丰富的临床经验，宝贵的医学遗产（医案）和李派学术思想，对他从医之道产生十分深远的影响，其学术思想是李派学术思想的延续和发展。他自学能力强，思维机敏，记忆力好，理论根基深厚，西医学及其他外围知识丰富，对辨病与辨证的关系，方剂组合的经验性、规律性与灵活性，"四诊"与微观检测的结合，中西医结合以及未来中医现代化发展方向等，都有独到的见解和思路。

❧ 三、学术思想

1. 通晓经典，依理立法

黄调钧在学术上重视中医经典著作，认真研读《黄帝内经》《伤寒论》《金匮要略》《温病条辨》等，临证时常常能引经据典，对经书中的一些内容亦能背诵。他认为《黄帝内经》是中医理论的渊薮，学习和掌握《黄帝内经》理论，对于学好中医各科和指导临床实践，有非常重要的意义。他诊病首先注重八纲辨证，尤其强调阴阳是八纲辨证的总纲，指出"善诊者，察色按脉，先别阴阳"，"阴平阳秘，精神乃治"，"凡诊脉施治，必须先审阴阳，乃为医道之纲领。阴阳无谬，治焉有差？医道虽繁，而可以一言蔽之者，曰阴阳而已"。辨清疾病属阴、属阳，才能把握住论治的大方向。他遵循《黄帝内经》中"治病必求于本"的原则，根据病人的发病原因和出现的症状、脉象等分析病机，辨证施治。如治疗鼻渊引起的前额疼痛或眉棱骨疼痛，其病机多为痰热上阻肺窍，常用自拟通窍鼻炎汤清热化痰，疏风通窍，则头痛能止；治疗肝阳上亢、血瘀络阻的顽固性头痛、眩晕，根据《黄帝内经》"诸风掉眩，皆属于肝"之理，治疗以平肝息风为法，常用天麻钩藤饮合镇肝熄风汤加减，疗效显著。

黄调钧认为《伤寒论》和《金匮要略》是辨证论治的圭臬，《温病条辨》是以卫气营血和三焦辨证为指导的。《金匮要略·脏腑经络先后病脉证》云："夫治未病者，见肝之病，知肝传脾，当先实脾，四季脾旺不受邪，即勿补之。中工不晓相传，见肝之病，不解实脾，惟治肝也。"据此，他在治疗乙肝时，常于解毒护肝药中加党参、薏苡仁、茯苓、甘草、怀山药等益气健脾之品，使邪去而脾胃不伤，提高机体免疫力，疗效更显著。

2．实证居多，祛邪为先

黄调钧认为，随着人民生活水平的提高，医学模式的转变，疾病谱的变化，临床多见实证、热证、郁证、气滞、热结、湿热、血瘀、痰浊、阴虚、阳亢等证，治病常用清热、利湿、开郁、行气、攻下、化瘀、祛痰、滋阴、潜阳等法。邪气不除，必戕损正气，"祛邪即所以扶正"。故立法选方，多祛邪为先。如湿热病邪，贵乎早逐，勿拘于"下不厌迟"，当下则宜早下，迅速祛除病邪，以免化燥伤津。对于老幼及体虚之人，初得外感症，尤应及早祛邪，不可姑息养奸，延误病机，即所谓"无粮之师，在于速战"，"养生当论食补，治病当论药攻"，所以凡遇外感时病，当汗则汗，当下则下，从不犹豫。如治一何女士，怀孕四个月，腹痛，大便带黏冻，日行十余次，本例病属实证，邪气不除，有伤正动胎之虞，故从经旨"有故无殒，亦无殒也"，治予芍药汤合白头翁汤加减，服药 4 剂病已。

3．广学各家，择善而从

黄调钧治学博览群书，集诸家之长而无门户之见，师古而不泥古，重临床实践。他认为古人的东西，必须"去粗取精，去伪存真"，不能一成不变，生搬硬套。重视张子和"病由邪生，祛邪已病"的观点和"贵流不贵滞"之说，治病着重祛邪，擅长攻法。下法是攻克病邪方法之一，他认为应视其寒热虚实，阴阳夹杂，在上在下，而决定用寒下、热下，急下、缓下、寒热互投或以补求通。曾治一肠梗阻病人，用大承气汤，疗效显著，病人很快康复。祛邪的方法很多，因病邪有风、寒，暑、湿、燥、火、痰、浊、瘀、毒之不同，而祛邪法各异。他赞同刘完素的"火热证"、重视"六气皆能化火"之观点，广泛应用清热法。如治风寒感冒，寒郁化热，用辛凉解表剂银翘散；治鼻衄、咯血、齿衄，常选黄连泻心汤；治瘰疬、瘿瘤常用清热化痰、解毒散结之法；治鼻渊多选用自拟"通窍鼻炎汤"以清热化浊通窍。他认为随着全球气候变暖，我国人民生活水平的不断提高，人们的食谱发生了很大变化，高蛋白、高脂肪、高热量的食物吃得多，饮酒、抽烟的人多，因此素体偏热的人亦多，得病多从热化。

刘完素、朱丹溪、张子和为河间学派最有代表性的三大家。其火热论、养阴论、攻邪论三家立说不同，各有发明，各尽其妙用。黄调钧综合三家之长，灵活运用于临床的同时，还重视李杲提出的"内伤脾胃，百病由生"的观点及脾胃"元气之本，升降之枢"之说。凡问诊必问饮食和二便，用药照顾中州。脾胃居于中焦是升降运动的枢纽，升则上输于心肺，降则下归于肝肾。因而脾胃健运，才能维持"清阳出上窍，浊阴出下窍，清阳发腠理，浊阴走五脏，清阳实四肢，浊阴归六腑"的正常升降运动。故他常用益气健脾，补脾制水，健脾化痰，扶土抑木，培土生金之法治疗各种慢性疾病。

黄调钧广学各家，融各家精华于一炉，择善而从，通常达变。在温热病的治疗中，灵活运用叶天士、吴鞠通等温病学家的方论，处方用药，不机械照搬某派某方，而是随证而异，灵活变通。王清任提出"瘀血"学说，用药宗旨是"气通血活，何患不除"，黄调钧能灵活运用王氏活血化瘀诸方，在治疗肝硬化、头痛、痛经、闭经、不孕症、冠心病等病症方面积累了丰富的经验；唐容川提出的血证治疗四法：止血、消瘀、宁血、补血，他亦能灵活地运用于临床。

4. 精究方药，刻意创新

黄调钧认为，良医立方遣药，动而不迷，举而不穷；制方合度，力求严谨，选药不乱，务求精当；善配伍者寒而不凝，温而不燥，补而不滞，攻而不损。他认为经方是不变的，以不变应万变，犹如削足就履，病是活的，多变而复杂，医者当精思熟虑，修方而适病。常师古意而变化用药，或用古方而拓展其用，或经方合时方，或古方加减创新方。自拟解肌发表汤（薄荷、柴胡、葛根、银花、连翘、桔梗、板蓝根、芦根、黄芩、甘草）治小儿外感发热；茵陈虎杖汤（茵陈、虎杖、生栀子、茯苓、猪苓、泽泻、郁金、田基黄）治急性黄疸型肝炎；润燥止咳汤（薄荷、桑叶、菊花、杏仁、紫菀、桔梗、百部、沙参、麦冬、甘草）治疗燥咳（温燥）；通淋排石汤（金钱草、石韦、冬葵、海金沙、瞿麦、萹蓄、地龙、滑石、鸡内金、琥珀）治疗尿路结石等。

5. 精于内科，兼通各门

黄调钧注重临床实践，潜心钻研，积累了十分丰富的临床经验，专于内、妇、儿科，尤精于内科，擅长治疗心脑血管病、咳喘病、胃肠病、肝胆病、乳糜尿、痹证以及各种疑难杂症等。治冠心病，多从痰浊内阻、心脉血瘀辨证，治以豁痰开结，行气活血为法，方用瓜蒌薤白半夏汤加减（瓜蒌、薤白、半夏、前胡、枳实、丹参、赤芍、降香、郁金、川芎、石菖蒲）；治哮喘，多从痰热壅肺辨证，治以宣肺平喘、清热化痰为法，方用定喘汤加减（炙麻黄、苏子、半夏、前胡、白果、款冬花、黄芩、杏仁、桑白皮、紫菀）；治乳糜尿多从湿浊下注、热郁血瘀辨证，治以清热排浊，化瘀止血为法，方用自拟加味萆薢分清饮（萆薢、焦栀子、石韦、海金沙、石菖蒲、黄毛耳草、白茅根、藕节、萹蓄、瞿麦、云苓）加减。

在儿科方面，黄调钧有其独到的见解和经验。擅长治疗麻疹、泄泻、夏季热、咳喘、顿咳、遗尿等。他治疗麻疹继承了其恩师的经验，认为麻为阳毒，麻喜清凉，透疹解毒是治疗麻疹的关键。临床顺证分三阶段诊治：第一阶段为出疹前期和出疹初期，以疏风清热，宣毒透疹为法，药用：金银花、连翘、薄荷、芦根、葛根、牛蒡子、蝉衣、荆芥、杏仁、桔梗、贝母；第二阶段为出疹中、晚期，以清肺解毒为主，佐以宣透，药用：金银花、连翘、黄芩、桑白皮、贝母、蝉衣、牛蒡子、芦根、前胡、薄荷；第三阶段为恢复期，从养阴润肺论治，药用：薄荷、杏仁、枇杷叶、浙贝母、生地、麦冬、百部、甘草、沙参等，在临床中收到卓著的效果。治咳喘，用自拟小儿咳喘方（炙麻黄、杏仁、半夏、陈皮、黄芩、桑白皮、前胡、苏子、紫菀、甘草）加减；治小儿顿咳，以宣肺下气，化痰镇咳为法，用自拟顿咳汤（麻黄、杏仁、百部、胆星、僵蚕、地龙、旱半夏、枳壳、前胡、甘草）加减；治湿热泄泻，用自拟加味葛根芩连汤（葛根、黄芩、黄连、焦白术、炒扁豆、云苓、猪苓、泽泻、甘草）加减。

在妇科方面，黄调钧擅长治疗月经病、带下病、妊娠病、产后病及各种杂病，如月经先后不定期、痛经、闭经、经行乳房胀痛、白带增多、妊娠恶阻、习惯性流产、产后恶露不绝、产后缺乳、不孕症等。认为妇人之病，首重调经，经行以常，无先或后，则身体健康。妇科病中以月经病、带下病和杂病为多，治月经病，注重疏肝理郁、活血化瘀、滋阴凉血和益气养血四法。经前乳房胀痛，属肝郁气滞，治宜疏肝理郁，用自拟香流疏肝汤 1 号（柴胡、当归、川芎、郁金、香附、枳壳、橘核、炒白芍）加减；乳房包块、结节，属肝郁痰凝，治宜疏肝理郁、化痰散结，用自拟香流疏肝汤 2 号（柴胡、香附、郁金、夏枯草、瓜蒌、浙贝母、海藻、煅牡蛎、薏苡仁、皂角刺）加减；治不孕症，审因论治，先天子宫发育不良多属肾虚，治以益气补肾为主，方用补肾种玉汤（党参、菟丝子、枸杞子、黄芪、鹿角胶、淫羊藿、熟地、当归、川芎、白术）加减；因月经不调，经前乳房作胀，经行腹痛而不孕者，治以疏肝理气，活血化瘀为法，方用柴胡疏肝汤合少腹逐瘀汤加减；宫寒不孕者，治宜温经活血，方用温经汤加减（桂枝、吴茱萸、川芎、旱半夏、阿胶、党参、甘草、丹皮、台乌、当归、炒白芍）；治疗妇人症瘕，以清热散结为法，皂角刺、薏苡仁为必用之药，认为皂角刺可活血软坚，薏苡仁既可健脾扶正，又有软化消散之功。

黄调钧在五官科、皮肤科和外科方面，也颇有研究，积累了不少行之有效的经验。如治疗粉刺、痈疮疖毒、荨麻疹、湿疹、扁平疣、鼻渊、口疮、慢性咽炎等病的方法，经反复验证，疗效确切。治粉刺（痤疮），用自拟清肺饮（金银花、连翘、蒲公英、紫花地丁、野菊花、丹皮、皂角刺、黄芩、桑叶、甘草）加减；治鼻渊，常用自拟通窍鼻炎汤（即苍耳子散加蒲公英、黄芩、桑皮、桔梗、瓜蒌）；治疗荨麻疹及各种过敏性皮肤瘙痒症，常用自拟解毒消风汤（银花、连翘、胡麻仁、地肤子、苦参、蝉衣、白鲜皮、生栀子、甘草）加减。湿疹可于上方加黄柏、路路通等，扁平疣可加板蓝根、薏苡仁等。此外，他在治乳痈、瘰疬、瘿瘤、脱疽等病方面亦颇有卓见，每获佳效。

6. 注重中医与西医学和现代科技相结合

黄调钧在刻苦钻研中医理论，坚持临床实践的同时，一贯非常重视学习西医和现代相关科技知识，他能够用中、西医两法诊断疾病。主张"辨病"在前，"辨证"在后，他认为中医诊病常以症冠名，中医的"病"多属西医多种病的"症"，如中医"腹痛"一病，是西医急性或慢性胆囊炎、急性或慢性胰腺炎、胆道蛔虫病、肠蛔虫病、肠梗阻、肠粘连、胆结石、泌尿系结石、急慢性阑尾炎、异位妊娠、卵巢囊肿、附件炎、腹膜炎等病的一个"症"，这么多病，其病因、病位、病性、病理及鉴别诊断要点截然不同，治疗方法迥然有别。如果仅仅按中医的方法辨证，而不考虑西医的"病"，就只能从风、寒、暑、湿或内伤饮食、气滞、血瘀，以及虫病、癃闭、积聚等方面找病因，根据疼痛在上腹、脐腹、小腹来判定病变的脏腑经络，从疼痛的性质来辨寒热虚实、气滞、血瘀。在现代科技高度发达，人们生活水平的不断提高，对防病、治病和保健的要求越来越高的今天，仅此而已是远远不够的。如右上腹痛，惯见于胆囊炎、胆石症、胆道蛔虫病、十二指肠球部溃疡、肿瘤等多种疾病，只有通过胃镜、B超，甚至CT检查才能基本确诊，然后按中医的方法辨证论治。这样做实际上就是将中医的宏观"四诊"与西医学和现代科技的微观检测相融合，中医的宏观辨证与西医学的微观辨病相结合，既体现了中医学的整体观念，又使辨证论治更深入，针对性更强，有利于促进中医理论和临床的进一步发展。如胃、十二指肠球部溃疡，属中医胃脘痛范畴，辨证多属脾虚气滞，治以健脾温中，行气止痛，用六君子汤合良附丸，脘嘈发烧者，加戊己丸；嗳酸者加海螵蛸；幽门螺杆菌阳性，舌苔黄者，用《伤寒论》中半夏泻心汤加减。又如头痛、眩晕病人，他要求病人做脑血管检查（脑血流图或经颅多普勒超声），检查有脑动脉硬化，加平肝潜阳药；有脑供血不足者，加活血化瘀药；有脑血管痉挛者，加净全蝎、地龙、僵蚕等通络解痉药，疗效显著。对于哮喘病人，如肺部听诊有哮鸣音，加炙麻黄以宣肺平喘；有痰鸣音或湿啰音者，加葶苈子泻肺平喘，效果较好。肺心病，下肢水肿，用葶苈子有泻肺平喘，利水强心之功。又如肾盂肾炎，属中医淋证范畴，症见尿频、尿急、尿痛，腰痛，低热，尿常规检查可见脓细胞、白细胞、红细胞、蛋白，治宜清热利湿，方用八正散加蒲公英、石韦、鱼腥草、生地、白茅根，经治虽症状消失，如尿检中仍有白细胞、红细胞、蛋白，病未痊愈，必须坚持治疗，直至数次尿检正常方可停药。如B超检查有肾、输尿管结石，经治症状虽消失，尿检也明显好转，但结石不去仍会引起反复感染，治本之法是清利排石，方用自拟通淋排石汤加减。如结石较大，还可用仪器碎石，配合中药排石，复查B超结石已排除，仍需告诉患者注意饮食调理，合理搭配，如菠菜与豆腐不能同煮食（菠菜中的草酸与豆腐中的钙离子结合会变成钙盐，易沉积于肾中），多饮水，多运动，常服石淋通，以免结石病复发。从诊断、辨证、治疗到预防体现了中医与西医学和现代科技相结合。

❀ 四、经验专长

1. 治慢性结肠炎经验

慢性结肠炎属中医泄泻、久痢、滞下、便秘等范畴，有感染性和非感染性两大类。证有虚实之分，实证乃本虚标实，以湿热蕴结居多，多以腹痛、腹泻、肠鸣，解黏液或脓血便和里急后重，或腹泻与便秘交替出现为主要临床表现。治宜标本兼顾，以治标为主。予清热燥湿、行气导滞为法。基本方为芍药汤加减：炒白芍、黄连、黄芩、广木香、槟榔、地锦草、薏苡仁、茯苓。虚证乃邪少虚多，以气虚脾弱居多，临床多表现为：病程较长，大便溏软或稀，或完谷不化，大便次数多，或欲便难禁，肠鸣，神疲乏力，纳呆，面色无华，大便常规化验多无异常。治宜标本兼顾，以治本为主。予益气健脾、渗湿止泻为法，方选参苓白术散加减；若胃脘作胀，嗳气时作者，宜香砂六君子汤加减；若症见面色无华，神疲乏力，久泻不愈或五更作泄，小便清长，形寒肢冷，舌淡，苔白，脉沉细者，此属脾肾阳虚，治以温肾补脾、涩肠止泻，方用四神丸加味；若症见大便秘结，无力努责，面色无华，头晕目眩，腰酸，唇舌淡，为气血两虚、肾气不足之便秘，治以益气养血、温肾润肠为法，药用：黄芪、当归、白芍、肉苁蓉、阿胶、熟地、何首乌等；若津液枯竭，大便秘涩，传导艰难者，常选用五仁丸加减以润肠通便。

2. 治头痛的经验

头痛是病人的一个自觉症状，可出现于多种急慢性疾病中。头痛有外感和内伤两大类，一般外感头痛，病因简单，治疗较易，愈后较少反复，而内伤头痛，病因复杂，病程较长，迁延难愈。黄调钧认为由于当今生活节奏加快，工作压力加大，竞争意识增强，精神负担较重，体力运动减少，常劳心伤脾，气郁伤肝，肝郁化火，肝阴不足，阳亢生风，风阳上扰，而致头痛；饮食膏粱厚味过多，脾失健运，酿生痰湿，痰浊上扰清阳；气滞痰郁，阻碍气血运行，络脉瘀阻，不通则痛；或头部外伤，损伤脉道，离经之血不归于脉，阻塞不通而痛；或头痛缠绵难愈，久痛入络，络脉瘀阻，清窍闭塞而头痛反复发作。故风阳、痰浊、血瘀是内伤头痛迁延难愈的基本病机，其中瘀血和风阳上扰贯穿着病程的始终，治疗上常以平肝息风、搜风通络、化瘀解痉为法。常用自拟菊箭汤（天麻、丹参、川芎、刺蒺藜、蔓荆、菊花、僵蚕、白芍、甘草）加减。

头为诸阳之会，清阳之府，李东垣曰："头痛每以风药治之者……高巅之上，唯风可到。"黄调钧对于头痛患者常用化瘀解痉、搜风通络的虫类药治疗，效果较好。因虫类药属血肉有情之品，行走通窜之物，不仅擅长化瘀通络止痛，而且多具搜风通络、解痉息风之功，直趋高巅之位。常用的虫类药有：净全蝎、僵蚕、蜈蚣、地龙等。全蝎息风止痉，通络止痛，据药理研究：①能影响血管运动中枢的功能，扩张血管，②有镇痛镇静作用；僵蚕既能平息内风以止痉，又能祛除外风以泄热；蜈蚣能息风止痉开瘀通络；地龙善清肝热而息风止痉通络。另外，川芎亦为治头痛常用之要药，其性能疏通，行血中之气，祛风中之风，引诸药上行头目，直达病所。

治疗头痛，黄调钧还非常注重吸收西医学的观点来加深对本病的认识。西医学认为：脑血管被牵引或伸展、痉挛、扩张及脑神经受刺激，是引起头痛的基本病理变化。临床上年轻患者以偏头痛或血管神经性头痛多见，中老年患者则多由高血压、脑动脉硬化等引起。他强调，临证中需宏观辨证与西医学的微观理化检查相结合，如做脑CT以排除脑肿瘤等器质性占位性病变；做脑血流图或经颅多普勒超声检查，可测知脑血管供血病变，通过检查多发现有不同程度的脑血管痉挛或脑供血不足，治疗中加用虫类药有息风通络，化瘀解痉之功，疗效显著。此外，通过拍华—柯氏位片，诊断为鼻旁窦（副鼻窦）炎引起的头痛，治当以疏风通窍、清热化浊之法，方选自拟通窍鼻炎汤加减，效果甚好。

3．治颈性眩晕经验

颈性眩晕是指由于颈部病变引起椎动脉供血不足所致的眩晕，临床上较为常见。发病年龄多在 40 岁以上，但近年来 40 岁以内发病者也不乏有人，所以黄调钧诊病时，如考虑有颈性眩晕的可能，均要求患者做颈椎 CT 检查，以明确诊断。颈性眩晕症状复杂，表现各异，但共同点是椎动脉的供血不足。主要表现为头晕目眩，自身或视物旋转，常与头部的活动、姿势有明显关系，发作时，常感头重脚轻，天旋地转，站立不稳，如坐舟中，常伴有恶心呕吐，汗出，甚则昏倒。西医学认为，颈椎病引起充血、水肿，使管腔或椎间孔变狭窄，压迫血管、神经、脊髓或动脉本身硬化，弹性变差，颈侧屈或转动时，引发一时性脑部供血不足而发病。这种充血和水肿可看作中医的血瘀，故常于治疗中加活血化瘀类药，如川芎、鸡血藤、丹参等。

颈性眩晕属中医"眩晕"范畴，眩晕病立论有从痰、从火、从虚、从风之不同，黄调钧认为此病多为风痰上扰所致，风乃内风，痰多挟瘀。《素问，至真要大论》曰："诸风掉眩，皆属于肝"，指出了风之源与肝紧密相关，肝体阴而用阳，其性刚劲，主动主升，风气通于肝，若肝阳亢盛，或水不涵木，均可致肝风上扰而致眩晕。他治颈性眩晕，以平肝息风、化痰祛瘀为法，基本方为：天麻、丹参、川芎、葛根、石菖蒲、远志、刺蒺藜。方中川芎能活血化瘀，祛风止痛，药理研究证明：川芎能改善脑膜和外周的微循环，增加脑血流量。葛根含黄酮甙，能扩张脑血管和心血管，增大脑血管与冠状动脉的血流量，能解肌达邪，舒缓痉挛，对颈项肩背强痛有明显疗效。石菖蒲、远志，两药相配有散郁化痰、醒神开窍的作用，常把此两药用于脑血管硬化、脑供血不足、脑萎缩、颈椎病等脑血管病变引起的眩晕、头痛、头昏糊不清爽、记忆力差、健忘等病症，效果较好。

❀ 五、疑难杂症验案选

1．癫痫案

李某，女，42 岁。患病已 1 个月余，发病时意识不清，两目斜视，呼吸急迫，手足抽搐，约 10 余分钟后苏醒，每因心情不佳，气愤时发病。在某医院住院治疗 2 天，诊断为"癫痫"，用药未能控制发作。患者头晕，精神差，纳少，前天发病一次。舌质红，苔黄，脉滑。辨证为风阳夹痰上扰清空，治以平肝息风止痉，清热化痰开窍。处方用自拟息风化痰汤加减：胆南星、天麻、僵蚕、茯神、石菖蒲、远志、丹参、地龙、石决明、郁金、黄连、薄荷、天竺黄、羚羊角粉，前后二诊，服上方 20 剂后癫痫于半年后小发作一次，三诊于原方中去地龙、丹参，加钩藤、菊花。再服 20 剂，随访至今病未复发。

按语： 风阳痰浊，蒙蔽心窍，流窜经络，是造成癫痫发作的基本病理因素，"痰"是致病之本，痫证之所以顽固，乃因伏痰潜藏至深至固。治痫必须除痰务尽，涤痰开窍之法贯彻始终；反复发作表明风阳易动，风阳挟痰上扰则蒙蔽清窍，平息风阳是控制痫症发作的要点。此病病程较长，即使发作已控制，仍须循法再进以尽余邪，庶可免伏痰重泛，余烬复燃之忧。

2. 肝血管瘤案

陈某，女，55 岁。患者体胖，常自觉有气流全身之感，历时 15 载，纳可，二便平，带下量多，舌质偏紫暗，苔薄白，脉沉。B 超检查示：①脂肪肝；②肝血管瘤（直径约 1.9cm）。证属肝经血瘀。治以疏肝理气，化瘀散结。处方：柴胡、郁金、香附、枳壳、远志、夏枯草、当归、王不留行、皂角刺、薏苡仁、山楂。以原方加减治疗 3 个月余后，复查 B 超：轻度脂肪肝，肝血管瘤消失。

按语： 本案患者治疗时间较长，治疗期间，处方虽有所增减，但治疗原则不变，疏肝理气、化瘀散结之法贯彻始终。方中用柴胡、郁金、香附、枳壳、青皮以疏肝理气；当归、王不留行、皂角刺、地龙、赤芍、虎刺、刘寄奴以活血化瘀，通络散结；夏枯草散结消肿；远志不仅能安神，又能消肿解毒；山楂有消食积、化瘀滞之功，药理作用对降低血脂和治疗脂肪肝有效；薏苡仁可健脾扶正，软坚散结，抗纤维化，乃一石三鸟之用。此病属难治之症，宜守方守法，坚持治疗，方可见其功效。

3. 乳腺纤维瘤案

郑某，女，26 岁。左侧乳房外侧可触及一乒乓球大小肿块，不痛，质中，边界清楚，可以移动。经前 3 天左侧乳房胀痛加重，纳可，二便平，舌质红，苔薄白，脉弦。乳透检查示：乳腺腺体增生。病属"乳癖"，乃肝郁气滞，痰凝血瘀，治以疏肝理郁，化痰祛瘀散结。药用自拟香流疏肝汤 2 号加减：夏枯草、郁金、海藻、昆布、煅牡蛎、香附、橘核、瓜蒌皮、柴胡、青皮、蒲公英、皂角刺、甲珠。随症加减治疗 20 余天，左侧乳房肿块已基本消散，余症尽失，效不更张，以期痊愈。

按语：本案属中医"乳癖"范畴，治以疏肝理郁，化痰散结为法，取柴胡、郁金、香附、青皮、橘核以疏肝理郁，行气化瘀；海藻、昆布、瓜蒌、牡蛎消痰软坚；夏枯草、蒲公英解毒散结；甲珠、皂角刺化瘀通络，增强软坚散结之功。全方配伍正合《黄帝内经》"结者散之"之旨。本病多因情志内伤，肝气郁结而诱发，为防复发，需嘱患者调畅情志，心态平和。

4. 不射精症案

邹某，男，25 岁。患者感小便急胀、频数，腰痛，同房不能射精，病已 4 个月，纳味一般，大便正常，寐安，舌质偏红，苔薄白微黄，脉滑。前列腺液常规检查示：WBC（+）/HP，精子（++）/HP，证属湿热瘀血阻窍，治以清热利湿，化瘀通窍。处方：黄柏、蒲公英、败酱草、生栀子、木通、路路通、王不留行、皂角刺、甲珠、赤芍、泽兰、地龙。复诊时尿急胀明显好转，同房 3 次有 2 次射精。原方加活血行气药。三诊时腰疼痛已愈，余症续减，继予上方加减 5 剂后，患者欣然告曰：病已痊愈。

按语：本案病机系湿热之邪下注肾窍，与瘀血并阻精室。治疗重在清热利湿，化瘀通窍。方中用黄柏、生栀清热燥湿；蒲公英，败酱草清热散结；皂角刺、泽兰、赤芍、留行子、路路通、木通、地龙活血化瘀通窍。方中病机，故应手取效。

5. 甲状腺腺瘤案

李某，男，41 岁。患者左侧颈项近结喉旁有一肿块，直径约 5cm 大小，呈球形，质偏硬，可随吞咽上下移动，无压痛，经某医院诊断为甲状腺腺瘤，舌质偏红，苔黄，脉弦。证属痰结血瘀，治宜化痰散结，理气活血。处方：海藻、昆布、海蛤壳、海螵蛸、夏枯草、煅牡蛎、全瓜蒌、法半夏、浙贝母、郁金、丹参、黄药子。服药 14 剂后，包块略有缩小，仍守原方加减治疗 1 个月后肿块全消。

按语： 甲状腺腺瘤属中医"瘿瘤"范畴。气、痰、瘀壅结，故瘿瘤较硬，经久不消。正如《外科正宗·瘿瘤证》谓："夫人生瘿瘤之症，非阴阳正气结肿，乃五脏瘀血、浊气、痰滞而成"。黄调钧治疗本病每以海藻玉壶汤或四海舒郁丸合消瘰丸加减。本例初诊时以四海舒郁丸合消瘰丸加减治疗，方中夏枯草、海藻、昆布、海蛤壳、海螵蛸、浙贝、牡蛎、瓜蒌、半夏化痰软坚，消瘿散结为主药；配以夏枯草、黄药子清热解毒，消肿散结；郁金理气解郁；丹参活血化瘀。服药后疗效欠佳，遂在原方中加重化痰软坚药之用量，并加皂角刺以助活血软坚之力。辨证立法抓住要点，组方用药正中病机，故疗效显著。治疗本病要守法守方，并嘱患者要坚持治疗，才有可能获得较好效果。

6. 夜游症案

刘某，男，20岁，学生。患者昨晚入睡后，突然不自觉起床走动，开门外出，回房后关门，口中胡言乱语，家人将其打醒后，患者对所发生的事一无所知，或大汗淋漓，或皮肤燥热，余无明显不适。近来梦游已发作2次，既往无此病史，亦无精神病史。平素夜眠梦多，纳可，二便平。舌质红，苔薄黄，脉弦。证属肝火、痰热上扰心神。治宜清肝泻火，化痰开窍，镇心安神。处方：石菖蒲、远志、龙骨、龟甲、胆草、黄连、酸枣仁、五味子、麦冬、柴胡、焦栀子、白芍、知母、珍珠粉。配合口服天王补心丸。复诊：睡眠较好，无梦，梦游未作，但上课思想难以集中，记忆力差，口干喜饮，舌质偏红，苔薄黄，脉沉弦，更法滋阴降火，镇心益智，处方：建菖蒲、远志、龙骨、龟甲、云苓、五味子、北沙参、生地、丹参、麦冬、炙甘草、白芍。三诊：睡眠安宁，梦游未作，上课思想集中，记忆力增强，唯纳味欠佳。治宜原方去丹参、云苓，加鸡内金、炒麦芽，以巩固疗效。

按语：《灵枢·本神》云"肝藏血，血舍魂"，"心藏脉，脉舍神"，梦游症究其原因多与心肝两脏关系密切。本病为肝火、痰热上扰心神，神不守舍，而出现梦游。治以清肝泻火，化痰开窍，镇心安神。方选枕中丹加味，加珍珠粉滋阴潜阳，镇心开窍；胆草、黄连、焦栀子、柴胡以泻火疏肝；知母、生地、白芍，五味子、枣仁以滋阴养血柔肝安神，复诊虽梦游未作，但上课思想不能集中，记忆力差，口干，为肝火虽平，痰热未尽，心阴不足，故于原方去胆草、黄连、焦栀之苦寒，加生地、北沙参滋阴清热，仅5剂而诸症悉平，此乃辨证精确，加减得法，故奏效霍然。

7．扁平疣案

戴某，女，19岁。患者脸部可见扁平丘疹密布，大如芝麻，小如芥子，色淡红或褐色，稍痒，纳可，二便平，舌质偏红，苔薄白，脉滑。证属热毒郁肤，治以清热解毒消疣。处方用自拟消风解毒汤加减：银花、连翘、苦参、白鲜皮、丹皮、生栀子、蝉衣、薏苡仁、板蓝根、胡麻仁、甘草、牛蒡子。服药4剂后患者脸上扁平疣略减，面部热痒，舌质偏红，苔薄白，脉滑。于上方加珍珠母，10剂后扁平疣全部消散。

按语： 扁平疣多是热毒客于肌肤而为病。方用银花、连翘、板蓝根、甘草、生栀子清热解毒；苦参、白鲜皮、蝉衣清热燥湿，祛风止痒；牛蒡子疏散头面风热；丹皮、胡麻仁滋阴凉血；薏苡仁散结消疣。复诊时患者面部扁平疣略减，但脸上痒热，原方加珍珠母清肝潜阳。

8．斑秃案

赵某，女，28岁。摘除假发，可见头上头发已大片脱落，几乎全秃，头皮平滑光泽，只可散见细短白发，病已3年余，久治不已，苦闷不堪。纳可，二便平。舌质偏红，苔净，脉滑。证属肝肾亏虚、发失濡养。治以滋补肝肾、养血生发。处方：熟何首乌、当归、川芎、白芍、熟地、菟丝子、侧柏、百部、墨旱莲、天麻、羌活、木瓜、桑叶。随后以此方（或加减）间断性服药60余剂后，患者头上已长出黑色短发。嘱服天麻首乌片巩固疗效。数月后来诊，头发乌黑稠密如初，兴奋不已。随访数年无恙。

按语： 肾藏精，其华在发。发的生长与润泽，依赖肾中精气之充养。又发为血之余，肝藏血，故发与肝亦关系密切，肝肾亏虚，精血匮乏，不能上荣，故见脱发，或生白发。方中四物汤、熟首乌、侧柏、桑叶、墨旱莲、菟丝子、木瓜滋补肝肾，养血生发、乌发，其中首乌乃补肝肾之主药，如《本草纲目》言："此物气温味苦涩，苦补肾，温补肝，涩能收涩精气。所以能养血益肝，固精益肾，健筋骨，乌髭发，为滋补良药"；血虚易生风，故用天麻与羌活以平肝祛风；百部、榧子治脱发是黄调钧得之于其恩师之秘传，有杀虫生发之功用。

❖ 六、医论医话

1. 舌诊十分重要

中医辨证论治注重四诊合参，但临床上重问诊、轻望诊的现象普遍存在。舌诊是望诊的重要内容之一，是辨证中不可缺少的客观依据。《医门棒喝·伤寒论本旨》中说："观舌本（即舌质），可验其阴阳虚实；审舌垢，即知其邪之寒热浅深也"。舌象的变化，能客观反映正气盛衰，病邪浅深，邪气性质，病情进展，可以判断疾病转归和预后，可指导临床处方遣药。如诊治咳喘病，痰不足以辨时，常凭舌象来判别寒、热、湿、浊、瘀。舌质淡红，属寒；舌质红或偏红，属热；舌胖边有齿印，属湿、属寒；舌体瘦薄，属虚；舌暗红，或紫，或见瘀斑，或舌底络脉青紫曲张，属瘀血。苔白属寒、属湿；苔黄属热；苔腻属湿浊；苔黄腻属痰热。其他病也一样，离开舌诊很难做出正确决策。前人云：病有真假辨诸脉，脉有真假辨诸舌。舌象反映病的本质，为医不可不辨，尤当细辨。曾治一癫狂患者，发病时躁妄打骂，胡言乱语，胃脘作胀，大便秘结。舌质红，起芒刺，苔黄厚腻。仅大便秘结尚有寒、热、虚、实之辨，结合舌象才可明确本案证属实热内结肠道、痰火上扰心神，治以通腑泻火、涤痰开郁而获效。

2. 问诊必问饮食和二便

人的饮食情况与脾胃功能的正常与否关系非常密切。脾胃为后天之本，询问病人的饮食不仅可以了解脾胃功能的强弱，还能判断疾病的轻重和预后的好坏。而询问二便的情况，不仅可以直接了解消化功能和水液代谢是否正常，还是判断疾病寒热虚实的重要依据，正如《景岳全书·传忠录》中说："二便为一身之门户，无论内伤外感，皆当察此，以辨其寒热虚实。盖前阴通膀胱之道，而其利与不利，热与不热，可察气化之强弱……后阴开大肠之门，其通与不通，结与不结，可察阴阳之虚实。"诊病无论老少，问诊必问饮食和二便，治疗中要保持和促进饮食与二便正常。如对于恶性肿瘤患者的治疗，一般是以扶正祛邪为原则，若患者食欲佳，二便调，乃脾胃尚健，治以祛邪为主，兼以扶正；若食欲不佳，大便稀溏或糟粕不化，乃脾胃虚弱，治以扶正为主，佐以祛邪。攻邪的取舍决定于脾土的虚实。又如治疗肝炎，大多数患者常伴有食欲差，大便不调等脾胃失运症，治法之中，应兼以益气健脾，或健脾和胃，或健脾燥湿，或疏肝理脾。脾胃健运，生化有源，则正气旺盛，方能祛邪外出。小便的颜色、长短、多少对诊断有重要意义。如泄泻病，因水走大肠，患者小便短少，根据"利小便以实大便"之原则，方中加利湿药，如五苓散治泻，效果很好。对于二便的观察，不能只注意宏观，还要重视微观，如各种相关实验室检查及其他医技检查，对疾病的诊断、预后和转归的判断具有十分重要的意义。

3．薏苡仁的功用不可小看

薏苡仁不仅有健脾渗湿、清热排脓、除痹止泻之功，还有软坚散结，抗纤维化之用。既可用于治疗腹泻、白带过多、肝炎、肾炎、小儿厌食症、肺痈、肠痈、湿热痹等常见病，亦可用于治疗各种癌症、良性肿瘤、痛风、肝硬化、炎性包块、卵巢囊肿、子宫肌瘤、扁平疣等难治之症。在辨证论治的同时，常嘱患者用 30～60g 薏苡仁配等量米煮稀饭食之，可以起到扶正祛邪之用。曾治一杨姓扁平疣患者，仅用薏苡仁、板蓝根、蝉蜕三药相配，服药五次后不但扁平疣全部消散，连左手臂上长了许多年的一个鱼鳞痣亦一并消失。

胡大中
——国家级名老中医

❈ 一、生平简介

胡大中，1940年10月出生，江苏省苏州人。其祖父在吴县乡村开中医诊所并且小有名气。受其祖父影响，1958年入读南京中医学院6年制本科，学习成绩一直名列前茅。1963年在江苏中医杂志上发表《我对"同病异治"和"异病同治"的看法》一文，成为在校学生发表论文第1人，毕业实习在江苏省中医院。他如饥似渴地学习周仲瑛、徐景藩、夏桂成、干祖望等名师的临床经验，深受教益。

1964年，他大学毕业后被分配到江西省工作，正值江西省卫生厅实施名师带高徒计划。当时，全省选择了十四位名老中医，并为他们分别配备了一名中医学院毕业的高材生为徒。胡大中被指定为抚州名医李元馨老先生的弟子，负责整理、继承李老丰富的临床经验。在此期间，胡大中编写了《李元馨医案选》《李元馨临床经验效方辑》《李元馨临床经验集》等资料，计二十余万字，圆满地完成学习、整理和继承任务。

胡大中在从事中医临床科研的同时，也非常重视中医教学工作，除了给中医院的中医学徒讲授中医四大经典著作，给江西中医学院函授部的学生们讲课外，还认真负责地带教中医学院大专班、本科班来抚州实习的学生们。为了更多地培养中医人才，1972年他奉命调入抚州卫生学校（江西中医药高等专科学校前身），担任中医教研组组长，与肖振辉等老师一起，先后创办了抚州地区首届中医医士班、中医护理班、中药班、西医离职学习中医班等，为后来专门成立江西抚州中医学校打下了坚实的基础。1986年起担任光明中医函授大学抚州辅导站站长，6年间，为抚州地区县市、乡镇从事中医临床工作而没有系统学习过中医理论的年轻人，创造了深造的机会。

"与人鱼不如授人以渔"，一个人诊务再忙，也看不了多少病人，培养众多学生，才能真正做到"活人无数"，胡大中也真正尝到了"桃李满抚州"的乐趣。

由于在中医临床、教学和科研多方面的成就，1997年胡大中被评为第二批全国老中医药专家学术经验继承工作指导老师和国家级名老中医。同年，被评为江西省首届名老中医。

由于医德医术俱佳，胡大中得到党和政府以及抚州群众的认可，当选为江西省第八届、第九届人大代表。2000年退休后，他随子女来到广州，受聘于广东省著名中医馆从事临床工作至今。虽年近八旬，仍坚持每周坐诊5次，挂号须经网上预约，加号、加班加点是常事，仁心惠及广东各市县及港澳地区患者。

❧ 二、医案医话选粹

（一）论个案总结的价值及改进刍议

著名学者章太炎曾说："中医之成绩，医案最著"。医案乃治病记录精炼而成，有理论，有法则，有方药，充分体现了医生在临诊时是如何掌握治疗规律、进行独立思考和辨证用药的。医案不仅对初学者富有指导性和启发性，而且在学术上也有一定的科研价值。因而历代医家的学术思想，除了少数是用专著论述外，绝大多数是通过医案反映出来的，从而从各个方面丰富了中医学的理论体系，演变为各种学术流派。上海著名中医姜春华教授曾说过：我学习每家医案，都能收到或多或少的养料，如王孟英的养阴疗法、薛立斋的平淡疗法、吴鞠通的用药侧重，在临床中各有用处；原卫生部中医顾问秦伯未先生也充分肯定过医案在科研工作中的特殊地位，他说："合病理、治疗于一，而融会贯通，卓然成一家言，为后世发者，厥为医案！"秦伯未还说过："夫医案皆根据病例，而治疗之成绩，亦中医价值之真凭实绩也。"梁启超也说过："治学重在真凭实绩也。"遗憾的是，当前轻视医案的现象，仍然存在。因此，尽快地继承和抢救各地名老中医的学术经验，这是解决中医后继乏人、后继乏术的刻不容缓的重要任务。而抢救的方法，最主要的莫过于把名老中医治疗某些病种的独特见解，用个案总结的形式加以整理介绍，让广大临床工作者以案为桥梁，学习借鉴、举一反三地去解决临床上的各种疑难病症。这整理工作的本身，难道不是科研方法之一吗？胡大中认为，个案总结，应在中医科研工作中占有一定地位。

医案固然如此重要，但要让更多的人认可个案总结之价值，首先得提高个案总结之质量，尤其是那些并非名老中医本人亲自撰写，而是由学生整理的医案，更有提高质量之必要。如何改进个案总结，试刍议于下：

1. 选案素材一定要真实

要取临床记录较完整的第一手资料，并有确切的疗效方能入选，编写者一定要有实事求是的科学态度，有曲折就写曲折，有一时失败就记一时失败，从正反两方面阐明审证求因的重要，让读者从复诊的变化中，探求辨证规律，吸取教益。不要什么病，都是"三剂而已""效如桴鼓"，令人不能信服。秦伯未说过，凡医案观其变化处，耐人寻味。实属高见！

2. 个案总结要有心得启迪

要以病情比较复杂、辨证比较困难的病人为主选案。议论要精辟，应称得上传心之作。真正有心得的医案，应发前人之未发，补前人之不足。如果都选一些常见病、常见类型、常用方药，不如让读者去温习《中医内科学》等教材，更全面系统。明代江瓘父子花了二十年编辑的我国第一部《名医类案》，之所以数百年来一直被无数中医竞相揣摩参阅，推崇备至，就是选案标准高，对个案总结"诸庸常者"不予录用。

3. 医案的把握要详略得当

医案亦称脉案，写法上原不要求统一体例，但既不能寥寥数句，挂一漏万，专让别人去以药测证，也不能洋洒千言，专做空洞漂亮文章。胡大中认为，当前医案浮夸的内容多了一些，应把可有可无的废话删掉，只保留能反映中医临床的实际过程，可以透视理、法、方、药的内在联系，使辨证论治的本来面目，一览无遗即可。

4. 医案的按语要写得精彩

医案不同于单方验方的临床报道，要写好按语，使之能画龙点睛地提示本案要点，阐明新的见解，说清楚本案辨证之要，立法之据，选方之意，用药之义。秦伯未说："医案之价值，固在用药之契合，及施治之效验，但按语之阐发病理，亦宜透辟之精警。"所以，好的医案应该理法并重，应该是中医基础理论和临床实践密切结合的产品，这些医案的交流，必然会促进中医学术的发展。

5．医案案例要体现中医特色

医案是以中医理论研究临床问题，所以西医部分仅列入有可靠根据的诊断或必要的检查即可，其他皆可略去，胡大中不反对用西医病名选案，但一定要使全案体现中医特色，只要对中医临床有实用价值，各种形式均可选择。个案总结也应贯彻古为今用，洋为中用，推陈出新的方针。

6．医案整理人员要精心挑选

要选择中医理论基础扎实和有一定临床经验的中青年医师，担任名老中医的医案整理任务，对某名老中医的独特经验一定要充分反映出来，切忌流入一般化介绍，整理者应认真探求名老中医的学术源流，真实地反映其学术价值，才能写出真正有价值的医案。胡大中建议，尽量要让老中医亲自选案或审阅，尽量要让其得意门生执笔。

7．医案的介绍要列入院校教学中

胡大中建议中医院校在开设中医各家学说这门课时，适当分析讲解著名医家的医案，一方面通过医案，更能理解医家的学术特点，另一方面让学生获得书写病案，进行个案总结的能力。

（二）试谈产后病治则的运用

产后病的治疗原则，历代医家各有独特的见解，但由于每个人经验的局限，立论难免失之偏颇。如朱丹溪在《丹溪心法》指出："产后无得令虚，当大补气血为先。虽有杂证，以末治之。"而张子和则在《儒门事亲》说："产后慎不可作诸虚不足治之。"两者观点截然不同。究竟什么是产后病的正确治则呢？胡大中认为：

1．温习《金匮要略》所得之启示

《金匮要略·妇人产后病脉证治》，可说是古代治疗产后病的典范，值得我们认真钻研，从而领会张仲景对产后病治疗的原则与精神。如对产后腹痛的认识，仲景治病必求其本、辨证论治。对产后虚寒性的腹痛，固然用温补的当归生姜羊肉汤，但对产后气血凝滞的腹痛，就用破气行血的枳实芍药散；若瘀血内阻，又兼阳明里实证，更用大承气汤主之；对产后瘀血不下的腹痛，则断然用攻坚破积的下瘀血汤。可见，同一产后腹痛，仲景并未拘泥于产后气血两虚之说，而是审证求因，治宜温、补、攻、消四法。可惜后世一些医家，为求稳当，主张"产后宜温""产后宜补"的越来越多，造成了不应有的偏弊，实在有失《金匮要略》原旨。如清代洪金鼎在《医方一盘珠》中说："产后总宜大补益，寒凉攻伐害非一。杂病皆为未病者，培养元气为中的"就带有很大的片面性。如果把它当作产后病的治则，必然会影响疗效。

2. 推陈致新，亦是补法

胡大中临床处理妇科疾患，原崇尚傅青主，傅氏继承东垣学说，对产后病的治则，时时顾及气血与脾胃，曾说："凡病起于血气之衰，脾胃之虚，而产后尤甚。"可是在实践中，产后外感六淫，或七情饮食所伤者并不少见，瘀血内阻的也常有发生，岂可一概认为虚衰之证。故只要审证求因，便可放胆使用柴芩羌防。或用楂曲，或用五灵脂、生蒲黄，不但未见"轻者转重，重者变危"这种情况，反而见邪去后元气自复。胡大中遇产后病，即遵《黄帝内经》"急则治其标，缓则治其本"原则，先祛邪后扶正，多获良效。当然，若遇产程延长、难产等使产妇过于疲劳，气虚不能摄血，或其他原因引起大出血，面色苍白，四肢不温，出冷汗者，亟宜独参汤或参附汤合参芪大剂煎服，益气固脱摄血，亦是不可不掌握的特殊的"急则治其标"。

3. 各地习俗应询问清楚

由于各地风俗习惯不同，医者治疗产后病应该因地制宜，首先了解习俗，以供确定治则参考。如有的地方，孕妇在将产未产之时，已煎参汤服下；既生不久，即进鸡汤参芪类。虚者固然要补，实者或可导致气滞血瘀，恶露难下，治疗用药，即不宜再用壅滞腻补之品；有的地方，孕妇产后即服红砂糖水、益母草等，就比较适宜（有利于恶露排出），治疗用药时，可少考虑活血祛瘀之品；有的地方，产后饮食倍增，每天1只鸡、8个蛋，还有猪蹄、鱼汤等，大大超过产妇消化吸收能力，每每造成食滞或下痢，则用药宜选扶脾消导之类；有的地方，唯恐补住恶露，只给产妇咸菜稀饭，一切荤菜皆禁，往往造成产妇虚弱不堪，此时用药则应大补，即使有邪，亦可补中兼祛邪。

4. 针对病情，掌握常法

中医治病，本应针对病情，运用四诊八纲，全面分析，以辨证论治。产后疾病，亦应遵循"虚者宜补，实者宜攻，寒者宜温，热者宜清"的治疗大法。但由于目前病家喜补好补之风甚盛，故有必要强调不可滥用温补，以免弊端。还是张景岳说得比较恰当："产后气血俱去，诚多虚症，然有虚者，有不虚者，有全实者，凡此三者，但当随人随证，辨其虚实，以常法治疗，不得执有成心，概行大补，以致助邪"。

5．产后病案举例

案例1：黄某，28 岁，农民，1980 年 12 月 7 日就诊。患者产后 40 余天，恶露量虽不多，但淋漓不止，色暗红，有血块少许，少腹痛，按之更痛。自诉产时即服人参 1 支，产后续服人参、阿胶等，更服大量鸡蛋、桂圆肉等营养品，反见头昏，不思饮食，脘腹胀满等，前医曾用十全大补汤加止血药不效。吾诊其脉虽虚，似有涩象，舌质偏紫，断为误补留瘀，恶露未得畅下，瘀血不去，新血不得归经，故恶露日久不止。用五灵脂、生蒲黄、当归尾、川芎各10g。3 剂知，6 剂愈。

案例2：邹某，29 岁，农民，1981 年 2 月就诊。患者产后 10 天，头昏头汗多，腹痛阵作，大便秘结，小便短赤，恶露不多。某实习医生看到患者舌苔浊腻，食欲不振，又了解到有产后过食油腻，以致消化不良等情况，便用山楂、麦芽、神曲、莱菔子等，治之不效。病人复诊云：更不思食，且腹痛痞满拒按，欲呕不得，欲利不行，干噫食臭，面色潮红，日晡似有低热，夜寐烦躁不安，脉滑实有力。胡大中认为，此已属阳明胃家实证。徒用消导，耗伤胃气，更会病变百出，唯有遵仲景大承气汤攻下法，以荡涤实邪，方可邪去正安。处方：大黄（后下）6g，芒硝（冲）6g，枳实 10g，厚朴 10g，槟榔 10g，广皮 5g。水煎，顿服。药后泻下秽浊臭便甚多，腹痛渐止，头昏头汗俱失，知饥欲食矣。

（三）治小儿汗证一得

门诊常见小儿汗出过多的病症，由于家长心情焦虑，常代诉种种"虚象"，若不细加辨证，医者也会误认为是虚汗，反复补虚敛汗，而难奏效。胡大中过去拘泥于"自汗属阳虚，盗汗属阴虚"之常规说法，前者多以玉屏风散加味，后者常用当归六黄汤损益。但当遇到自汗盗汗分不清，阳虚阴虚证据不足时，则无所适从。经多年探索，大胆实践，发现不少小儿汗证，根本不是"虚证"，应从实证、热证辨证论治，方可奏效。

《黄帝内经》曰："五脏化液，心为汗……故汗为心液，可泄于皮腠"，又曰："阳加于阴谓之汗"，心属火，为阳中之阳，可见汗出过多，首先应考虑到是阴阳偏盛，特别是阳气旺，有的直接原因就是心火偏旺，心热蒸液外泄；有的则因他脏之热影响到心所致。如患儿丁某2岁，入夏以来，汗出颇多，白天动则汗出，夜晚寐则汗出，家长认为是虚汗，请熟悉的中医开补药敛汗，服药多剂无效，反生痱子满身。诊见小儿精神活泼，唇舌皆红，渴喜冷饮，小便短赤，夜寐不安，时发脾气，大哭大闹。认为汗乃心之液，夏气通于心，心经蕴热，蒸液外泄为汗，加之肝火亦旺，疏泄太过，故汗出更多。治宜清心火为主，兼泻肝火。方以黄连1.5g，栀子3g，竹叶3g，莲心3g，生地10g，麦冬10g，白芍5g，胡黄连1.5g，木通3g，虎杖3g，甘草3g。患儿服药3剂，汗减寐安；再服3剂而愈。

又如小儿周某，4岁，阑尾手术后，恢复良好。唯家长认为术后宜大补，自购红参、蜂乳等补品给小儿服用，不久，便发现小儿头汗很多，稍动或吃一餐饭即额、鼻、颈俱湿，前来胡大中处求治。诊见其目睛微赤，苔浊黄腻，舌质红，脉滑数，腹微膨，大便干燥，两三天一行，小便时有米泔样沉淀。此乃肠胃湿热郁遏，循经蒸腾于上，迫液外泄，并非虚汗。治以清化湿热，佐以消导，并嘱停服滋补品。药后患儿大便通畅，头汗减少，原方加减数剂而愈。

（四）孕妇服药防治新生儿硬肿症

新生儿硬肿症在古籍中称"五硬"，如明代鲁伯嗣《婴童百问》曰："五硬者，仰头取气，难以动摇，气壅疼痛，连胸膈间，脚手心如冰冷而硬……若面青心腹硬者，此证性命难保"。胡大中曾治疗数例，均未成功，后仿"上工治未病"，从孕母服药防治之，竟获奇效。

患儿母亲胡国莲，江西临川县罗针乡人，25岁。数年前，生一男婴，生下不久皮肤失去柔软之常态，逐渐僵硬，全身红肿如冻伤，急送省级医院救治，诊断为新生儿硬肿症，抢救无效。后又生一女婴，病症竟同第一胎一样，不治而死。1984年又怀孕，听人说胡大中对小儿疑难杂症颇有效验，前去求治。因其之前对有黄疸（新生儿溶血性黄疸）史的妊母，在妊娠期开始服中药预防并获成功，此处亦试从妊母服药防止新生儿硬肿症。于是，对妊母进行辨证论治，发现火毒症状特别明显。其母云，每次怀孕后腹内即感一团火热，喜冷饮，全身皮肤亦觉发烫，瘙痒难过，待产后一切不适自动消失。因家庭富裕，孕后为恐小儿先天不足，恣进肥甘煎炒，还服保健补品，遂断定此为母体火热邪毒蕴结，传与胎儿所致。1984 年 4 月 24 日疏方清热解毒为主：黄芩10g，知母 10g，芦根 10g，生地 10g，天冬 10g，白芍 10g，银花 10g，连翘10g，大青叶 10g，云苓 10g，土茯苓 10g，粉甘草 5g，竹茹 6g。

患者 1 个月后复诊云，服药后腹内觉舒，停药后又觉发热，后改方，嘱间日一剂，直至预产期。处方：银花 10g，连翘 6g，大青叶 10g，土茯苓 10g，白芍 10g，生地 10g，黄芩 6g，粉甘草 6g。1984 年 10 月 20 日生下一女婴，无硬肿之体征，发育正常。一般认为：新生儿硬肿症多因禀赋不足，元阳不振或感受寒邪，寒凝血涩引起，当用参附汤合当归四逆汤之类，可本例显属胎热胎毒为患，且本例从孕母服药预防治疗新生儿疾病获得成功，值得借鉴。

（五）半夏泻心汤治疗幽门螺杆菌感染

半夏泻心汤是张仲景《伤寒论》中的一个经方，由半夏、黄连、黄芩、党参、干姜、甘草、大枣组成。近年体检发现幽门螺杆菌感染者甚多，患者有不愿服几个疗程的抗生素，而求治于中医的。诊见很多患者舌苔黄腻，口苦口臭，大便不畅，脉濡滑，胃脘痞满，符合半夏泻心汤症，便用原方治之，果然有效。胡大中认为，这是黄连、黄芩等苦寒药能"消炎杀菌"的结果。但中医一直有"苦寒败胃"之说，这就是初学者不敢用黄连、黄芩治胃病的原因。

当然，中医最讲究的是辨证论治，不可一病一方对号入座，简单地使用黄连、黄芩治疗幽门螺杆菌感染。因为胃病一般病程较长，反复发作才来求医，所谓："邪之所凑，其气必虚"。往往有了脾胃气虚，才会湿热壅滞，形成虚中夹实之证，故用半夏泻心汤，千万不可删减党参、甘草、大枣等健脾益气和中之品。又胃病多因受寒诱发，形成寒热夹杂，升降失常，气机阻滞，故以痞满为主症者，干姜、半夏必不可少。还可加木香、枳壳等行气药，以增加除痞消胀之力。半夏泻心汤是古方，幽门螺杆菌感染是新说，古方能够治疗今病，信也。

（六）前列腺增生症的治疗心得

前列腺增生症，又称前列腺肥大，是男性老年人的常见病。古籍中"癃闭"似包括此症。除小便不利外，每可引起性功能障碍。西医用药效果不明显，若用手术切除前列腺，并发症多，术后恢复困难，故求治于中医者甚多。"癃"者属轻症，小便不畅，点滴而下，排尿无力，尿线变细，排尿缓慢或排尿不尽，有残尿，夜尿频等；"闭"者属重症，小便闭塞，点滴不通。每可发展至尿毒症而危及生命。

中医认为，"肾主二便"，故"癃闭"首先要考虑有无肾虚的表现，且男性年纪大的多有阳痿等肾气虚衰之证。胡大中常用金匮肾气丸治之。《黄帝内经》曰："膀胱者，洲都之官，气化则能出焉"。这个"气化"，不仅是肾气，还与肺气有关。肺为水之上源，肺主肃降，肺的气化功能直接影响水液代谢，所以在临床上用补肾的方药效果不理想时，往往会考虑到肺气的功能。曾治华东地质学院（现东华理工大学）一老教授，小便点滴难下，西医屡次导尿救急，患者十分痛苦。胡大中见其语声低微，动辄气喘，脉细无力，舌质淡红，是肺气虚弱的表现。重用黄芪60g补气，加参、术之类，一剂即小便畅下，十分痛快，逢人偏夸中医神奇！以后常用黄芪一味代茶饮，癃闭未发。

当然，中医的核心价值是辨证论治，若遇癃闭确有湿热之证时，不可照搬补肾补肺之法。曾治某离休老干部，嗜酒，患小便不畅，服延生护宝液10瓶，小便更加困难，其脉弦滑，舌苔黄腻，其用八正散加石韦、冬葵等，3剂后，小便即畅通。后以知柏地黄丸巩固疗效，并嘱少饮酒。

对于活血化瘀治疗前列腺肥大，虽有大量报道，认为前列腺肥大就是痰瘀凝阻，气滞血瘀等，但胡大中认为三棱、莪术、桃仁、红花、穿山甲、王不留行、路路通等，久用有破气破血之弊，对老年气血亏损者不利，应当慎用。否则"标"实未除，"本"虚更甚，适得其反。前列腺肥大毕竟是老年慢性病，久病多虚，还是宜用补法为主，缓慢图治。

盱江古代名医龚廷贤，在其代表作《寿世保元》中谈到小便癃闭的治疗时，就指出小便闭塞，用凉药过多而不通的，是元气虚而不能输化的缘故，以补中益气汤治疗。现代用补中益气汤治疗前列腺肥大的报道并不多见，所以

"勤求"古训，博采众方是十分的必要。

（七）教材

主编全国中等卫生学校试用教材之一的《中医儿科学》，1980年3月由江苏科学技术出版社正式出版。

❧ 三、经验方

1．补肾强身酒

组成：海狗肾4g，鹿茸2g，生附子5g，续断10g，肉苁蓉20g，远志10g，蛇床子20g，菟丝子15g，韭子15g，雄蚕蛾20g，黄芪30g，淫羊藿20g，桑螵蛸14g，阳起石15g，钟乳石10g。以上诸药宜以白酒浸泡，1个月后饮用，服完还可再泡第二次。

此方施治多人，反映良好。此方不仅治阳痿、早泄有立竿见影之效，对经商劳心、职场拼搏，总觉疲惫的亚健康状态者，也大有益处。

2．脑鸣停

对于以脑鸣、眩晕为主诉的患者，首先要鉴别脑鸣并非耳鸣。西医检查多为脑动脉硬化症。胡大中经验方"脑鸣停"组成：蔓荆子10g，川芎10g，丹参10g，天麻10g，钩藤（后下）10g，生地15g，白术15g，葛根20g，杭菊10g，枸杞10g，刺蒺藜10g，红花10g，何首乌15g，甘松5g。

功效：养血活血，平肝息风。

主治：脑动脉硬化引起之脑鸣、眩晕。

方解：以生地、白芍、枸杞、首乌等养血，以川芎、丹参、红花等活血，以天麻、钩藤、杭菊、蔓荆子、刺蒺藜等平肝息风，以葛根引诸药上升入脑，甘松更是一味引诸药入脑的非常重要的引经药。

本方除治疗脑动脉硬化症，对类似的头痛、失眠、肢麻等均有治疗作用，故临床上运用甚广。至于甘松，一般医者认为是治胃病的药，李元馨先生发现其有入脑开窍之功效。应用于临床，效果良好。

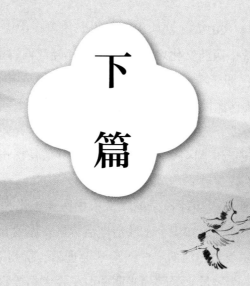

下 篇

洪畴九

❧ 一、生平简介

洪畴九（1934—2019），江西奉新县人。出身于中医世家，自幼随祖父学习中医，深受传统中医药文化之熏陶。1951 年经江西省中医师统一考试合格，获中医师证书，供职于奉新县宋埠联合诊所；1954 年毕业于江西中医进修学校，分配至抚州地区医院（现抚州市第一人民医院，下同）工作。自此，毕生从事于中医临床事业，先后创办了抚州地区医院中医科并领衔开展全区中医学术工作，长期担任抚州地区医院中医科主任，并兼任抚州地（市）级领导以及在抚外宾的专职医疗保健。

1985 年获江西省卫生厅授予的"从事中医药工作 35 年荣誉证书"，并享受抚州市政府提供的高级知识分子政治生活待遇。连续五届当选为江西省人大代表、抚州市政协委员、江西省中医药学会理事、抚州地区分会首届理事长、江西省中医内科学会委员；受聘为光明中医函授大学抚州辅导站顾问，抚州地区微量元素与健康研究会顾问，是抚州市中医学术带头人。1990 年洪畴九评为第一批全国老中医药专家学术经验继承工作指导老师。撰有"炙甘草汤的临床运用""吐法未可偏废论""论仲景治疽""持脉有道"等学术论文，分别发表于国家级及省市刊物，合作编写了《旴江医学研究》一书。曾任《赣东名医》一书的编审和《抚州医药》的编委。

❧ 二、从医之路

洪畴九自幼受家风熏陶，酷爱医学及古典文学，幼年即开始通读古典文学名著及《黄帝内经》《伤寒论》《金匮要略》《温病条辨》等经典医籍，嗜书成癖，早起晚睡，潜心学习岐黄、仲景之书，直至 80 多岁高龄，仍然保持着读书为乐的习惯，每捧书卷便沉迷其中。其子女曾问他："您这么大年纪了，平生所学用之有余，还这么用功看书干什么？”他微笑着回答："我喜欢看书，读书好比吃饭，是一种不可缺少的精神食粮。”这种"学无止境""至老不倦"的学习精神，使他积淀了深厚的古典文学和中医基础理论功底，锤炼出他精湛的医术。同时，他还善于汲取百家之长，融会贯通，遣方用药，师古而不泥古，尊经方而活时方，临证用药精妙，多有奇效。他15岁即跟随祖父侍诊，悬壶于乡里，或遇病患求治，祖父因故不能亲诊时，他常常应邀单独前往，诊病处方，恰中病机，多有良效，虽然年少，但已远近知名。

经过60余年的临证实践，洪畴九积累了丰富的临床经验，治愈过不少疑难杂症。对温病探究尤深，临证治病，活法巧思，选方用药，不拘一格，每有奇效。曾主治乙型脑炎千余例，疗效良好。救治中风昏迷者多例，挽沉疴于将毙。治愈慢性肾炎及慢性肾盂肾炎尿毒症10余例，有的经中西医多方治疗无效，病情凶险被西医判为无救的重症肝炎，转其治疗得以痊愈。罕见的狂犬病疫苗严重反应垂死者2例，当时西医束手，转其治疗而愈。运用中医"吐法"治愈噎膈、百日咳、严重伤食、流行性乙型脑炎（简称乙脑）后遗症皆获显效。自制湿疹方治疗顽固湿疹及生发丸治疗脱发特效。对冠心病治疗有精深造诣，数例广泛性心肌梗死患者经治疗存活20年以上，且健康状况良好，有的迄今健在。在用药方面有独到见解和经验。如大剂量辛、术、附治疗顽童痹症，经常同时合用"十八反药"，每获良效。不少顽固性荨麻疹多年反复发作，久治无效者，经其施治而告愈。此外，还治愈过大量妇女不孕症和一些男性不育症等疑难杂症，不胜枚举。

❖ 三、厚德敬业

洪畴九工作勤奋，临床接诊，望闻问切，无不详尽，明察病机，尤谙脉理。看病诊脉，虚静、严谨，他常常告诫学辈说："脉道幽渺，易学难通"，古人亦有"心中了了，指下难明"之叹，这是客观因素，而严谨与否，则是主观因素。若要体认隐微，洞切脉奥，必须静心思，摒杂念，调呼吸，平气息，集中精力，全神贯注于三指之中，细细体味。对一些体状相类的脉搏更要细心加以鉴别，切忌心不在焉。洪畴九就是这样一个严谨的人，凡是在诊病之时，全神贯注，无有打扰。记得有一次，他在门诊集中精力看病之时，其子在外戏玩，脚底被玻璃碎片割破，鲜血直淌，急送到洪畴九诊室，但他无暇顾及，最后还是同室护士帮忙处理。

1984年夏，洪畴九带其子前往阔别多年的家乡看望乡邻，消息不胫而走，遍传五里八乡，得知当年的名医返乡，人们兴奋不已，奔走相告。短短三天两夜时间，闻讯赶来的就医者多达三百余人，洪畴九除了仅数小时的睡觉、吃饭以外，持续为乡亲们诊病。返程时，人们依依不舍，馈赠整箩整担的鸡蛋和土产，洪畴九全部转赠给了村里的乡亲。三天夜以继日的免费义诊在其家乡产生的轰动效应和感人场景迄今令人难以忘怀。

洪畴九行医不分贫富贵贱，一视同仁，与人治病，不求回报，从不挟技乘危，收受病人红包。其治疗的患者众多，每日门诊拥挤排队，接诊最多时，日门诊量超过百人。省外慕名来诊或来函咨询者不计其数，他不厌其烦，总是加班，经常到午后一两点才能下班吃饭。由于工作成绩突出，组织上曾多次有意提拔洪畴九，派往医疗单位担任领导，但是洪畴九钟爱中医事业，离不开他的患者，都一次次婉言谢绝了。

❖ 四、诲人不倦

洪畴九长期从事临床，同时兼任教学，1954年以来，先后担任过抚州地区中医进修班、抚州地区梅花针班、赣东大学医疗系、抚州卫生学校、江西抚州中医学校和江西中医学院函授大学等任课教师，其治学严谨，古代文学和中医理论功底深厚，经典文句烂熟于胸，常令同道钦佩赞扬。讲学授课深入浅出，结合临床精彩生动，深受学生敬仰喜爱。

他在重视人才培养方面，可谓呕心沥血。对学生总是循循善诱，倾囊相授，毫无保留。他带教过许多大学实习生和进修医师（包括部分西中班的省级医院专家），经他培育出来的学生遍布各地，不少已成为医疗技术骨干。他在家经常给子女传授医学知识，讲解不为良相、愿为良医的深刻道理，培养子女救死扶伤的崇高品德，严格要求子女熟读古文及经典医籍。在其四位孩子当中有三位培养学医，且均成为单位业务骨干。洪畴九为精心打造医学世家付出了巨大的努力。

❖ 五、医论医话

1. 论肠伤寒与湿瘟疫

肠伤寒属于中医湿温范畴，是湿温病中流行较多较广的一种急性传染病。根据其证候表现、传染性和流行性，洪畴九认为肠伤寒应命名为湿瘟疫，是一个夹湿的温热病，是由湿热合邪，内外相因而致病。外因是湿热和异气，内因是脾胃内伤。另外，他认为湿瘟疫一开始就是湿热交患，而不是先受湿而后到体内再化热。尽管有些患者早期出现偏重于湿的证型，但最终还是要转变为热重于湿之证，而极少见到寒湿伤阳之证。并且在偏湿证中，也必然同时存在发热不退午后热甚的现象。午后热甚属于阳明热型之一，盖阳明之气旺于申酉也，这显然有别于一般单纯的湿症。临床工作者只有在足够重视湿邪的同时，应紧紧抓住一个"热"字。

由于湿瘟疫气之入侵以膜原三焦为主，同时也进犯脾胃，因此，洪畴九治疗湿瘟疫，一开始就直取膜原三焦，在宣气化湿的同时，早期使用苦寒清热之品。临证所得，湿瘟疫的整个疗程，热邪始终贯穿其中，清热解毒之剂必不可少。即使临床表现以卫分为主，或气分证之偏湿重者，也无不湿中有热。不过是湿浊轻重，卫阳被遏，邪热隐然内伏，原形未彰而已。因而及早使用清热解毒药物，可以显著提高药效，缩短疗程。

医案二则

案例1：刘某，男，19 岁。1978 年 7 月 15 日初诊。患者于 1 周前突然感到微恶风寒，旋即发热，投用西药青霉素、四环素等治疗，病情不减，热势继续上升，兹停西药，就诊于余。证见：壮热持续，朝夕不退，日晡益甚（体温 39.8℃），时或恶寒无汗，头痛身疼，口干不欲多饮，泛泛欲吐，胸膈略闷，轻度鼻塞，小便黄浊而短，大便平调，面色萎黄，晦滞不华，表情淡漠，舌苔厚腻，白多黄少，质地略红，脉来弦濡略数。肥达氏反应阳性，病以湿瘟疫论治。处方：草果 10g，黄芩 10g，羌活 5g，藿香 10g，苍术 10g，黄连 10g，杏仁 10g，法夏 10g，槟榔 10g，柴胡 15g，厚朴 8g，苏叶 8g，滑石 12g。

1978 年 7 月 17 日二诊：服药次日微似有汗，头身觉舒，鼻塞已通，恶寒已罢，热势稍衰，余症悉如前状。原方再服 2 剂。

1978 年 7 月 19 日三诊：今日复诊，于昨夜得汗，诸症大减，头痛若失，热度亦有显著下降（下午 2 时半体温 37.8℃），舌苔仍厚腻黄白，脉形濡缓，穷寇当追。原方去苏叶、苍术、羌活，加薏苡仁 20g，再进 2 剂。

1978 年 7 月 21 日四诊：昨夜热已退尽，除尚觉神乏肢软之外，余无任何不适。舌苔黄白略厚而腻浊大减。当清余邪。拟：草果 6g，黄芩 6g，厚朴 6g，杏仁 6g，黄连 5g，法半夏 10g，藿香 8g，滑石 10g，薏苡仁 15g。服药 3 剂病愈，未再复发。

按语： 今岁夏秋，伤寒广为流行，蔓延城乡，势甚猖獗，此湿温中之疫症也。参合脉证此为湿热秽浊，潜伏膜原，流窜三焦，犯及脾胃，加之客寒新感，肺卫闭遏，故宜疏透募原，清热化湿为主，稍佐开表散寒之味。一俟表解，仍当进取三焦，清燥并用，由于始终坚持此一方向，故病已霍然。

案例 2： 刘某，女，45 岁。1978 年 7 月 15 日初诊。患者发热已 8 天，始恶寒，后但热不寒，午后热盛（今测 T：39.4℃），头重而昏，四肢微觉痛楚，口苦渴欲饮水，烦闷不安，恶心呕吐，轻度胸闷，面色微黄，汗出齐腰，有汗而热度不减，无汗更觉热甚，小便短黄，大便一般，腹无所苦，舌苔黄腻而厚，舌质赤，脉滑带数。病属湿瘟疫证。宜清解为主，佐以化湿。仍从膜原入手。处方：滑石 15g，草果 8g，黄芩 10g，知母 10g，槟榔 10g，石膏 30g，杏仁 10g，厚朴 6g，柴胡 15g，黄连 10g，藿香 10g，法半夏 10g。

1978 年 7 月 17 日二诊：服药 2 剂，诸证大平，热亦下降（T：38.4℃），舌苔已不很厚，但仍苔白而腻，脉形同上，予初诊方 2 剂。

1978 年 7 月 19 日三诊：服药后身热退尽，脉静身凉，舌苔如前。原方去柴胡，加芦根 15g，2 剂。

1978 年 7 月 21 日四诊：舌苔渐化，脉转平和，胃思纳谷，二便一般，诸症俱平，苔微黄而润。处方：薏苡仁 15g，滑石 15g，黄芩 10g，草果 6g，杏仁 10g，厚朴 6g，半夏 10g，藿香 10g。上方再进 3 剂病愈，未复发。

按语： 从脉证分析，本例为湿热居于气分，弥漫膜原三焦，伤及脾胃，综观各症，为热邪偏盛，故立法在疏透膜原基础上重用清热之品，方用达原饮三石汤化裁，而入坦途。

2．论吐法及临证活用

吐法是中医治疗疾病的传统八法之一，从文献记载来看，吐法的适应范围较广，不仅危重急症可用，慢性痼疾亦可用，有些由于顽痰伏饮结滞于胸膈之间，时日既久，变生诸证，遍求药石，而不一效者，亦可酌情使用吐法。不过吐法种类颇多，有药物与非药物之分。在药物方面有瓜蒂散、雄黄解毒丸、三圣散、参芦饮、盐汤探吐等。非药物的有羽毛探喉或以手指压舌致吐等。但由于呕吐动作使患者感到痛苦，病家顾虑，惮于接受，医者亦心中无底，视为畏途，以致八法中之吐法几乎名存实亡，殊为可惜。

洪畴九在临床实践中，用吐法治疗过一些比较顽固的疾病，疗效显著，其用取吐药物不是瓜蒂藜芦之属，而是用旋覆花。此药苦辛微温，在本草诸书中称其能消痰行水、降气止噫，并有"诸花皆升，旋覆独降"之谓，未见有催吐记载。一般人认为，不包煎则其花毛粘喉而令人咳嗽，其实此药不仅能降，而且能升。除下气消痰之外，尚有平稳安全之涌吐作用，这是他临床诊疗工作中观察到的客观事实。故此常用旋覆花取吐，其宜忌与其他吐剂无异。凡实邪痰浊壅结于上，汗下皆非，而有上涌趋势者，均可酌情用之。凡病情危笃、年老、体弱、失血、妊娠、产后、肺痨、喘息日久、脚气上冲者，原则上禁用。若遇特殊情况，当吐不可吐而又不可以不吐者，必三思而行，审慎从事，万勿轻率。尚服药后不作呕吐，或仅有恶心，未臻呕吐者，可令患者用手指探喉，襄助其吐。一般而言，服旋覆花取吐，虽有反应，但并不严重，不至于"瞑眩"，亦无后忧，颇称安全，且易于取材，药肆随处可得，应用实感方便。

案例1：熊某，男，45岁。1953年5月20日就诊：患者素有轻度胃病，但不经常发作，只是偶尔感到微微痞闷疼痛，恒药自愈。今日上午与人做戏赌食糍粑，食之过饱，胃脘胀痛欲死，苦叫不可终日，午后就诊。询其所因，显为暴食停滞无疑，查其形体，丰躯新病未衰，食停于上，病势又急，消之则不救燃眉，下之则药过病所，窃思唯吐法可取速效，当遵《金匮要略》"宿食在上脘，当吐之，宜瓜蒂散"法，但一时未得瓜蒂，洪畴九谓曰："旋覆花亦可涌吐。"家属即购旋覆花四钱，不用布包，煎约一小碗顿服，服后未及1小时，渐觉恶心，旋即呕吐，吐出未化食物甚多，吐后顿感脘腹畅快，又1小时后，再次吐出酸水伴食物，此时除胃部稍觉嘈杂、头晕目眩之外，别无所苦，乃转拟香砂六君子汤加焦三仙健脾和胃，佐以消导以善其后，2剂遂安。

案例2：韩某，女，9岁。1978年11月6日初诊：患儿咳嗽业已20余天，无恶寒发热，近10天来日渐加剧。呈阵发性痉挛咳嗽，咳有回声，日夜10余次，咳嗽发作时连声不已，面红耳赤，涕泪俱下，每咳必至呕吐痰涎而暂止，胸闷不舒，呼吸不畅，心烦不宁，口苦，咳不多饮，舌苔厚腻，黄白夹杂，质地偏红，二便平，脉浮带数。病从痰火壅肺论治，拟温胆汤合黄芩清肺饮化裁主之。处方：法半夏6g，化红皮6g，枳壳6g，云苓10g，生栀子5g，桔梗5g，黄芩5g百部8g，竹茹5g，瓜蒌8g，粉甘草3g。

1978年11月10日二诊：服上方4剂后，阵发性痉咳依然不减，且咳嗽次数有所增加，因思患儿呕咳不止，外无表证，而脉形浮滑且数、舌苔厚腻黄白，足证痰热实邪结滞于胸膈之位，遂于原方增入旋覆花5g，意在取吐，设或不吐，亦可下气消痰，有利无弊，嘱服2剂。

1978年11月12日三诊：11月10日服第1剂药后约40分钟许，患儿感到泛泛恶心，少顷即快然大吐，吐出为食物伴多量之痰涎黏液，一日之中，相继呕吐3次，所出痰浊颇多，此后咳嗽大减，只偶有轻度咳嗽数声，但觉神乏头晕。家长告予，乃嘱其停药，饮食调理观察，数天之内咳竟痊愈。

3．论用药突破常规

中药有"十八反""十九畏"之说，但洪畴九经过认真研究、临证实践，认为只要病症符合，当用则用，可不受成说约束。临证处方中，海藻与甘草同用，治颈淋巴结核，甲状腺肿瘤结节；人参、党参与五灵脂同用治心胃疼痛之气虚血瘀；海藻、甘遂与甘草同用治疗胸腔积液、腹水等，常可取得良效。

又如细辛，古有"细辛不过钱之说"，药典规定用量3g。洪畴九认为，只要病症符合，可以突破习俗药量，治疗顽痰痼疾，沉寒痹痛，用量可以加大；附子有毒，常规用量10g左右，而用于治疗沉寒痼冷、顽痹久痛，久治不愈者，用量常达30g，但需久煎1小时以上，去药毒而存药性，使阴寒去，而疼痛瘳，疗效异乎寻常。

❖ 六、治验举隅

（一）自制成方治疗重症乙脑

20 世纪 60 年代末期，赣东地区流行乙型病毒性脑膜炎（乙脑），抚州地区医院传染科重症乙脑患儿人满为患，由于床位不够，只好直接打地铺，走廊过道，到处都是患儿。西医对"乙脑"无特效药而疗效不佳，洪畴九长期担任医院传染科"乙脑"的中医诊疗工作，运用中药，精心诊治每位患者，取得显著疗效。实践中发现，由于"乙脑"患者众多，发病急骤，变化快，用药要求准确及时，而中药煎煮需要时间，难应急需，为了使患者能及时得到救治，经大量的临床实践，摸索探究、反复推敲，拟定了乙脑协定方，制备成煎液，随时应急可用。根据病情轻重，分别配药组方成"乙脑Ⅰ号方"（重型）、"乙脑Ⅱ号方"（极重型）。主要药物有：生石膏、知母、栀子、黄芩，清气分热邪；生地、元参、丹皮、赤芍，清营凉血活血；银花、连翘、大青叶、板蓝根、犀角（犀角现已禁用，多用水牛角代）、竹叶清心泄热解毒；全蝎、地龙息风镇痉；胆星、郁金、菖蒲化痰开窍；甘草泻火邪而和诸药，共奏清气凉营，泄热解毒，化痰开窍之功。配以三宝（安宫牛黄丸、紫雪丹、至宝丹），清热镇惊开窍。"乙脑Ⅰ号方""乙脑Ⅱ号方"可以迅速控制相应病情，患儿很快清醒而治愈，疗效确切。在那个缺医少药的年代，洪畴九亲拟的乙脑成方作为中西医结合治疗的主要方案在医院迅速全面推广应用，拯救了数以千计的"乙脑"重症患儿。

（二）"急黄"与"阴黄"治验

1. 急黄

黄疸病最多见于黄疸型肝炎，有阳黄、阴黄之分。一般阳黄最为普遍，其治疗也属于最为常用之法，临床大多熟知，而阳黄中之"急黄"最为凶险，变化快，病死率高（即重症肝炎急性黄色肝萎缩），实为棘手，经洪畴九救治而获痊愈者不乏其例。立法选方如下：

（1）清热解毒法：此时往往须加以凉血养阴，必要时急下存阴，用于阳黄中急黄热邪嚣张，毒火内陷，症见起病急骤，金黄明亮，壮热，烦渴，腹胀，昏谵，衄血，便血，皮肤斑疹，尿短赤，舌苔黄燥或焦黑，质红绛，脉弦滑数。可用清瘟败毒饮加减：犀角（犀角现已禁用，多用水牛角代，下同）、生石膏、黄芩、黄连、栀子、连翘、竹叶、茵陈、大青叶以清热解毒，生地、元参、知母、丹皮以凉血养阴；也可用自拟之茵犀解毒汤：茵陈30g，犀角（现犀角已禁用，多用水牛角代）6g，黄连6g，栀子10g，黄柏12g，黄芩10g，丹皮10g，生地15g，大青叶24g。

（2）解毒开窍法：①急黄热毒内攻心包，或昏迷抽风，舌赤苔黄，可以解毒开窍三宝主之。若热瘀阳明，心胃热毒两盛而大便秘结者，用通腑泄热与解毒开窍相结合，以釜底抽薪急下存阴，用牛黄承气汤加减，方药：大黄12g，犀角6g，茵陈30g，栀子12g，大青叶30g。煎汤送下安宫牛黄丸1丸，每日2次。②湿热弥漫三焦，周身黄疸，神昏，苔黄腻，质红者，甘露消毒丹出入，以清热利湿，解毒开窍。可加郁金、犀角（现犀角已禁用，多用水牛角代），抽搐加羚羊角1g，冲服；或用石决明30g，水煎服。甘露消毒丹加减：滑石15g，茵陈30g，黄芩10g，藿香10g，建昌蒲10g，川贝母10g，茯苓15g，射干10g，连翘12g，白蔻仁5g，黄连5g，郁金5g，栀子10g。

总之"急黄"虽然来势凶猛，变化急速，但只要辨证准确，用药及时，往往可以力挽狂澜，转危为安。

2. 阴黄

阴黄一证，可见于迁延性慢性肝炎、肝硬化及胆石症等。它与阳黄相反，其病因为肝肾不足，中阳不振，气血之败，湿从寒化，寒湿阻滞，胆液为湿浊所阻，溢于肌肤，其色暗黄者，即为阴黄。若于阳黄患者，由于种种原因，未能及时治愈，迁延日久，损伤脾胃，从阴寒化，亦可转成阴黄。由于这时正气已衰，多呈虚实夹杂之证。现简述如下：

（1）本证：阴黄之候，两目及皮肤发黄，黄色晦暗，身倦无力，脘闷纳呆，胁痛腹胀，尿少便溏，或畏寒肢冷，舌淡苔白或腻，脉沉迟或沉弦无力，或沉细而缓。其表现除了暗浊熏黄之色外，主要是伴有畏寒肢冷，少食困乏，便溏，小便浑浊如膏，口不渴，舌淡，苔白腻，脉转沉细或沉迟无力等脉证。其治宜温阳化湿，健脾和胃，用茵陈术附汤，或茵陈四逆汤，或茵陈理中汤等酌选。方药：茵陈30g，附片10g，白术10g，干姜10g，甘草3g，可加茯苓、泽泻等。

（2）变证：①阴黄并发肝性脑病：昏迷，身暗黄熏，便溏，舌淡，苔白腻，肢冷，脉沉细无力或迟。此阴盛阳衰，湿痰蒙蔽清窍之证。治宜温开扶正。处方：茵陈30g，犀角1.5g（研末冲服，若入煎剂，则改为6g，现犀角已禁用，多用水牛角代），或用水牛角24g，郁金10g，建昌蒲15g，党参15g，制附片10g。共同煎汁，送服苏合香丸2颗。②阴黄并发寒积痼结：身黄晦暗，肤凉肢厥，无热恶寒，腹胀痛，拒按，口不干或喜热欲，大便秘结，舌润紫暗，苔白厚腻，脉沉迟结代有力，或略形滑利。此寒湿积结，气血淤滞。治宜茵陈大黄附子汤加味温下逐瘀。方药：茵陈30g，制附片10g，红花10g，大黄10g，肉桂末（冲服）3g，厚朴10g，枳实10g，莪术10g，丹参15g。

（三）经方炙甘草汤治验二则

《伤寒论》中的炙甘草汤本为"脉结代，心动悸"而设，《备急千金要方》《外台秘要》又用之以治肺痿，《金匮要略》《千金翼方》《张氏医通》还有治疗虚劳的记载。洪畴九通过临床观察，认为它是一个调理阴阳、气血双补的方剂，对于虚劳病中之阴血或阳气偏虚者，则非其所主。而对证见气血两亏、阴阳失调者，疗效颇佳。在久顽杂证中，凡病机符合者，用之辄效。

（1）久热不退：患者陈某，女，65岁。1979年6月3日就诊：发热不退，荏苒二月有半，经西医检查始疑伤寒，后谓风湿，复拟结核，终无定论，病家惶惑，莫衷一是。中西药物杂投，皆无功效。体温起伏在37.9℃～38.8℃之间，朝轻暮重，始终难以退尽，自汗盗汗，洒淅恶风，四肢痠楚冷痛，手足指趾发麻，头晕眼花，两耳蝉鸣，灼心嘈杂，时觉泛恶，口渴饮冷，所饮不多，烦躁不寐，大便干结，2日一行，小便短赤，咳嗽气促，时有浊唾，舌苔薄白而略干，质偏红，脉浮大无力带数。诊为阴阳俱虚，营卫失调，拟炙甘草汤加味治之。服至6剂，热已退尽，诸症见减，守方续服。共服药54剂，完全康复。录方如下：炙甘草15g，生地15g，阿胶10g，火麻仁15g，麦冬10g，西党参10g，桂枝8g，白芍10g，姜半夏10g，生姜3片，大枣6枚。

按语：此证久热不退，营阴内损，卫阳外伤，中气不运，痰浊暗生，虚劳渐成，故以炙甘草汤调和补养，共济阴阳。增入白芍以敛养营阴，半夏以化痰和胃。

（2）麻木失眠：患者杨某，男，45岁。1980年6月21日就诊：2年前偶然被虫啮伤后颈，即感到局部疼痛发麻。此后后颈及头脑常感发麻，心烦失眠，彻夜不寐，记忆力减退，耳鸣重听，面部时而潮红，时而苍白，心悸心慌，气短多汗，每于午后体温略有升高，一般在37.4℃左右，四肢麻木，时感拘急，颇为怕冷，虽于盛夏亦不敢当风受扇，小便微黄，大便每日2次，略干燥，舌苔黄白夹杂而稍干、质地偏淡，脉来细弦无力。曾经省及地、县各医院多次检查，拟诊为"神经官能症"。属阴阳失调、气血两亏之证，遂投炙甘草汤加味。处方：炙甘草10g，阿胶10g，火麻仁10g，生地15g，麦冬10g，五味子10g，西党参15g，桂枝10g，生姜3片，大枣6枚，酒水共煎。服至半月，始有效果。守方连服3个月后，痊愈并恢复工作。

按语：患者素禀不足，气血本虚，加之突被虫啮所伤，不由惊怖，惊则伤心，心伤则脏腑气血皆乱，阴阳乖错，诸病丛生。炙甘草汤平补之剂，正补其气血素亏之体。可见，此方有辛甘为阳，甘润养阴，补气益血，调和营卫之功。

傅少岩

❈ 一、生平简介

傅少岩（1927—1989），名尚训，号共生，江西都昌县人。世医出身，其祖父傅志忠，精于岐黄之术，爱好书画，在当地颇有影响。他自幼随祖父学医。中华人民共和国成立之初，进入都昌县卫生工作者协会工作。1953 年 8月由都昌县人民政府卫生科选送入江西中医进修学校学习，毕业后分配到抚州地区医院（现抚州市第一人民医院）工作。来抚后勤奋学习，访贤拜师，深得李元馨、黄植基、傅再希等名师的器重与指点，学业益进。

经过三十多年的艰苦奋斗，傅少岩学验日丰，疗效卓著，活人无数，在中医学术界享有盛名，深受抚州人民赞誉和喜爱。1980 年晋升为副主任中医师，1987 年晋升为主任中医师。历任抚州地区医院中医科副主任，江西省中医药学会理事、江西省抚州市中医药学会理事长，江西建昌帮中药研究会顾问，抚州市政协委员。1985 年 6 月光荣加入中国共产党，同年被江西省人民政府授予卫生系统中医药先进工作者称号。

❈ 二、治学与医德

傅少岩治学严谨，自幼嗜书成癖。在家庭分居、人口众多、收入微薄的经济情况下，节衣缩食，购买了大量书籍、杂志。他说："有衣遮身，有食充饥就可，书不买不行。"新华书店是他最常去的地方，只要是中医书就不惜重金，非购不可。藏书万卷，两间住房密密麻麻地摆着各种书籍。在繁忙的诊务之余，书是他最亲密的伴侣，除了看书，无其他爱好，晚间总是灯明至子夜，常常握着书入睡。日复一日，年复一年，为其打下了深厚的文学与医学基础，知识渊博，知源达流。

傅少岩十分重视医德修养，他的一句名言是："明于医理精于技，富于医德施于仁"。少时随祖父学医，祖父言教身传，急病人所急，痛病人所痛，从小养成了良好的医德医风。他常说："人要洁身自好，不图名不图利，救活病人才是真功夫"。对待病人无论地位、职务高低，生人熟人，穷人富人，一视同仁。他用药简便，药价低廉，花钱少，病能好，深受百姓的欢迎。他从不以治好病人之病而提出不合理的要求和索求病人的财物，即使是病人出于感激之情，诚心送来物品，也坚决不肯接受。他为人正直诚实，不阿谀奉承，不请客送礼；他一生酷爱翠竹，也具有翠竹一样的刚直不阿的高尚品格。

❀ 三、学术探讨

傅少岩在学术上遵循经旨，理据《黄帝内经》《难经》，法效仲景，兼取各家之长，参考新书，发扬古义，敢于创新，重视实践，坚持长期临床医疗工作，通晓中医各科，擅长内儿科及针灸，临床疗效卓著，名扬赣东。

傅少岩对温病颇有研究，主张中药与针灸并用。治疗温热传染病，非常注意因时、因地、因人而异。因四季所发生温病之不同而区别辨证。大抵暑温（乙脑）发病季节，多为酷暑大热气候，治法总以"清暑解毒"为前提。卫分初病用新加香薷饮加滑石、竹叶、鲜荷叶、藿香、佩兰、西瓜翠衣（或西瓜汁冲药服用）等，以解暑清热，化湿和中。气分证候速变，故气营邪盛高热、大烦、大渴、昏沉者多，单纯气分症候较少见，这时以清热解毒、透邪凉营为治。用白虎汤合银翘散加减，生石膏、大青叶、鲜竹叶卷是其主药。昏迷者佐以清心开窍之品，夹湿者略佐芳化，纵有抽搐症状，息风药不必过早应用，热退自然平静。同时配合针刺曲池、大陵、人中、大椎等穴，以清心开窍，泄热镇惊。若邪侵营血，则以犀角地黄汤或清营汤（方中犀角以水牛角尖代）加减之。至于春温（流脑）疫病，常常发作骤然，传变迅速，一发即见邪陷心营，治疗当以"清瘟败毒饮"为主加减。因为流脑须治疗及时，给药迅速，方中生石膏（最好用水飞的）、犀牛角（水牛角代）预先煎好，病人需用时按药量比例，只略煎加温即服。

在长期临床实践中，他总结出"慎思阴阳调气血，洞察脏腑养真元"的经验，治病注意调理阴阳气血、脏腑，尤其注重后天脾胃的功能。在多年的临床工作中，从癌症治疗失败中获得了启发，认识到治疗癌症，不能只顾攻癌解毒，而应注意人的正气，扶持抗癌能力。而后天脾胃是气血生化之源，只有健脾助中才能扶助正气，他认为参苓白术散是补中健脾之妙方，常应用于晚期癌症患者，不少人坚持服药后，饮食增进，气色好转，病情改善，延长了生命。

傅少岩在望诊方面有独特之处。他根据《黄帝内经》的理论，参考历代医家诊耳的经验，在长期的临床实践中，观察到耳朵的形态、颜色和感觉的变化以及耳朵表面所出现的各种特异现象（丘、肿块、结节、裂纹、出血点和脱屑等）和耳部各种疾病，皆与人体生理变化有着密切的关系。正常人的耳朵：耳廓端方，大小相称，肉厚柔嫩，颜色润泽，没有垢腻、皮屑、裂纹和畸形、斑疹、肿块、结节，没有冷热、痒痛和麻木等异常感觉。他对耳的色、形病态表现进行了深入细致的研究，并对许多临床病例的耳色、耳形做了详细记录及绘图，积累了可供临床诊断参考的宝贵资料，并写成论文《耳诊初探》。

傅少岩擅长针灸，为江西省针灸学会理事。他认为针灸疗法是中医学中的瑰宝，适应证广泛，疗效明显，经济安全。为了使病人少花钱治好病，主张用针灸治疗常见病与多发病，即使是急重症及外科、妇产科、皮肤科疾病，也采用药物与针灸配合治疗。他强调辨证选穴，其处方严谨，主次分明，且手法娴熟，补泻得当，故疗效卓著，曾用针灸治愈许多疑难病症。

他还注重治疗经验的学习与积累，重视单验方的收集与应用，他有许多药物简单、疗效显著的单验方，如应用倒换散（由大黄、荆芥二味药组成）治愈数十例术后尿潴留病人，单味菊花治疗疔疮走黄。20世纪50年代初有一妇人，因家中不和，一怒之下，把秘藏多年的一枚金戒指吞了下肚，随即腹中疼痛难忍，当时农村医疗条件差，傅少岩急中生智，嘱其家人急去菜地割了一把韭菜，煮至半熟，速速服下，服后痛止，次日更衣，韭菜裹了戒指安然而下。

❀ 四、治疗经验选介

1. 香砂六君子汤为主治疗小儿腹泻

调理脾胃，不能简单理解为补益脾胃，而是健运脾机，和降胃气。小儿脾常不足，更宜审慎调理，使其功能无伤。扶其本，固其正，逐其邪，安其乱，则病愈而根本固。故治疗小儿泄泻，多用香砂六君子汤随证化裁。若病情急重，配以针灸或简易推拿手法，常取良效。

2．一味菊花饮治疗疔疮走黄

"疔疮走黄"一症，类似西医学的脓毒败血症，轻则肿痛发热，重则高热昏迷。若毒邪攻心，多属险症。傅少岩根据其祖父生前临诊经验，每遇此症。不管疔毒已溃或未溃，即用蓖麻拔毒膏药（蓖麻子仁加入二分之一的乳香杵烂即成）敷贴于患处。另用大剂一味菊花饮（每用菊花四两以上，多用野菊花），煎汤代茶，大量饮用，并将菊花渣外敷肿处，常奏捷效。

3．芝麻饮子救逆疹

傅少岩擅长麻疹科，根据《麻科活人全书》："若当出而参差不齐者，以黑芝麻用冷水擂服"一语，即考虑到黑芝麻有"补肺气，利大小肠，祛风解毒"的功用。后遇麻疹难以透表的逆证时，多在方中佐以黑芝麻一撮（约10g）为引，常见良效。

4．釜底抽薪散的演变

"釜底抽薪散"是古人经验方。原方组成：吴茱萸、大黄、黄柏、南星各3g，共研细末，醋调敷足心，专治咽喉肿痛、痄腮、火眼暴肿、烂口和肝阳上亢颠顶头痛等症，常见显效。傅少岩经过反复实践，感到此方药量太小，故改用：吴茱萸10g，大黄10g，黄连5g，胆星6g，共研细末，醋调成浆糊状，敷于两足心（涌泉穴处），用净布包扎好，敷24小时即取去。如尚未见效，过12小时，再用醋调敷原药一次。每用此方治疗痄腮（流行性腮腺炎）获得显效。

5．固肾敛气疗阴吹

《金匮要略》言："胃气下泄，阴吹而正喧，此谷气之实也，膏发煎导之。"其实并不尽然，临床所见阴吹病人，大多为产后或久病之后，气血失调，尤以脾肾不足，气虚下陷见证者居多。傅少岩认为，应当先调气养血或补脾益肾为治，然后再用补中益气调养之。并在服药期间，每天早晚空腹用温开水吞服北五味子7粒，疗效更捷。《用药法象》云：五味子"补元气不足，收耗散之气"，故用之。

6. 益气缩泉汤治阴挺

"益气缩泉汤"是傅少岩自拟治疗妇女气虚下陷阴挺（子宫脱垂）的经验方。方即用补中益气汤合缩泉丸加减：炙黄芪、炒党参、漂白术、炒怀山药、当归身、炒枳壳、北柴胡、绿升麻、益智仁。此方对Ⅰ度、Ⅱ度子宫下垂者常有显效。

7. 梅花针治疗扁平疣

治疗方法：取长柄（9寸）梅花针，按其常规扣刺，每天或隔天治疗1次，7～10次为一疗程。中间休息3～5天，常规扣刺法。

（1）先刺整体（扣刺脊椎两旁命穴线），从上至下，从左至右，从内至外共扣刺4行，每行扣刺20～22下，以皮肤发红为度。

（2）后刺重点（1～5胸椎两侧），从左至右，从上至下，每椎两侧各横扣刺2下，然后同样扣刺颈椎两侧。

（3）密刺病变局部：用有节律的弹刺手法，重复弹刺皮疹表面，使皮疹渗血为止。

（4）治疗期间忌食辛辣及鱼虾、烟酒等。

❖ 五、医话

（一）学习中医的好书《医宗金鉴》

《医宗金鉴》是一部综合性医学丛书，刊行于公元1742年（清乾隆七年）。全书共九十卷，约一百六十万字。此书内容较全面，切合实用，简明扼要，虽是文言也较通俗，使人读之一目了然。其中各科心法要诀，言简意赅，是初学中医者的必需读物。

（二）谈谈可供药用的花

1. 菊花

甘苦微寒，有疏风散热、清肝明目、清热解毒之效。黄菊花长于疏风散热，白菊花优于清肝明目，野菊花多用于治疗疔毒走黄。暑热季节用菊花10g、薄荷叶1g，加冰糖少许，泡上一杯菊花茶，既能祛暑止渴，又能治疗阳亢眩晕，尤为高血压患者所宜。

2. 白莲花（荷花）

甘凉芳香，功能清暑益气，凉血止血，常用于暑热症。酷暑天气，用绿茶叶加入一二片莲花瓣泡茶，既芳香又解烦渴，热天鼻衄者用莲花蕊。

3. 白扁豆花

甘淡微温，有和中解暑、化湿止泻之功，常用于伤暑夹湿、吐泻及妇女赤白带下。

4. 蚕豆花

甘平微辛，功能降压止血，常用治高血压、咯血、鼻衄、便血、尿血等症。

（三）妇人一生以血为本

傅少岩每诊妇人之病，无不注重"血"字，他认为妇女经、带、胎、产无不与血有关，十月怀胎需血来充养胎儿，产下又得耗伤气血，故妇人之病多用四物汤加味，补血活血。

（四）中医与书法

古代中医处方非常注重与书法的关系。古时医家处方均用毛笔书写，字体清楚，形成了一种医术与书法美的结合，不但药店配药不会出差错，而且使人看之喜欢，一张处方出来也就是一幅完整的书法作品。可现在不少医生的处方字迹不清，往往很容易引起差错，有的甚至会危及患者生命。所以，他常劝告学生应多写写字，写得清楚端正。

（五）方易一药，教诲情深

在1959年末期，抚州市第一人民医院收治抢救了一位大面积烧伤病人。当时组织了院内外中西医会诊，特邀请了傅再希教授（当时任抚州市中医院院长）会诊。病人经过抢救，第八天开始好转时，又出现感染，复发高热，部分创面有脓液渗出，左耳根肿胀，耳道流脓，口干唇焦，烦躁不安，舌绛苔剥。傅少岩非常着急，后用电话向傅老请教，汇报病情和所用中药的情况。傅老说。"方药开得对，不过可去蒲公英，加入紫花地丁三五钱。"傅少岩随即按傅老的指教开了方，连服 2 剂，次日病人体温大减，耳部红肿见消，脓液减少，尿量也增加了。

后来傅少岩才体会到蒲公英和紫花地丁，虽然都是清热解毒药，但蒲公英的散结作用偏强，适用于痈疖肿毒；而紫花地丁则偏于凉血解毒，能清血分解毒。清代陆以湉《冷庐医话》曾谓："名家治病，往往众人所用方中加一味药，即可获效。"信不诬也。

（六）急黄解毒为先

傅少岩认为急性黄疸（急性传染性黄疸型肝炎）不但内郁湿热，更有外邪病毒为诱因，须在清热利湿方中，加入解毒之品，可用茵陈蒿汤合五味消毒饮加减。多年来，他每遇急黄病人，即以清热解毒为先，佐以利湿除黄之品，常获速效。

（七）扶正可祛邪

1960—1961 年之间，傅少岩曾治疗一位臌胀患者（西医诊断为"肝硬化腹水"），久治无效，渐渐腹胀如鼓，邀请李元馨老中医会诊。诊察所见：大腹胀满，按之不实，稍有压痛，头晕乏力，胸闷脘痞，口淡而纳食乏味，面色萎黄，眼睑微浮，神疲思睡而又失眠多梦，大便不爽，溲少而不甚黄，下肢稍肿，舌质淡红，舌边有紫瘀斑数点，舌苔白滑，脉沉弦滑无力。李老认为此系肝郁气滞、络脉瘀阻，木横克土，运化失职。治宜疏肝健脾，化瘀软坚为法。方用：逍遥散去薄荷、生姜，加丹皮、郁金、厚朴、青皮、砂仁、鸡内金、鳖甲、煅牡蛎等。药后，病情开始好转，脉缓濡弱。李老云："病势渐退，可以健脾扶正。"即以香砂六君子汤去法半夏，略加疏肝软坚之品，每剂方中用朝红参三钱。后改用归脾汤加减，仍用朝红参，并用党参，连服数十剂，病获痊愈。傅少岩当时不解李老用意，请教李老："为何更用归脾汤？"李老云："年近花甲之人，久病本虚，病虽重而邪不实，标缓不急，应当扶正祛邪。由于病人自虑亦伤心脾，所以伴有失眠多梦，归脾养心又切合其证，当然还重在于补中土，培本扶正而邪自去也。所以非补不得复元，故可进参芪耳。"

（八）暑温阳强为阴耗

1958 年夏，酷暑炎热，暑温（乙脑）暴发。医院请了临川县老中医黄植基先生来上门诊。黄老学术渊博，经验丰富，傅少岩以师待之，常请黄老进病房指导。

傅少岩发现许多暑证男患儿阴茎直举不收，又见一些女患儿手摸阴部。当时他对此认识不深，即请教于黄老。黄老巡视病人之后说："此为暑邪伤阴太过，元阴被灼、阴耗不能制阳，虚火妄动，男者阴茎易举也，而女者真阴伤极亦然矣。出现此者乃阴虚阳脱（阴阳离决、精气乃绝）之危候，本应用大补阴丸以滋阴降火潜阳，但因暑证余邪未尽，不适用滋腻的熟地，应改为生地，加玄参，以助黄柏、知母清热救阴。其他苦寒药切勿使用，谨防暑邪死灰复燃。"黄老的指点，使傅少岩茅塞顿开。自后其谨记黄老的教导，每遇此证，得心应手而取效。

❖ 六、中药单验方

处方 1：荆芥、大黄。

用法：荆芥、大黄各 10g，焙干研末，加水约 200ml 煎沸，纱布过滤去药渣，加入少许白酒（约 5ml）为引。

主治：各种手术后或产后、结扎所出现尿潴留病症。

处方 2：白胡椒若干、红粉等量。

用法：先将胡椒研细，再入红粉研细末，蜜贮瓶中备用。同时以两寸大膏药一张，取上药二分置膏药中央，贴患者背心"灵台穴"处。

主治：寒喘。

处方 3：白及若干。

用法：以刀将白及削成粉末，用末填平手脚冻破皮裂处，每日 1 次，数次裂口痊愈。

主治：手脚冻裂。

处方 4：黄芪、白术、陈皮、枳壳、银花、党参、当归、升麻、柴胡、炙甘草。

用法：煎水，外洗。

主治：阴挺（子宫脱垂）。

处方5：乌贼骨20g，象贝母5g，制乳没各7g。

用法：将上药研细末。

主治：胃痛。

处方6：蓖麻子仁300g，红粉30g。

用法：将上药打成软膏，贮瓷罐中待用，取上药一钱，置膏药中央，贴敷患处。

主治：各种疔疮、红肿痈疖。

❖ 七、针灸验方

处方1：膈俞、尺泽、内关。

手法：先针后灸、针灸俱用雀啄术。

主治：肺痨咯血。

处方2：三阴交、合谷、至阴。

手法：灸至阴双穴20分钟，余穴轻刺。

主治：滞产（难产）。

处方3：阑尾压痛点（双）、足三里（双）、内庭。

手法：各穴间歇捻刺20分钟。

主治：肠痈（阑尾炎）。

穴位4：阳陵泉、犊鼻、鹤顶。

手法：前二穴先针后灸，同时灸鹤顶20分钟。

主治：鹤膝风（急性膝关节炎）。

穴位5：血海、三阴交、足三里、合谷、曲池、肺俞。

手法：取血海、三阴交各一捻转进针，行中刺激，其他各穴交替针刺。先针后灸，行雀啄术。

主治：风疹（荨麻疹）。

处方6：神门、内关、三阴交、足三里。

手法：施平补平泻手法，不留针。

主治：失眠。

八、医案选编

（一）针灸

1．流脑拒药

万某，女，22岁，未婚。1967年4月18日，发热头痛2天，昨晚半夜头痛如裹，随之高热昏睡，伴有呕吐、抽搐入院。经确诊为"急性流行性脑脊髓膜炎"。4月19日上午，高热41℃，重度昏迷，大汗，呼吸急促，牙关紧闭，喉中有痰声，尚有呕恶症状。给服中药抢救困难，吞咽不下，遂采用针刺"内关"穴帮助灌药，每灌一汤匙中药，捻针一下，配以针刺"脑静""合谷""曲池"等穴，行泻法，脑静穴留针。下午热退至38℃，病情迅速好转而治愈出院。

2．中寒虚脱

熊某，女，40岁，吴城人。1972年1月12日因乘船而外感风寒，症见身冷肢凉，头晕出大汗，面色苍白，突然昏倒，呼吸浅促，脉微细欲绝。此为"阴寒遏阳"的虚脱证。刺人中、百会、足三里等穴，持续捻针"内关"穴，施以补法。约20分钟后，病人呼吸、脉搏好转，再用香烟代作艾条，温灸百会、足三里等穴以回阳散寒而愈。

3．舌纵不收

张某，男，5岁。1972年6月18日初诊：患儿近因高热数天，经药治好转。但常口干、吐舌，于昨晚舌吐口外不收，今已紫肿，心烦不安，啼哭不宁，又有低热，面颊红赤，指纹紫赤，直射气关，此为"心脾积热，热炽苗窍"所致。予以针泻右侧"内关"穴，以"清心泻火"，当针下得气，重捻一下，患儿"唷"一声，舌即收回口内。

4．惊悸心慌

某医，男，36岁。1974年10月初诊。患者半夜惊叫，心悸发慌，胸痛汗出，精神异常紧张，神情恐慌，口干心烦。按其脉弦细数，舌红苔薄微黄。此为"心阴不足，惊扰伤神"。宜予"养心安神"为治。针刺"内关""神门"各一穴，交替取之，施平补平泻手法，重点捻内关约 20 分钟，自觉心中舒适好转。翌晨无恙。

（二）内儿妇科

1．便秘

戴某，男，73 岁。1987 年 3 月 23 日来诊：老年便秘，有气喘史，舌淡红苔白，脉细。处方：黄芪 15g，杏仁 10g，白蔻仁 10g，薏苡仁 20g，川朴10g，甘草 3g，枳实 10g，砂仁（后下）5g。3 剂。

二诊：证同上，舌质偏红苔厚白，脉细。处方：黄芪 25g，白术 10g，陈皮 5g，升麻 6g，柴胡 6g，西党参 10g，当归 10g，炙甘草 3g，苏子 10g，红枣 5 枚为引。3 剂。3 日后来人告曰："便已通，身体舒畅。"

按语：医者治便秘，多用大黄攻下，此证应考虑病家年龄偏大，中气不足，故而用补中益气汤治之。因中气充足，便自通矣。

2．小儿夏季热

张某，男，3 岁。每逢夏季低热不退，口干喜饮，不思饮食，指纹滞。七味白术散主之：藿香 3g，葛根 5g，木香（后下）3g，党参 6g，白术 5g，云茯苓 6g，焦山楂 4g，甘草 1g。连服 1 个月，来年未发。

按语：小儿夏季热多与脾胃有关，方中藿香化湿和中，葛根生津止渴，木香健脾和胃。

3．产后发热

黎某，女，24 岁，1978 年 6 月 30 日来诊。产后 4 日，恶露不下，小腹胀痛，高热，体温 39.6℃，口渴喜饮，头痛，脉沉。治以生化汤原方：全当归20g，川芎 6g，桃仁 6g，炮姜 3g，甘草 3g。3 剂。

按语：本例为产后血虚，瘀血留阻之血瘀发热，故投生化汤立效。

乐嗣青

❖ 一、生平简介

乐嗣青（1891—1973），江西金溪县琉璃乡乐坪村人，从事中医工作60年之久，学识渊博，经验丰富，治人无数，在金溪县一带享有盛誉。

❖ 二、医案三则

1．臌胀案

陈某，男，42岁，金溪县人。腹胀已1年余。现腹大如鼓，饮食量少，食多则腹胀益甚。精神倦怠，胸满气喘，小便色黄短少，大便色黑时秘结，舌苔黄中央带黑，脉浮数。证属气滞湿阻，治拟理气化湿导滞。药如：木香6g，白术10g，桑白皮10g，陈皮6g，茯苓10g，芫花6g，赤小豆10g，槟榔10g，萆薢10g，番泻叶10g，莱菔子10g。6剂。

药后腹胀稍减，小便量加，便畅。守上方再进10剂后，腹胀消失。嘱患者低盐饮食，安心调养。

按语： 经云"下之则胀已"，故慎选芫花、番泻叶、槟榔、桑白皮泻水除湿；木香、陈皮取"气行则水行"之意，白术、茯苓寓实脾之理；赤小豆、萆薢分消湿邪。

2．鹤膝风案

余某，男，37岁，金溪县人。

初起畏寒发热，苔白脉浮数，曾服治疗感冒中药1剂，症状不减。半月后发现两膝肿痛，步履不便。现两膝肿痛，肿势边界不清，行走疼痛难忍，食少，二便可。证属寒痰阻络，治拟温通经络、散寒化痰。用阳和汤加味：鹿角胶20g，熟地黄50g，白芥子10g，炮姜炭10g，麻黄5g，肉桂5g，红藤30g。5剂。

药后肿痛稍减，行走较有力，上方再进5剂。服药20余剂后肿势消退。

但劳累时，仍感膝关节疼痛，服四神煎善后，药如：生黄芪 100g，石斛 50g，牛膝 50g，忍冬藤 10g。5 剂。

3．肠痈案

孙某，男，金溪县人。初起绕脐部疼痛，不久移向右少腹痛。现右下腹急痛，右下腹腹壁紧张板硬，手触则痛剧，右足不能伸长。伴全身发热，大便秘结，脉沉实有力。治拟泄热通腑，解毒消痈，选用大黄牡丹汤加减：生大黄 15g，牡丹皮 20g，冬瓜仁 20g，瓜蒌仁 15g，花粉 15g，金银花 20g，浙贝母 10g，红花 6g，蒲公英 15g，败酱草 15g。3 剂。

药后大便通畅，发热渐减，腹痛及腹壁紧张减轻。上方中大黄减为 6g，去冬瓜仁、瓜蒌仁，加当归尾 10g、生白芍 10g。再进 3 剂。

服药后症状消失、脉转如平。继用加减仙方活命饮以根除病症，药如：当归 10g，赤芍 10g，浙贝母 10g，黄芩 6g，牡丹皮 10g，天花粉 15g，银花 15g，陈皮 6g，薏苡仁 10g，生地黄 10g，制没药 10g，怀山药 10g。

❖ 三、验方选介

（一）内科方

处方 1：巴豆 10 枚，干姜 150g，大黄 150g。

用法：先将干姜大黄为散，再将巴豆捣烂，前二味调细末为蜜丸如梧桐子大，白开水送下，每服 2 丸。

主治：干霍乱，症见心腹胀满，刺痛，手足逆冷，甚者流汗如水、大小便不通，欲吐不吐。

处方 2：地黄 15g，黄柏 10g，麦冬 10g，当归 10g，桂枝 6g。

用法：水煎服。

主治：耳鸣不闻。

处方 3：当归 10g，川芎 5g，白芍 10g，生地 15g，黄连 3g，丹皮 10g，栀仁 10g，荆芥 5g，薄荷 5g，防风 10g，甘草 5g。

用法：水煎，频服。

主治：牙痛。

处方 4：怀山药 20g，牛膝 20g，代赭石 20g，龙骨 10g，牡蛎 15g，生地 15g，白芍 12g，柏子仁 10g。

用法：水煎服每日 1 剂。

主治：高血压。

（二）外科方

处方 1：蜈蚣 5 条，紫草 100g。

用法：研细末和麻油调敷患处。

主治：秃疮。

处方 2：山慈菇、牡蛎。

用法：山慈菇适量，捣烂取汁，牡蛎研细末，和调患处。

主治：癣症。

处方 3：土茯苓 10g，干姜 5g。

用法：上药共研细末，放入小布袋中，醋蘸上火，乘热慰患处：每日三四次。

主治：冻疮。

处方 4：硼砂、海螵蛸、炉甘石、冰片各 3g，辰砂 5g。

用法：纳入小擂钵内，擂细均匀末，用炼蜜半两，复碾匀，以少许点眼角后紧合眼睑。

主治：目疾赤痛，羞明难开。

（三）妇科方

处方 1：黄芪、阿胶、蒲黄炭各 6g，白芍 10g，甘草 5g。

用法：水煎服。

主治：崩漏。

处方 2：当归 10g，川芎 3g，生地 10g，柴胡 10g，香附 10g，延胡索 10g，白芍 10g，焦白术 10g，茯苓 6g。

用法：水煎服。

主治：闭经。

处方 3：延胡索（醋炒）10g，当归 15g，肉桂 10g，甘草 6g，公丁香 6g，山楂 10g，郁金 6g，沙参 10g，续断 10g，肉豆蔻 10g，苦参 10g，牛膝 10g。

用法：水煎服。

主治：白带过多。

处方 4：枇杷叶、藿香叶、橘皮、党参、竹茹各 10g，麦冬 15g，木瓜 15g。

用法：水煎服。

主治：妊娠恶阻。

处方 5：艾叶 15g，阿胶 10g，白术 10g，党参 10g，炮姜炭 10g，炙甘草 6g。

用法：水煎去渣，入童便半盏，再温顿服。

主治：妇人小产失血之证。

（四）儿科方

处方 1：黄连、香附、半夏。

用法：用黄连 5g，烧水少饮。另用香附、半夏各 10g，共研细末，和鸡蛋白做饼，贴两足心。

主治：初生儿不会吮乳。

处方 2：香附 5g，紫苏 3g，陈皮 3g，青皮 3g，葛根 10g，生姜 2 片，甘草 3g。

用法：水煎服。

主治：小儿感冒伤食症。

处方 3：青黛 3g，滑石 3g，生石膏 6g，甘草 2g，竹沥 3g，薄荷 2g。

用法：水煎服。

主治：小儿夏季热。

处方 4：炒白矾 5g，飞黄丹 3g，红枣（烧灰存性）5 枚。

用法：共研细末。

主治：小儿走马牙疳。

处方 5：桔梗 5g，黄芩 5g，玄参 5g，升麻 3g，防风 5g，荆芥 5g，牛蒡子 3g，甘草 2g。

用法：水煎服。

主治：小儿水痘。

许文元

❈ 一、生平简介

许文元（1921—1988），江西金溪县对桥乡人。少时弟妹众多，但因家乡缺医少药，大多因病而夭折，故决意弃儒从医。1938年拜金溪名医蔡益三先生为师学医，随师3载之中，早起晚睡，刻苦攻读，深得蔡先生的青睐和秘传。在学习医疗知识的同时，也潜心学习中药炮制技术，常用的膏丹丸散多是他自己加工炮制的。

许文元21岁始，独自在金溪县陆坊乡开办"保元堂"诊所，悬壶于乡里。因初出茅庐，求诊者寥几，但毫不气馁，自强不息，努力进取。有一患者年逾半百，下痢赤白，昼夜数十次屡医不效，拖延逾月，病情日益加重，遂求治于许。许文元望其粪便色赤而瘀暗稀淡，问其症腹痛下坠欲便，切其脉细涩，观其舌质淡红、苔薄白。求其因，为时值夏令进食生冷瓜果过度。综合望闻问切所得，辨证属脾胃虚寒，毅然投附子理中汤加苦参、木香，服药1剂症状明显减轻，再服10剂左右诸症消失，恢复如初。由于许文元对求诊者精心诊治，一丝不苟，屡获显著疗效，从而博得了群众的信赖，他的名声不胫而走，上门求诊者络绎不绝。

中华人民共和国成立后，许文元积极响应党的号召，加入了金溪县中医联合诊所，并担任负责人。1958年调往抚州地区人民医院（现抚州市第一人民医院）中医科工作。由于家庭原因，1963年调回金溪县人民医院工作，至1979年退休，退休后仍被医院继续留用。

许文元从医50载，数十年如一日，兢兢业业，任劳任怨，深受广大群众的赞誉。他学验俱丰，精益求精，济人无数，远近闻名，经常被邀到兄弟医院会诊。许文元在繁忙的医疗工作同时，致力于中医教育事业，先后授徒三人，学徒现均获得中医主治医师及中医师职称。许文元亲自带教来院实习的中医院校的学生，言教身传，使学生们受益甚多。由于他毕生诊务繁忙，未留下著作。

许文元得到党和政府的器重与关怀，曾任多届县政协委员，并获得多项荣誉称号。

❖ 二、治疗经验

许文元生前喜用逍遥散治疗多种内、妇科的慢性疾病，又常以银翘散加减治疗暑温（乙脑），疗效卓著。现将其用药经验介绍如下。

（一）应用逍遥散治疗内妇科疾病的经验

肝硬化，以逍遥散加三棱、莪术、鳖甲、丹参；肝肿大，以逍遥散加郁金、木香、丹参、延胡索；胆石症，以逍遥散加金钱草、鸡内金；胆囊炎，以逍遥散加大黄、川楝子、虎杖、栀子；胃炎患者加黄连、麦冬、生地；胃溃疡，加海螵蛸、赤石脂、鸡内金；子宫附件炎，加佛手、台乌药。

（二）应用银翘散加减治疗暑温（乙脑）的经验

1. 暑温初期（卫分证）
主证：发热39℃左右，微恶寒，无汗或有汗不透，头痛，颈项强直，呕吐，口渴。
方药：银翘散。
1）暑温轻期（气分证）：
主症：高热40℃左右，心烦，不恶寒，自汗，头痛，呕吐，颈项强直。
方药：银翘散加石膏、知母、大青叶、葛根。
2）暑温重期（营分证）：
主证：高热，呕吐，抽搐，颈项强直，谵妄，昏睡或昏迷。
方药：银翘散减荆芥、薄荷、豆豉，加石膏、生地、丹皮、赤芍、元参、安宫牛黄丸。
2. 暑温极重型（血分证）
主证：高热，神昏，狂躁不安，抽搐不止，口噤，两眼直视，或身发斑疹。

方药：在营分证用药基础上加大青叶、钩藤、蜈蚣。

在上述用药的同时可随症加减。痰多者，加川贝、胆南星、橘络、天竺黄；湿热兼挟者，加黄连、黄芩；湿重者，加滑石、薏苡仁、藿香、佩兰；抽搐者，加钩藤、僵蚕、全蝎。

章绍方

❁ 一、生平简介

章绍方（1984—1973），江西临川县（现临川区）人。年轻时一面在家教书，一面攻读医书。从 20 世纪 20 年代开始，在原临川县温圳、文港、李渡、袁渡（今属进贤县）等乡村行医，颇有名气。为方便群众，自己养马一匹，经常骑马为群众治病，所以在这一带有"马郎中"的美称。中华人民共和国成立后，在温圳中医联合诊所工作，1958 年调临川县人民医院中医科工作，直至 1973 年病故。1959—1966 年曾任临川县政协常委。

❁ 二、治疗经验

章绍方临床擅长于中医妇科和内科杂症，对黄疸（肝炎）、牙痛、妇女月经不调和妊娠恶阻等均有独到的见解和经验。

对急重型黄疸型肝炎特别注重解毒，他认为：急性黄疸病，不但内郁湿热，更有外邪病毒为诱因，须在清利湿热方中加入解毒之品，如板蓝根、大青叶等，对发热、身痒、烦躁者，用茵陈蒿汤合五味消毒饮加减；湿热俱盛者，以甘露消毒丹加减；腹胀、便秘、脉滑数有力者，用大小承气汤化裁。

对于牙痛，他主张预防为主，认为肾主骨，齿为骨之余。齿宜常叩，尤其在大小便时宜咬紧牙关。遇牙痛病人，常用生地、玄参、骨碎补、刺蒺藜、生石膏治之，取补肾固齿、清热凉血之义，屡用屡效。

对妊娠恶阻病人，他喜用乌梅，取其酸涩、生津止渴、除烦止呕之功，常可收到良效。

对于妇女月经不调，章绍方强调，要以辨脾肝肾虚实症状为主，养精血为核心，佐以健脾益气、调肝养血、补肾填精及活血化瘀之法。并应注意标本兼治，平时重治本，经期先治标。治本强调青年女子以补肾为主，中年女子以调肝为主，经期用理气、养血、活血化瘀的"顺水推舟"法，常在经水来潮三四个小时时服药更妙。

张厚生

张厚生（1898—1965），字启业，号从周，文号文郁，江西南城人，清光绪中期（1890年前后），其父张春林迁居广昌县甘竹街，以医为业，颇有声誉。

厚生兄弟四人，他排行第二，家庭环境的熏陶，使他从小热爱医学事业。15岁时，先师南丰陈某学医，3年出师后，在其父开设的"大和春"诊所从业，工余博览群书，钻研《灵枢》《素问》，加之其父相传，因而医学造诣日深，年届弱冠，即能善诊，被乡里誉为"童子郎中"。

正值而立之年，其父不幸病故，遂与长兄广生合资在镇上开设"广厚生诊所"，继续从事医学事业。他信守"为医者首在济世活人"的宗旨，病家相求，有呼必诊。他同情百姓的疾苦，遇到贫苦者求诊，不仅诊费分文不收，而且对无钱购药者，赠给药账折子一本，凭折可在镇上各药店配方取药，所需药费按月由他结算付款。

张厚生擅长针灸，医病针药兼施，疗效甚佳。1945年夏，他出诊时遇一患儿重症昏厥。细察病情后，立时撬开患儿牙关，朝舌根猛扎一针，只闻"哇"的一声，患儿苏醒获救。继而开具方药3剂，服后病果痊愈，绝症逢生，奇闻不胫而走。1953年冬，他调至广昌县医院主持中医科工作，其时慕名就诊者甚众。

张厚生不仅行医饮誉乡里，而且热心发展中医事业，以诲人不倦的精神，培育了不少中医人才。他重视中医基本理论，要求学者要"检阅古名家方书，以广见闻"，告诫学生注重职业道德修养，在治病时要仔细察脉，详问病情。如有诊察未及者，直言说明，切不可牵强文饰，贻误时机。

厚生临床经验丰富，晚年积四十余年经验，分析整合，编著有《厚生医案纂集》和《厚生临症日记》两稿，颇有学术价值和实用价值。

厚生由于德高望重，1958年9月当选为广昌县第一届政协委员，1961年2月及1963年7月，又分别当选为广昌县第二届、第三届政协委员。并从

1956 年起至 1965 年止，历任第一、第三、第四、第五届县人民委员会委员。他于岐黄之余，兼习书法，立于甘竹镇街头的"旴源首镇"牌坊石刻，系其手迹；他酷爱地方戏曲，以饰演正生著称，有"正生张公"的美誉。

1965 年 8 月中旬某晚，张厚生突发脑出血，虽经广昌、宁都、南丰三县医师会诊抢救，终因病患甚重，医治无效，于同年 8 月 23 日溘然长逝，享年六十七岁。

戴济人

❀ 一、生平简介

戴济人（1911—1965），原名戴新和，江西省临川县（现临川区）人。中华人民共和国成立前及20世纪50年代初期，他悬壶于抚州市城外桥东横街、新大街等地廿余载。20世纪50年代中期，参加抚州市医师联合诊所，后又至抚州市桥东医院工作，并担任业务负责人。

戴济人11岁读完私塾后，便随父习医。5年寒窗，专心致志，攻研医理，深得其传。他临床经验丰富，尤擅诊治外科病证。采用中西两法，构思别具一格。常曰："外科无别巧，只要干净清洁好。"认为对一切脓肿和创口的修复，必须严格消毒，彻底清创，引流通畅；而对各种未成熟脓肿，又内外兼治，予西药抗生素和清热解毒、托里排脓中药相配合，疗效颇好。

戴济人医德高尚，乐善好施，为民除疾，不厌劳苦。就是在身患肝癌，卧榻于床前一周，仍施治于乡里，德高望重，深受病家爱戴。

❀ 二、单方、验方

（一）外科方

处方1：藤黄（外用）15g，五倍子60g，葱头、白蜜各30g。
用法：研末和匀，用米醋调匀，外敷患处。
主治：一切无名肿毒。
处方2：硫黄粉30g，信石0.6g。
用法：共研末，将药粉撒于疮面。
主治：疥疮。
处方3：黄柏末20%，炉甘石10%，锌氧粉20%，石炭酸30%，青黛20%，凡士林100%。

用法：药 5 味按比例，取量研末，加等量凡士林（100%）调匀成软膏，外用涂抹患处，每日 1 次。

主治：湿疹。

处方 4：硼酸 20%，锌氧粉 30%，硫黄粉 10%，水杨酸 40%。

用法：和匀，撒搽创面。

主治：湿疹。

处方 5：锌氧粉 20%，滑石粉 30%，青黛 30%，黄柏 20%。

用法：上药研末，和匀，撒搽疮面。

主治：湿疹。

处方 6：鱼石脂、樟脑粉各等分。

用法：混合成膏状，搽于患部

主治：冻疮。

处方 7：槐角 12g，地榆 12g，防风 12g，枳壳 12g，刺猬皮 12g，黄芩 12g，川连 10g，黄柏 10g，云苓 12g。若便秘加大黄。

用法：上药研细末，每日 3 次，每次服 10g。

主治：痔疮便血。

处方 8：五倍子 15g，乌梅 15g，冰片 0.6g。

用法：将脱出直肠洗涤后，用麻油调上药外敷，并将脱出直肠送入肛门，用三角带固托。同时内服补中益气汤，每日 1 剂。用药期间注意勿用力排便及保持软便为宜。

主治：脱肛。

处方 9：海带 180g，桔梗 96g，海蛤 48g，海藻 192g，昆布 96g，槟榔 96g，陈皮 96g，川贝 48g，夏枯草 48g。

用法：共研细末，炼蜜为丸，每丸 10g，每日 3 次，每次 1 丸。

主治：甲状腺囊肿、肿大。

（二）妇产科方

处方 1：苦参粉、葡萄糖、硼酸粉各 0.5g，枯矾 0.3g（一次量）。

用法：上药混匀外用，每日 1 次。

主治：阴痒。

处方2：2% 醋酸液，白萝卜汁。

用法：用 2% 醋酸液冲洗阴道，再用白萝卜汁擦洗或纱条浸白萝卜汁填入阴道，每日 1 次。

主治：滴虫性阴道炎。

处方3：芦荟 0.24g，硫酸亚铁 2 片（或皂矾 3g，或醋煅铁落粉 3g），饴糖 1 匙（一次量）。

用法：上药混匀吞服，每日 3 次。

主治：闭经。

处方4：（生炒）蒲黄各 10g，五灵脂 15g。

用法：内服，每日 1 剂。

主治：产后宫缩不全腹痛。

（三）内科方

处方1：苍术 6g，陈皮 5g，厚朴 5g，醋煅铁落粉 3g。

用法：按此比例，上药研末，水泛为丸，如绿豆大，每次 10~20 粒，每日 2 次。

主治：钩虫病兼贫血。

处方2：归尾 10g，干姜 3g，熟地 12g，麻黄 3g，黄芪 10g，川牛膝 10g，鹿胶 10g，西党参 10g，肉桂 3g。

用法：水煎服，每日 1 剂，药渣用烧酒砂糖捣烂，敷患处。

主治：血淋（丝虫病小腿淋巴管炎）。

处方3：天花粉 120g，黄连 60g，生地黄 15g。

用法：先用天花粉、黄连研末，然后于生地黄汁中混匀为丸，每服 10g，每日 3 次。

主治：消渴。

董演四

❖ 一、生平简介

董演四（1882—1951），字士林，江西省抚州市乐安县流坑村人。自幼喜爱武术，少年时代习举子业，后因县试落榜，遂立志发奋练武。曾拜名师多人，深得诸师秘传。初时用正骨术治疗习武者常致的脱臼、骨折及内伤，后名扬乡里，求治者日众。临床以中医正骨为见长，兼修外、喉、针灸等科。

❖ 二、医论三则

（一）久损陈伤多瘀滞，峻攻后补新血生

久损内伤，乃是伤科治疗中的一个棘手问题。临床治疗多遵"劳者温之""损者益之"的原则，采用温经通络、舒筋活血或补益肝肾等法，而董演四对内伤久损的治疗则匠心独具。认为治陈伤久损，其病虽以虚象为主，然其致病之因多为瘀滞，多有恶血内留。根据《黄帝内经》"留者攻之""逸者行之"之意采用祛瘀攻逐之峻猛剂，待其瘀通后，再缓图其虚，使其瘀血去而新血生，收事半功倍之效。特别是对大实见羸状之病证，更要分辨虚实真假而不被假象所迷惑。如 1935 年初夏，清江镇患者黄某，从 10 米左右高处跌下，致四肢麻木瘫痪，在省、市级医院治疗 3 个月余无效，后经友人介绍到董氏处求治。来诊时形体虚惫，骨瘦如柴，食纳不佳，大便不爽，身躯疼痛，四肢瘫痪，起坐及行动均需人扶。诊为内有蓄血，久而成羸。因瘀血不去，则新血不生，血液瘀滞不衍，影响营气运行而致全身失养。故当时用草药捣汁服之，以斩其关，夺其隘，祛其瘀，通其阳。药后大便溏泻，关隘已通，但呕吐频繁，正气不支。二诊时取老雄鸡一只，清炖取其汁，冲服五虎丹三钱，药后 10 余分钟呕吐更剧，吐黑色血块盈斗，后全身症状大减，精神较佳，患者即能起坐，四肢略可活动，嗜食。三诊更方，以参附加通气活血等药合调理脾胃法，调治月余而安。

（二）跌打损伤细分辨，调气理血有侧重

伤科，古称"跌打损伤"；因其病理有伤气伤血之别，病程有新伤陈宿之异，临床所见，又有以伤气为主者，有以伤血为主者，有气血同损者，故宜明辨气血新陈，分而治之。董氏认为：从高处往下坠者，谓之"跌"，猝然身受，其病变重心在血，兼及于气。因心主血，主神明，故治宜速救其瘀血攻心，先治其血，兼调其气。所谓"打"，乃恃勇相斗，怒气伤肝，其气必壅，其血亦滞，病变重心在气，兼及于血，宜治气为主，旁及于血。所谓"损"者，乃久损成痹，或因于少壮恃勇，不服汤药，或伤后自恃证轻，未予根治，其气必滞，其血必凝，其体亦多虚，其性多兼寒，其治必气血兼顾，其法必以温通。所谓"伤"者，多指刀枪器械等物所伤及皮肤以致破损者，其治以外敷药为主，再视证之轻重缓急，辅以内治。四者虽有区别，然由外及内则一，病变皆以气血凝滞为中心，故治之大法，必于经络脏腑间求之，或调其气，或理其血，或气血兼治，但总以活泼圆机为要。

（三）内外并举整骨折，重视手法巧固定

骨折，为伤科常见病，因其折后，筋络肌肉同时受伤，治时若只注意整复与外固定，而忽视内治，则疗效较差，故必须内外兼治。董演四自拟"化瘀止痛散"，药用防风、荆芥、大黄、黄连、甘松、山奈、黄柏、生栀子、白芷、薄荷、五倍子、炉甘石、生甘草等组成，共研细末，贮瓶备用。用时用白酒调成糊状，敷于患处薄层，用棉垫包扎后，加黄柏外固定即可，对开放性骨折、闭合性骨折及软组织损伤均有良效。同时，早期应配合内服田七、乳香等活血祛瘀药。待肿痛消减后，可改服正骨紫金丹，临床所治，见效甚速。

手法乃是伤科中一大行之有效的重要治疗手段，无论新伤陈损，缓急轻重，均可以手法开其先河。《医宗金鉴》云："伤有轻重，而手法各有所宜，其痊可之迟速，及遗留残疾与否，皆关乎手法之所施得宜，或失其宜，或尽其法也……是则手法者，诚正昔之首务哉。"董演四深得其中真谛，临床颇有体会，尝谓："手法者，是伤科中之第一要法，治内伤凭其以开先河，以行药力，以疏通经络，以调理气血；治骨折脱臼，凭其以复其位，通其经络，无论内伤外

伤，皆以手法为首务，若手法不明，虽辨证精确，又奈何哉！"是故，他在临床中往往赖手法以疗顽疾、起沉疴。

外固定是治疗骨折的重要一环，它可将断骨持续固定在良好的位置，还可矫正残余断端畸形，防止患肢畸形愈合或发生再移位。董演四强调，固定器材要符合形体，质地要适中，不可过软或过硬。若固定物不符合形体，则可导致骨折再移位；固定器材过软或过硬，亦可导致断端再发生畸形、移位，故选材与塑形非常重要，不可忽视。

❀ 三、验方四则

1．八宝喉药

处方：煅硼砂 15g，煅儿茶 15g，人中白 10g，雄黄 8g，青黛 8g，牛黄 0.15g，麝香 0.15g，冰片（梅片）3g。

用法：上药共研极细末，过 200 目筛，后用擂碗擂至无声为度，贮瓶备用。用时取药适量，吹患处，每日 3~4 次。

主治：喉痹、双单乳蛾、悬垂痈、牙疳等。

2．五虎下西川

处方：生川乌、生草乌、生首乌、生台乌、生自然铜各等量。

主治：各种胸、腹、背部等处软组织损伤。对陈伤则效稍逊。

附注：药后可有恶心呕吐、头晕目眩、伤处疼痛等症出现。若呕吐剧烈者，可服生绿豆研汁，开水冲服，即可缓解。

3．通关散

处方：杏叶防风、地稔根、韭菜根各等量。

用法：均取鲜品，加白酒用石臼捶烂，去渣取汁服。

主治：跌打损伤后之气闭晕厥证。

4．化瘀止痛散

处方：防风 30g，荆芥 30g，大黄 60g，黄连 15g，甘松 15g，山奈 15g，黄柏 15g，生栀仁 30g，香白芷 30g，薄荷叶 15g，肉桂 10g，炉甘石 15g，生甘草 20g。

　　用法：上药共研末，过 100 目筛，贮瓶备用。用时视伤患处面积大小，取药适量，加白酒调成糊状，敷于患处。

　　主治：软组织损伤、关节脱位、闭合性骨折。

黄开林

❖ 一、生平简介

黄开林（1921—1986），字森元，江西省乐安县牛田人。黄氏为医，迄今已传四世。曾祖父黄涛公，是光绪年间秀才，然不为仕路而求济世之术，至先生之世，已誉满全县。

黄开林少而聪颖，5岁随祖父启蒙，18岁考入江西省立南城师范学校，毕业后从教于招携、流坑等地。任过国民党乐安县党部候补监委、警察局会计之职。因发表了题为"不乐不安的乐安"于《江西日报》，揭露国民党政府腐败现象，屡遭迫害，乃毅然辞职，随父学医。自此，潜心岐黄之学，笃志祖传之业，寒暑酷冬，持之以恒，奠定雄基。悬壶乡里，屡起沉疴，未几，便名闻遐迩。

中华人民共和国成立后，黄开林深感党和人民政府对中医事业的重视和关怀，愈加精神振奋，于1953年参加组建乐安县牛田联合诊所。不幸因历史问题，1958年被下放劳动，处境艰难达30年之久。虽然如此，其救世之志不懈，常常在繁重的体力劳动之后，奔走于病魔缠身的黎民百姓之间；在昏暗的煤油灯下，孜孜不倦地寻求古训，博览群书。1980年"摘帽"后参加全省中医药人员选拔考试，即以优异的成绩录取为主治中医师。执医于乐安县中医医院，深受病家尊敬，被推选为乐安县第四、五届政协委员。

黄开林医德高尚，为人称道，常引孟子所云："老吾老，以及人之老；幼吾幼，以及人之幼"教诲学生。给他人父母或孩子治病，像对待自己的父母或孩子一样，尽心竭力，而又慎重从事。他一生淡泊名利，疏于家业，兢兢业业，以毕生精力献身医学。对病家有求必应，出诊忙碌，亦不计较报酬多寡。至贫穷人家治病，常不收诊金，并备药饵相赠。如其邻村一少妇丧子，忧郁成疾，精神失常，家贫如洗，夫欲弃之。其则既言劝其夫，又周济钱米，馈赠汤药，涉月而愈，复孕得子，夫妻和睦。又王氏老母，年历七十，久病卧床，臭气盈室，亲朋亦不愿近前。延其诊治，却亲临病榻，切脉望色，叩体察形，毫无难色，精心诊治，救生灵于垂危，高风亮节，感人至深。

黄开林业医近 40 载，崇尚灵素，精研青主，择历代医家之长而博古融今，尤对妇科造诣颇深。认为冲任二脉，男女皆有，唯胞宫为女子独具，经带胎产之疾患，无一不是胞宫功能失调所致，所谓"百病由生，皆因气血"。强调妇科辨证重在调补气血，着眼胞宫。如永丰某妇，月经纯白无血历 3 年，病情怪异，诸医束手。他诊曰："此脾虚气弱，水谷精微不能化血走泄下焦，经时代血故也"，以大剂归脾汤获效。黄开林调理气血独具一格，将《济阴纲目》之"神仙附益丸"改成香附益母汤加味，行气解郁，化瘀止痛，调整胞宫气血，治疗月经不调。用之数十年，疗效满意。

黄开林医名远播，诊务繁忙，虽年逾花甲，仍治学严谨，手不释卷，富于钻研。尤可贵者，夜阑燃烛，常忆白日所诊之病案，于得失之间，尽吐心得。如是辛勤耕耘一生，著述甚丰，留下了很多医案、医话手稿。如"试论妇科病从胞宫气血施治""香附益母汤加味治疗月经不调""我对妇科病的治疗心得""不孕简效""阳痿小验""几个常用方剂的运用体会""辛温除大热""治痹经验""诊余杂谈"等。其中"诊余杂谈"乃 20 年前经验录，惜已散佚。

✿ 二、香附益母汤加味治疗月经不调

香附益母汤由香附子、益母草二药组成。香附子气香，味辛，长于行气，功入肝脾而开郁。《本草备要》谓香附"乃血中气药，通行十二经、八脉气分、利三焦、解六郁、止诸痛……治崩中带下，月候不调，胎产百病"。益母草性平味辛苦，善于活血，可入厥阴心、肝二经，李时珍称其功能"治崩中带下，产后胎前诸病"。两药合用，能行气解郁，消瘀止痛，调整胞宫气血。《济阴纲目》亦以此两药为主，制"神仙附益丸"，称其可治妇人百疾。

本方配制方法：香附子应于霜降后采集，晒干去毛，童便浸透，然后洗净晒干，再用酒、醋、盐水炒黑勿焦。益母草可在端午节、小暑之间收割晾干，切成二至五分一段。用量：香附 10～15g，益母草 20～50g。煎服。

辨证加味：偏寒加桂枝、艾叶，偏热加丹皮、栀子，气滞加木香、乌药，

血瘀加桃仁、红花，有痰加陈皮、法半夏，兼湿加黄柏、苍术，气虚加参、芪，血亏加归、地，余可类推。

病案举例

1．痛经案

占姓，28岁。1969年9月于行经期间参加劳动，后又行沐浴，当晚少腹阵痛，经行不畅，用止痛药无效。诊得脉形皆实，又无其他兼症，显系气滞血瘀，不通则痛。投本方加大剂量，药后瘀血下而疼痛立止。

2．月经不调案

李某，38岁，月经长期不调。经前乳胀腹痛，胸脘满闷，二便不畅，经期落后，量少色暗，舌紫苔腻，边有瘀斑，脉象弦滞。证属木郁土衰，气滞血瘀，因而引起胞宫气血失调。治宜疏肝理脾，活血调经。用本方加郁金、橘核、桃仁、桂枝、枳壳、柴胡，于经前服6剂，当月病情大减。经后再用本方合逍遥散5剂，眠食转佳。如法连服2个月，经调怀孕。

3．老妇暴崩案

谢某，73岁，先贵后贱，精神抑郁。1982年5月，突然子宫出血如崩。问其腹无所苦，微觉腰酸。舌质红，苔薄，脉弦涩，重按有力。年事已高，本属难治，喜无头晕、失眠，食减神昏等象。细审当属肝气不和，瘀热伤阴，损及胞宫，不宜"塞流"老法，急用通瘀泄热，调肝补肾。药用：香附15g，益母草30g，茜草10g，墨旱莲15g，生地15g，丹皮10g，白芍15g，女贞子20g。2剂后出血夜少晨多，微觉头晕，脉略静，瘀热稍清。因气阴亏损，前方加党参20g，续断15g，服1剂后，下一大血块，血止，脉静而身安。

王法良

🍀 一、生平简介

王法良（1902—1981），字邦鑫，江西南城县人。其父王廷富，精于岐黄之术，从医建昌。王法良自幼随父学习中医，博览群书，刻苦勤奋，研究经旨。中华人民共和国成立后，又参加江西中医进修班学习，结业后兼任江西中医学院函授部辅导老师。悬壶建昌六十余载，声誉卓著，擅长中医内、妇、儿科，尤对疑难杂症更有独到之处。

王法良热爱共产党，热爱社会主义，热爱祖国，积极组织中医联合诊所，并担任所长，1956年成立南城县城关镇中医院，又任中医院负责人。历任南城县政协委员、县人大代表、县卫生工作者协会副主席等职，1960年调至南城县人民医院负责中医科工作。1966年因特殊情况被迫离开医院，下放老家万坊乡上湖古塘村劳动。下放期间他仍不辞辛苦，为各地赶来求医的群众服务，分文不取，深受群众和病友赞扬。1978年落实政策调回南城县人民医院工作，其时先生已76岁高龄，又身患重病，但还是兢兢业业坚持日常工作，直至卧床不起，仍门庭若市，患者应接不暇。

王法良一生秉性正直，医德高尚。他常说："行医之道，贵在正直，最恶敷衍塞责，要以病家痛苦为重。用药要精，不能唯利是图。"1946年他在健康药栈合伙兼坐堂，发现药店老板用伪阿胶发给病者，他当场呵斥老板损人利己、危害百姓的做法，第二天辞职离店，独自开设"大成生"中药铺，为民调配处方，以药真价实，热诚恭谦而饮誉建昌。如1951年硝石区某领导爱人因患癫狂症，西医治疗数日无效，请王老诊治，经精心辨证，揣摩用药，3日后病人痊愈，该领导以重酬谢之，王法良婉言谢绝。

王法良一生谦虚谨慎，和蔼待人，工作一丝不苟，技术精益求精。1951年黎川县一位领导同志，长期发热不退，又头痛不止，经当地久治不愈，病情反而加重，请王法良会诊，诊断为湿温。缘由患者阴血亏虚，阳气被遏，湿热邪留，痰浊交阻，他一不用清泄之法，二不用滋阴之法，独用辛开苦降，芳香化浊，以藿香温胆汤化裁，一剂气机得畅，痰浊即化，旋用清补，1 周痊愈。王法良以独特之长，治愈一个又一个疑难杂症，赢得周边县乡百姓的信任。

王法良先生几十年如一日，在医道上胆大心细，智圆行方，不悖经旨，不泥古方，理论联系实际。他一生以治病救人，济世为怀，从不计较报酬。他一生忙于诊务，未暇著作，遗留的临床医案，其子逐步整理成册，垂启后人。

❖ 二、医案

1. 阴虚头痛案

许某，男，干部，左侧头痛不止，历以偏头风治之，以疏风清火之药，服之疼痛愈甚，其面潮红、五心烦热，腰膝酸软，脉弦细尺弱，此系肾水下竭，而虚火上炽所致的阴虚头痛证，治宜滋水涵木，达到养肝息风、滋阴潜阳之效。药用：阿胶 10g，龟甲 10g，首乌 20g，菊花 6g，白芍 15g，桑叶 10g，生牡蛎 24g，胡麻仁 10g，麦冬 10g，黑芝麻 15g，枸杞 10g。服药后痛止。后因房事不节头痛又作，以此法治之即愈，告知节制房事而未再发。

2. 瘀血头痛案

夏某，女，63 岁。多年来两太阳穴痛如锥钻，时止时作，痛则前额青筋暴露，遇怒即发，久治未效，现头痛加剧，痛有定处，两眼圈发青，舌质暗红，边有瘀点，脉弦涩。叶天士云："初病在经，久病入络"。故诊为瘀血头痛，宜活血逐瘀，疏通经络。药用：桃仁 8g，红花 6g，当归 10g，生地 15g，赤芍 10g，全虫 3g，白芷 8g，牛膝 12g，细辛 5g。4 剂痊愈。

3. 崩漏案

邱某，57 岁，经断 11 载。今淋漓不止，腰膝酸软，喜温，头昏心悸，面色淡黄无华，少气懒言，五心烦热，舌质淡，苔薄，脉细软，系肾气虚衰，冲任不固而至崩漏。宜益气补血，自拟安老汤治。药用：人参 10g，黄芪 30g，熟地 20g，炒白术 10g，山茱萸 10g，当归 12g，阿胶（另烊）10g，炙甘草 6g，木耳烧灰为引，10 剂而愈。

按语：古人云：崩虽在血，其源在气，气如橐籥，血如波澜，血随气行，欲治其血，先调其气。故自拟安老汤益气补血而奏效。方中重用参、芪、归补气生血，术草健脾补气，熟地养血滋阴，山茱萸补肝肾固涩精，阿胶养阴补血止血，木耳灰收敛止血。冲任调和而血自止。

4. 误表戴阳证案

杨某，男，62岁。厨师职业，常冒五更之寒，体弱劳累过度，庚戌腊月初三，身感外寒而恶寒发热，头身疼痛，乡医以发散药汗之。服后大汗淋漓，急求治。观其面色红赤，四肢厥冷，呼吸短促，神昏谵语，寻衣摸床，汗出如珠，舌干起刺，问其小便不利，大便不通，脉洪大按之无力，俨似热极之证。诊为误汗所致，元气大伤，阴液内竭，虚阳格外的真寒假热证，故戴阳于面，急宜回阳救阴。药用：制附片10g，干姜6g，红参9g，麦冬10g，五味子6g，知母6g，黄连5g，大枣4枚，炙甘草5g，生姜2片，葱白少许（冷服）。药后立效，安寐熟睡，舌干见润，继进2剂而热退，汗收能进食，转危为安，继进调剂而痊愈。

5. 黄疸（急性黄疸肝炎）案

周某，男，20岁。1965年2月下旬，因冒雨春插数日，继而恶寒发热，头沉重，全身酸痛无力，腹胀不适、纳减，全身黄疸，曾住院10余天未效。观其面目均呈橘黄色，肌肤黄染，舌质红苔黄腻，尿黄如橘色，大便时结时溏，脉沉紧。肝功能检查：诊断为急性黄疸性肝炎。病为湿热内蕴，肝郁脾困。宜清热利湿，疏肝健脾：药用：茵陈30g，栀子12g，大黄（后下）10g，龙胆草9g，郁金10g，泽泻15g，黄连6g，柴胡9g，苍术10g，鸡内金10g，六一散15g，青黛4g。服药3剂黄疸见退，诸证缓解，大便通利，精神转佳。10余剂调理而痊愈，肝功能检查恢复正常。

6. 胁痛（胆囊炎合并胆石症）案

刘某，男，16岁，农民。患者右胁下隐隐疼痛月余，半月前出现黄疸，伴口苦无味，烦躁喜怒，恶油腻，食欲减退，食后疼痛加剧，住院曾以黄疸肝炎住传染科，后检查肝功能正常，疼痛不止转外科，准备手术，家长畏惧手术而于1977年7月3日转中医治疗。

观其面目及肌肤黄染，色暗，伴恶寒形冷，上腹部胀痛，放射至右肩胛，怕油腻，食进则呕吐，唇淡红无润色，神倦乏力，大便干少，尿黄短，脉弦，舌质红苔黄厚，右胁下可扪及鸡蛋大包块。诊为湿热熏蒸，郁热煎熬结石。宜清热利湿，活血化瘀。药用：蒲公英 20g，郁金 15g，茵陈 20g，桃仁 10g，黄连 3g，柴胡 10g，青皮 10g，黄芩 10g，大黄（后下）12g，白矾末（调服）0.6g，金钱草 30g。3 剂。

1977 年 7 月 6 日复诊：面目肌肤黄染减退，呕止神倦，大便通，尿黄见长，苔黄厚，脉弦。守上方白矾增至 1.2g，加太子参 15g，5 剂。

1977 年 7 月 11 日三诊：服药后面色转佳，诸黄消退，口唇见润，腹诊包块变小，按之软，大便先坚后溏，尿黄，舌质红苔黄，脉弦细。上方大黄改 5g，去黄连，加茯苓 15g，10 余剂调治而愈。

按语："胆囊炎并胆石症"属胁痛门，与《伤寒论》"结胸发黄"一证相似。本例由于情志不畅，寒温不适，饮食不节，过食油腻，所致肝胆气滞、湿热壅阻，影响肝的疏泄与胆的通降，使胆汁排泄郁阻，不通则痛，故出现湿热黄疸。胆为"清净之腑"，长期湿热不化、凝结成石。治疗以疏肝利胆、淡渗苦降、行气化瘀为主，白矾末酸涩而寒，能清热去湿退黄；蒲公英、黄连清热解毒；柴胡、郁金疏肝解郁；茵陈、黄芩、金钱草清热利湿；青皮、桃仁行气活血；大黄清热通便，泄热除满，共奏利胆除湿、解郁退黄之效。

7. 噎膈案

姚某，男，52 岁，农民。1977 年中秋月，患者吞咽困难，伴上腹部胀痛，噫气咽堵且干，食进则呕，呕吐黏液状白色浓痰，观其面色萎黄，大便干结，唇、皮肤干燥，舌质红，苔黄腻，脉滑细，X 线片确诊为食管贲门癌。此系脾胃气阴两虚，痰湿停饮之"噎膈"，宜调补气阴，降逆润燥，方宜大半夏汤化裁。药用：法夏 20g，红参 10g，白蜜 30g，猪苓 30g，代赭石 30g，白花蛇舌草 50g。服药 1 剂呕止，3 剂能食少量流汁，7 剂增加饮食，后去代赭石，加沙参 15g，天花粉 30g，红参改用党参 15g。续服药月余，每餐能食半斤粮食，体重增加，能参加轻度劳动，无他不适。6 年后因生产队加餐食猪婆肉，病又复发，未及时治疗而亡故。

按语："食管贲门癌"属于中医"噎膈"范畴。《金匮要略·呕吐哕下利病脉证治》云："胃反呕吐者，大半夏汤主之"。王法良采用此方加味，效不更方取得满意效果。方中重用半夏化饮降逆，人参、白蜜补虚润燥，和胃止呕，代赭石镇逆平胀，但不宜久服，久则砷中毒也。白花蛇舌草清热解毒，猪苓利尿渗湿，其中猪苓聚糖有抗癌作用。天花粉入肺胃经，清热生津，降火润燥、消肿排脓，沙参养阴清肺、祛痰。诸药合奏和胃补虚、降逆润燥之效，而噎膈自平矣。

8. 石淋（输尿管结石）案

王某，男，32岁，乡干部。1974年8月23日，右腰腹部绞痛向少腹及前阴放射，面色苍白，恶心呕噁，痛则汗出如珠，四肢厥冷，尿频、尿急、尿道刺痛，已发作4次，舌质红苔薄黄腻，大便坚，尿色红。尿常规检查红细胞满视野。X线摄片：右侧输尿管上段有一小黄豆大结石阴影。系湿热浊气蕴结下焦，煎熬成石，宜清热利湿，行气排石。药用：金钱草30g，石韦15g，冬葵子15g，瞿麦10g，萹蓄10g，木通10g，大黄8g，车前子10g，海金沙15g，六一散15g。5剂。

1974年8月28日复诊：疼痛大减，排尿通畅无血尿，舌质红，苔黄，脉弦。继上方加鸡内金10g，医嘱多饮开水。5剂。

1974年9月2日三诊，昨夜10时排尿时中断，尿道刺痛难忍，大汗淋漓，即时服开水1 000ml并运动，2小时后排出小黄豆大菱形棕褐色结石一粒，排出后顿感轻松，尿道排尿时仍有灼痛。再以清热利湿，清除余石。药用；金钱草24g，石韦15g，黄柏10g，木通10g，车前子10g，生地18g，鸡内金10g，六一散15g，生栀子10g。7剂。

随访：服药后先后排出小石数粒，而无再发。

按语： 方用八正散合石韦散化裁，以六一散去暑通淋，金钱草、石韦、冬葵子、海金沙清利排石为主，瞿麦、萹蓄、木通、前仁利湿清热为辅，鸡内金软坚化石，黄柏、生栀子清热祛湿而奏效。

9. 水肿（急性肾炎）案

敖某，女，29岁，农民。1978年9月6日初诊：全身水肿，面部为甚，面色淡白，腰痛，少腹胀痛，咳嗽，咽痛，小便短且混浊色赤，舌质红，苔薄黄腻，咽喉红，脉滑微数，经某医院治疗1周病情仍故。尿常规检查：蛋白（+++），红细胞（++++），白细胞（++），颗粒管型（++），诊断为"急性肾炎"。系湿热蕴结，肺气失降，膀胱气化失利，水道不通而为肿。宜清热宣肺，利水消肿。方用麻黄连翘赤小豆汤加减。药用：梓树荚20根，麻黄10g，连翘 15g，赤小豆 15g，杏仁 12g，蝉蜕 9g，牛蒡子 15g，甘草 6g，大枣 10 枚。5 剂。

1978 年 9 月 16 日复诊：水肿见消，腰痛腹胀见减，全身自觉轻松，小便见长，尚头昏乏力，咽微干，舌质红苔薄黄。尿检查：蛋白质（＋），红细胞（＋＋），白细胞（＋）。按原意加味，上方加生黄芪 20g，泽泻 15g，白茅根 24g。5 剂。

1978 年 9 月 20 日三诊：水肿消失，诸症好转，食欲见增，尚乏力。尿检查：蛋白质（±）红细胞（0~8），效不更方，上方改麻黄 6g。7 剂。后经 3 次尿检查均正常。

按语：《素问·水热穴论》云："肾者，至阴也；至阴者，盛水也。肺者，太阴也。少阴者，冬脉也。故其本在肾，其末在肺，皆积水也。"王法良用此方以麻黄、杏仁为君，外除寒邪，宣肺通阳，使阳气外达，调整三焦气化功能，开其水之上源，利下源，达宣肺利尿之功。方中生梓白皮（即梓树根皮或用梓树荚）可扶正健身，清热利水；赤小豆、连翘清热利湿；大枣健脾和中；炙甘草和中补气，有类似皮质激素作用；蝉蜕有消风脱敏、消尿中蛋白质、增强人体免疫功能作用；黄芪有助气引水，增强肾功能作用，消尿中蛋白质；牛蒡子、泽泻养阴清热利二便；白茅根凉血清热。共奏疏风利水消肿之效。

❀ 三、治疗经验

（一）当归贝母苦参丸的运用

《金匮要略·妇人妊娠病脉证并治》载："妊娠，小便难，饮食如故，当归贝母苦参丸主之"。即是说，当归贝母苦参丸主治妊娠饮食正常，中焦无病，下焦湿热郁阻，小便困难者。王法良审因辨证，将此方改为汤剂加味，治疗妇女小便难、阴痒、阴肿等症。

医案：黄某，女，39 岁。1980 年 7 月 14 日初诊：患者自 1969 年后，经常尿频尿急，当地医疗站治疗后能暂时好转，略感暑热即发。近几月下乡赶集，病情加重，当地公社医院反复治疗半月效果不明显。观面色晦黄，头昏重，神倦无力，口干唇裂，干咳胁痛，胸闷气憋，心烦易躁，少腹胀痛，月经不调，大便数日未解，尿频尿急涩痛难忍，前阴瘙痒伴渗出黏液，舌质红苔黄脉滑数。尿检查：蛋白（±），红细胞 2～8 个 /HP，白细胞（+++），滴虫检查（-）。此系暑热内伏，肺失肃降，久瘀伤血，肝经风热，湿邪停滞，膀胱气化失调而致，诊为湿热淋。方用当归贝母苦参丸加味：当归 12g，贝母 10g，苦参 15g，连翘 20g，蒲公英 20g，蝉蜕 6g，白鲜皮 12g，牛膝 10g。3 剂。头煎内服，二煎加白矾熏洗。

7 月 17 日复诊：服药好转，痒止尿畅便通，尚有下部自觉不适。守方 3 剂而愈。

小便难一症多由下焦湿热所致，一般习用八正散、五苓散、导赤散等方，而王法良认为当归贝母苦参丸比前述三方有明显优势。其一，湿热留滞，每易入血，而缠绵难愈，本方君药当归以养血，苦参清血中之湿热，故病易愈；其二，妊娠感邪，虚中挟实，易动胎元，本方当归顾虚护胎，非肆用清利之可比；其三，湿热内迫下焦故小便难，除清利之外尚应开提肺气，清达上源，本方贝母擅其功；其四，湿热郁毒而发为阴肿阴疮，本方苦参解毒，贝母散结，疗外阴诸症更为八正散所不及。有此四端，故其疗效优异。且必须禁食盐类。

（二）麻黄汤在过敏性疾病中的应用

麻黄汤出自《伤寒论》，系仲景治太阳伤寒证的代表方剂，是发汗峻剂，其方组合严密，比例适当。王法良认为此方不仅是发汗峻剂，且温阳通调、祛风利尿，可用以治疗某些过敏性疾病。现简介以下：

1. 过敏性哮喘案

胡某，女，27 岁，已婚。初诊：1972 年 10 月 7 日。素有对药物、花粉、风寒等过敏性哮喘史，6 天来气候变冷而咳嗽不止，发热恶风，哮喘不平，胸闷气短，大便次数增多，小便急胀，面色淡黄，印堂青，唇暗红，舌质红苔薄白。可闻及哮鸣音，脉浮紧。系过敏性哮喘，宜温阳祛邪，宣肺平喘。药用：麻黄 10g，桂枝 6g，杏仁 10g，炙甘草 4.5g，鱼腥草 15g。3 剂。

11 月 12 日复诊：服上方 3 剂而愈。前天因闻菊花花粉，又食鸡蛋，引起干咳，胸闷气逼而哮喘，舌质红苔薄白，大便溏，小便频数，脉浮数，仍属过敏性哮喘。守原方 3 剂而痊愈。

2．过敏性风疹案

刘某，女，28岁。初诊：1979年11月15日。从12岁开始经常全身风疹，遇冷即发，发则全身皮肤起风团、瘙痒，搔则更甚，久治未愈。现恶风怯寒，全身皮肤风疹呈块状，舌质红苔薄白，脉浮紧，二便如常。系过敏性皮疹，宜解表疏风，通阳和络，拟麻黄汤加味。药用：麻黄9g，桂枝9g，杏仁10g，蝉蜕9g，炙甘草10g。

复诊：11月24日，服药后诸症见减，微瘙痒，舌脉如前。守原方4剂而痊愈。

❖ 四、验方、单方

1．胆道蛔虫汤

药物：乌梅10~20g，槟榔10~15g，枳壳9~15g，使君子10~18g，广木香10g，苦楝皮20~30g。加减法：痛甚，加川楝子、佛手；便秘，加大黄。

主治：胆道蛔虫病、肠虫病。

注意：忌油腻甜食，小儿用量酌减。

2．胆道排石汤

药物：黄连6~10g，大黄10~15g，黄芩6~10g，柴胡9~12g，郁金10~15g，广木香10~15g，白矾末6~15g，金钱草30~45g。加减法：湿重，加茵陈20~30g；热重，加蒲公英；痛甚，加延胡索、川楝子。

主治：胆石症、胆囊炎、胁痛、黄疸。

注意：禁油腻辛辣刺激物，小儿酌减。

3．芳香化湿方

药物：藿香10~15g，佩兰10g，茵陈15~30g，石菖蒲6~10g，大腹皮10g，法夏10g，白芷6~10g，青木香6~15g，柴胡10~15g，雷击散1g，六一散15g。加减法：高热不退，加直参须、知母；大便不通，加大黄、元明粉。

主治：一切痧、斑、暑闭、中暑等。

注意：忌荤、腥、粥。

4．湿毒下注方

药物：生黄柏 200g，生苍术 150g，牛膝 300g，生首乌 200g，萆薢 300g，以上五味微火烘干，研成细末，用酒洒成如绿豆大，晒干。

用法：成人每次 15g，每日服 2 次，连服 3～7 日。儿童酌减。

主治：丝虫下血初起，下肢湿痒、麻木，下肢无名肿痛。

5．治绦虫方

药物：乌梅 10～15g，黄连 6g，槟榔 10～15g，川楝子 10g，使君肉 10～20g，大黄 10g，花椒 3g，元明粉 10～5g，生南瓜子 50～100g。

用法：上方前 7 味药煎水服，元明粉调，南瓜子可生吃并可煮、炒食。每日 1 剂，7 日为一疗程。

主治：绦虫病。

6．山菇中毒方

药物：鲜丝瓜叶 100～200g。

用法：鲜丝瓜叶捣汁，开水冲服。

主治：山菇中毒。

7．降压活血方

药物：丝瓜全藤 100g。

用法：煎水服。每日 1 剂，煎 2 次，以水当茶饮。

主治：高血压，头昏肢痹、下肢酸胀等。

8．小儿疳积方

药物：胡黄连 6g，五谷虫 6g，雷丸 6g，鸡内金 6g，莱菔子 6g，茯苓 6g，焦栀 5g，生麦芽 9g，苍术 4g，银柴胡 5g。

主治：小儿疳积、食欲不振、大便溏泄，消瘦，心烦好啼等症。

9．月经过多方

药物：阿胶（烊服）10g，当归 9g，生地 18g，条芩 10g，地榆 10g，白及 12g，狗脊 10g，续断 10g，甘草 6g。

用法：水煎，空腹服。

主治：因过食姜椒火炙等物，引起月经过多，10 日或半月不止等症。

10．胜湿粉（外用方）

药物：六一散 50g，枯矾 15g，冰片 5g。

用法：磨成细末外用。

主治：会阴部湿疹，过敏性皮疹、糜烂等症。

张坤文

❧ 一、生平简介

张坤文（1930—1987），江西南城县人。祖父育才，以药为业，为传授建昌中药炮制工艺带有许多学徒。二祖水芹，毕生从事中医工作，精于内、儿科，但对中医外科有独特研究。其父张应生从事中药。张坤文先从二祖习医，尽得其传，又从其父学习中药，悬壶黎川近四十载，医术高明，学验俱丰，德高望重。

张坤文于 1944 年 1 月至 1946 年 1 月在江西中学读书，并从家祖张水芹学习中医五年，1948 年独自行医乡里。中华人民共和国成立后积极响应党的号召，于 1953 年在抚州专区中医进修班学习，1954 年在黎川创办第三区中医联合诊所出诊，1956 年在黎川县人民医院工作，1959 年在江西中医学院教学研究班学习，1961 年后担任黎川县人民医院中医科副主任。

张坤文热爱共产党，热爱社会主义祖国，热爱人民，医德高尚，学习刻苦，工作积极，埋头苦干，从不计较个人得失，为人正直，诚笃谦和，深受广大人民群众的尊敬和爱戴，获得党和人民政府的高度评价。于 1961 年光荣加入中国共产党，曾任黎川县政协委员。

张坤文数十年如一日，把毕生的精力献给了中医学事业。不仅在临床上有独到之处，在科研上也有发明。如石耳（皮果衣）糖浆治疗高血压，其有效率达 80.95%，降压功效强于罗布麻。由于种种原因，石耳未能以一种新药问世，这是他生前感到很遗憾的一件事。他很重视培养下一代，曾经授徒几十人，惜未暇著作。

❧ 二、学术思想

1. 幼承祖业，勇于创新

张坤文自幼随祖父学习中医，精读《黄帝内经》《伤寒论》《金匮要略》

《脾胃论》《濒湖脉诀》《温病条辨》等书，对《黄帝内经》的许多原文能够熟练背诵，尤其对《伤寒论》《金匮要略》能够全文背诵，且心得颇多，有学习《伤寒论》的二万余字的学习笔记。他虽从祖父习医，但超脱了祖父所授范畴，取长补短，刻苦钻研，综合各家学说，根据当地实际情况，创造出自己独特的诊治经验。

2. 结合西医，攻克疑难杂症

张坤文临床近 40 年，经验丰富，但他从不骄傲自满，而且虚心学习西医学，借助于西医的检查，应用中医的辨证，治疗一些疑难杂症，取得了良好的效果。如治疗再生障碍性贫血（简称再障），应用了西医的检查、中医的辨证，治疗 4 例再障患者，均获痊愈；治疗乙肝表面抗原阳性患者，他根据西医的诊断，进行中医辨证，采用疏肝行气、活血化瘀、清热利湿的方法，治愈数例患者。

3. 精究方药，临床别具一格

张坤文在几十年中，精心研究方药，常教诲学生说，用药如用兵，兵不在多，而在于精，只要配伍严谨，用药合理，是完全能够以少胜多的。如张仲景在《伤寒论》中，用药精练，配方合理，疗效甚佳，平均每方药物不超过 5 味。张坤文不论疑难、危重等疾病，每张处方上仅有 6 味药物，君臣佐使，配方严谨合理，效果良好，在群众中广为流传，人称"六味医师"。

❀ 三、医案选介

1. 子死腹中案

患者刘某，女，25 岁。妊娠足月，预产期仅距 3 天，腹满急痛，阴道少量流血，自觉胎动停止，故来住院待产。经妇科反复检查，听不到胎心音，且多次会诊，确诊为"死胎"，因胎儿头位过高，宫缩无力，既不宜于产钳，又不适合手术，故请中医会诊。

1983 年 6 月 29 日初诊：妊娠足月，身体强健，因孕期过多服食鸡、肉等营养之物，胎儿体形过大，难分娩，导致胞紧干涸，窒息而死。诊其脉，三部均见弦涩，舌质紫暗，脉症合参，为不损伤孕妇正气，用药不宜峻攻猛伐，导致不良后果。根据《圣济总录》称"子死腹中，危于胎之未下"，急取下胎一法，治宜活血行血，佐以下胎方。拟加味归芎汤合脱花煎并疗儿散三方加减化裁。处方：当归20g，川芎15g，牛膝15g，龟甲15g，乳香10g，肉桂6g，水煎温服。每日2剂。

1983年6月30日会诊：服上方后，宫缩有力，腰腹坠痛见甚，仍守上方再进2剂。

1983年7月1日三诊：胎儿下降，宫缩频繁，上方龟甲加至30g再服1剂后，死胎已下，住院3日，安全出院。

按语：胎儿死于母腹，久不能下，不能自行娩出称为"死胎不下"。本病可发生在妊娠期，又可出现在临产时。但不论在妊娠期或临产时，凡诊为胎死不下，首先必须对胎儿之生死做出明确的诊断。如果判断为死胎，当以下之，故《圣济总录》云"子死腹中，危于胎之未下"。因胎死不下，可引起阴道出血，影响孕妇健康，甚至危及生命，故应及早排出。但用药方面，慎之慎之，过于峻攻，恐伤正气。方中当归、川芎活血行血，肉桂温通血脉，牛膝引血下行，乳香活血镇痛，龟甲治难产难生，宫口不开，三方合用，得心应手。

2. 再生障碍性贫血案

患者李某，男，18岁。患"再障"5年余，高热昏迷3天而入院。患者近5年来，头晕目眩，四肢乏力，面色口唇苍白。在省级医院治疗数次，多次骨髓穿刺，确诊为再生障碍性贫血（简称再障）。几年来均靠输血维持生命，共计输血达60 000ml以上，中药亦服上千余剂，多以温补气血为主，病情仍未好转。这次住院近半年之久，经输血、抗生素及激素等治疗未能控制感染。骨髓检查显示：骨髓增生低下，无巨核细胞发现。患者病情凶险，西医治疗无效，故转中医治疗。

1973年9月9日初诊：患者面色蜡黄，皮肤苍白，发热烦躁，胸闷，气促，口鼻出血，四肢厥冷，大汗淋漓，神昏谵语，脉虚数无力，舌红绛少津，苔灰，体温40.8℃，血压30/10mmHg。证属热入营血，气阴两伤，邪盛正虚，标本并急。治宜益气敛汗，养阴生津，凉血散瘀。投以生脉散合犀角地黄汤加减化裁。处方：白参15g，五味子10g，犀角（现已禁用，多用水牛角代）10g，生地30g，赤芍10g，丹皮10g。当日共服2剂，日夜各1剂，鼻饲冷服。

9月10日复诊：神志清醒，高热减退，四肢转温，稍有微汗，神疲乏力，心悸气短，仍有吐血衄血，脉虚数。体温39℃，血压64/30mmHg。病情好转，治宜按原意出入，投益气养阴清热、凉血散瘀止血之品。处方：白参15g，生地30g，丹皮10g，茜草12g，田七7g，红枣12枚。当日服1剂，分2次冷服。

9月11日三诊：吐衄已止，体温正常，但头晕目眩，少寐多梦，手足心热，神疲乏力，舌干少苔，脉象细数。此治宜养阴益精，且稍用温肾之药，"从阳引阴"，又扶脾肾阳气。处方：枸杞15g，桑椹子25g，墨旱莲25g，何首乌30g，鹿角胶15g，白参6g。当日服1剂，分2次温服。

9月12日四诊：诸证见减，能起床活动，舌脉基本同前。按原方再进3剂，每日1剂，温服。

9月15日五诊：病情稳定，但感形寒肢冷，神疲乏力，四肢酸楚，口淡无味，纳差，舌淡少苔，脉弦细而虚弱。治宜温肾益精。温补肾阳，可扶元阳又可温煦脾土，使脾运化健旺，起到先天促后天的作用，脾运化正常，则水谷精微能化生为血液。益精，则精能生髓，髓能生血。处方：鹿角胶15g，熟地25g，淫羊藿25g，黄精30g，巴戟天10g，山萸肉15g。每日1剂。

9月18日六诊：形寒肢冷减轻，已能行走，唯头晕乏力，纳差口淡。仍守上方，10剂。

9月28日七诊：精神好转，四肢已温，食欲渐增，二便清利，唯感气短、乏力，行走稍多即有累感，舌淡苔少，脉虚无力。此时，在振奋脾胃，恢复脾胃功能的基础上，应用益气补血法。处方：红参9g，白术15g，怀山药60g，熟地25g，山萸肉20g，首乌30g。每日1剂，连服2周。

10月10日八诊：经过治疗1个月，感染已经控制，食欲开始健旺，精神恢复。进行血常规检查：白细胞3 400/mm³，红细胞200万/mm³，血小板3.8万/mm³，仍然表现为贫血。患者自觉症状仍有头晕，乏力，面色不华，诊其脉虚无力，察其舌淡而少苔。应用补肾填髓法。以厚味之猪脊髓并补肾药，以髓补髓。处方：山萸肉25g，鹿角胶15g，肉苁蓉25g，巴戟天15g，淫羊藿30g，菟丝子30g，猪脊髓半碗（另服）。每日1剂，连服1周。

10月16日九诊：诸证好转，食欲见增，每餐三两，面转红色，精神尚佳，院内散步自如，睡眠亦佳，二便正常。仍守上方，连服半个月。

11月2日十诊：精神健旺，履步如常，乏力感已除，面色红润有光泽，每餐进食 3~4 两，脉象有力，舌质红润。血常规检查，红细胞 300 万/mm³，白细胞 4 000/mm³，血小板 6 万/mm³。仍按原意施治，但因猪脊髓难买，故拟下方：鹿角胶 15g，熟地 25g，肉苁蓉 25g，菟丝子 30g，黄精 30g，山萸肉 30g，淫羊藿 30g。每日 1 剂，连服 2 个月。

1974年1月2日进行血常规和骨髓象检查。血常规：红细胞 380 万/mm³，血红蛋白 10.8g/100ml，白细胞 5 800/mm³，血小板 8 万/mm³。骨髓检查：骨髓增生活跃，巨核细胞出现。根据患者症状体征消失，血常规、骨髓象检查正常，达到治愈标准，允许患者出院。

患者出院调养 1 年后，能参加体力劳动，于1977年2月亲自到医院道谢。此时，患者身体健康，精神健旺，面色红润，体重百余斤，并已停药 2 年，每日上班，肩负百余斤不觉累，与 3 年前相比，形如两人。

按语： 再障以贫血、出血和反复感染为其主要临床特点。贫血和出血可源于脾肾亏损所致，感染则为气血亏损，正气不足以抗邪而发。本例患者气血亏损又复感外邪，热入营血，神昏谵语，耗血动血。证属标本并急，故宜扶正祛邪，拟益气生津和清热解毒，凉血散瘀同用。热病之后，应注意清除余热，当以滋阴清热法，但应该考虑患者的体质，配伍应得当。补肾益精与益气补血是治疗本病的根本大法，应同时注意脾肾的生理功能及气血的生化原理。本例患者素体脾肾虚弱，况病后体衰，若先益气补血，必脾虚不受补，而变生他症，故拟先补肾益精，后健脾益气补血，再回到补肾益精。先补肾以肾阳温煦脾土而振奋脾胃，后补脾则中气健运而纳谷逐增，气血生化有源，再补肾，能使肾更好地充分利用脾胃吸收而来的营养物质，转化为精髓，化生为血液，从而克服血液再生障碍。精髓是化生血液的重要物质，故本病治疗中始终抓住益精填髓，以猪脊髓充填肾的精髓，这是古人以脏补脏，以腑补腑，以物补物的一种常用治法，值得进一步研究探讨。

3. 急性胃肠炎案

尧某，女，32 岁。1972年8月23日中午食鸡后感到上腹不适，至夜则感腹疼，腹泻水样便 3 次，伴呕吐 1 次，次晨则感神倦，头晕不能起床，因而用大板车送入医院，当即由门诊诊断为"急性胃肠炎"介绍入院。因患者不愿住院，要求服中药。

8月24日初诊：患者平卧板车上，恶寒，神倦，头昏，坐起则身体颤抖不稳，地，腹微痛，昨夜溏泻4次，肢欠温，小便短，苔白润舌质淡，脉细。处方：附片12g，茯苓12g，白芍12g，白术12g，生姜3片为引。2剂。

8月25日复诊：患者诸证减半，不呕不泻，腹微痛，时发时止，舌苔同前。处方：原方附片改9g。煎服2剂。

8月26日三诊：患者步行而来，诸恙悉除，前来道谢。

按语： 患者恶寒，神倦，头昏起坐欲仆，身体颤抖不稳，舌淡脉细，脉证合参，诸证形成，实因阳虚所致。阳气者，精则养神，神失养则神倦，柔则养筋，筋失其温养，筋脉失其主持，故筋肉颤抖不能自持。因风寒水气内停则腹疼下利，今用真武汤加减，取其方中附子大辛大热，温阳祛寒止痛；茯苓、白术健脾利水而止泄泻；生姜易干姜，温中止呕散水气；芍药和里，与附子同用能入阴破结，敛阴和阳。辨证用药，丝丝入扣，值得借鉴。

4. 低血钙抽搐案

冯某，女，45岁。曾因中毒性麻痹性肠梗阻行腹部手术，刀口愈合良好。自8月15日以来，每日发作数次抽搐，西医诊断为贫血（Hb 5.2%，RBC 289万/mm³），低血钙。给予纠正贫血治疗，抽搐时静注葡萄糖酸钙，虽当时抽搐能止，但经1周治疗，抽搐每天仍发作二三次，每次持续半小时。据外科医生建议，于8月21日请中医会诊，停用西药。

8月21日初诊：患者面色萎黄不华，神倦，头昏，盗汗，手足麻木，昨夜发生抽搐2次，发作时手足蠕动，甚则瘛疭，大便干涩，舌质淡，苔白，脉微细。处方：全当归6g，白芍18g，川芎6g，大熟地18g，生地18g，红参4g，郁李仁9g，麦冬9g，天冬18g。2剂。

8月22日复诊：服药后于昨夜仍发作1次，但时间较短，10分钟后自动缓解，大便1次，质稀软，舌脉同上。处方：原上方去郁李仁，加钩藤再进2剂。

8月23日三诊：服药后未抽搐，感手足麻痹不适，二便正常，精神好转，脉比前稍有力。原方再进2剂。

上方服4天，至8月27日未再抽搐，头昏，神倦诸证均减，手足麻木消失，于8月27日痊愈出院。

按语： 此因血虚不能养肝，以致肝风内动而手足抽搐。肝为风木之脏，主筋，患者术后贫血，面色无华，头昏，盗汗，舌淡脉细，均属阴血不足之象。此乃血虚生风，实因血不养筋，筋脉拘挛，伸缩不能自如而至手足麻木，甚则手足瘛疭，类如风动而抽搐，实为虚风内动。故投入四物、二冬、二地、钩藤，以滋阴养血，平肝息风而病自痊愈。

5. 走马牙疳案

李某，女，3岁。患者体质欠佳，端午过后，饮食所伤，以致高烧月余，口渴欲饮，日渐消瘦，前医投以银翘、桑菊以及小柴胡剂等，用之无效，遂转牙龈肿痛，口唇溃烂，病情危笃，特来求治。

证见：高热口渴，五心烦热，便结尿赤，食难下咽，神疲乏力，面色无华，口臭难闻，牙根腐烂，龈鼻出血，口中下唇内从早晨至中午约半日时间，有一溃疡面从绿豆大烂至蚕豆大，唇外约可看见如针尖样穿孔处，半天之中落牙3个。经其曾祖父指点，此为走马牙疳，病势凶险，已成落牙穿腮透鼻，其病危急，命在顷刻。即授予祖传牙疳秘方：①先用银针（薄片刀）刮去腐肉紫血；②内服祖传秘方治疳夺命汤（方附后）；③用苋菜槁烧灰煎水外洗；④外涂祖传秘方治疳夺命丹（方附后）；⑤外敷祖传秘方治疳敷足散，用醋调敷两足涌泉穴。

次日复诊：病情大减，药后4时许，大便畅解，热随之减，口渴已停，津液复生，口唇溃疡由紫转红润，口臭减轻，流涎很多，再按上法用药1日。

翌日三诊：热退神清，二便通畅，口唇烂处红润，稍能进食。上药全部停止，内服改用六味地黄汤去山萸肉加玄参，外用祖传秘方清疳散。

四诊：诸恙已除，已能进食，口唇红润，伤口肌生，不流涎，臭已除。服上方4日痊愈，随访3年，无任何不适，身体健旺。

按语： 走马牙疳，顾名思义，乃凶险之急症也。所谓走马，言其骤也，抢救不力，一二日即有危及生命之虞。古人对此症颇感棘手，故有五不治之说，即不食烂舌根者不治，黑腐有筋者不治，白色肉浮者为胃烂不治，牙落穿腮鼻，臭不堪闻者不治，山根上有发红点者不治，由此可见此症之凶险也。

古人认为本病多发生在大热之后，火毒内蕴，流于胃经而致。采用祖传秘方内服、外用，配合穴位贴敷，内外并治，以清热降火，釜底抽薪，凉血解毒，生津救阴，获得了救命之功。

（1）苋菜槁灰：用苋菜全草，阴干烧灰，煎水外洗。

（2）治疳夺命汤：青黛 6g，石膏 20g，大黄 10g，牛黄 0.3g，儿茶 6g，西洋参 10g，水煎服，每日 1 剂。

（3）治疳夺命丹：冰片 2g，麝香 1g，牛黄 1g，珍珠 2g，绿矾 2g，煅红砒 0.1g，共研细末，涂患处，涂后向下方，使涎外流，切忌毒液入腹。

（4）治疳敷足散：大黄 10g，栀子 10g，麝香 1g，冰片 2g，白芥子 10g，桃仁 10g。共研细末，用陈醋敷两足涌泉穴，半日一换。

❁ 四、单方验方

处方 1：田螺 7 个，大蒜 7 枚。

用法：将田螺去壳，再同大蒜捣烂如泥，敷脐上，得尿即去。

主治：尿闭。

处方 2：黄鳅 1~2 两炖汤。

用法：将黄鳅加水炖汤约 2 小时，不放盐，口服。

主治：小儿盗汗。

处方 3：鳝鱼数条

用法：取血涂患处。

主治：口眼㖞斜。

处方 4：猪肝 2 两（或鸡肝、羊肝亦可），苍术适量。

用法：猪肝切片，沾苍术末，放碗内蒸熟，口服。

主治：治夜盲。

处方 5：猪小肚 1 个，益智仁 10g。

用法：将益智仁放入小肚内，炖熟去药，吃小肚及汤。

主治：小儿遗尿。

处方 6：鸡 1 只，加味二至丸。

用法：将鸡杀死取生血服，同时内服加味二至丸，即二至丸加首乌、熟地。

主治：脱发。

处方 7：净蝉蜕 15 只，白糖。

用法：将蝉蜕去头足，研细末，用白糖水冲服。

主治：声音嘶哑

处方 8：蜂蜜 100g，食盐 6g。

用法：以上两味泡水溶解，温服。

主治：便秘。

处方 9：杜仲 30g，猪腰子 1 对。

用法：用猪腰子 1 对，炖杜仲 3 小时（不放盐），喝汤并吃猪腰子。

主治：肾虚腰痛。

处方 10：猪心 1 个，飞净朱砂 3g。

用法：将飞净朱砂放入猪心内，炖 3 小时许，不放盐，取汤并吃猪心。

主治：心动过速。

处方 11：鸡内金末 10g，米粥适量。

用法：将鸡内金末放入粥内，拌服。

主治：小儿消化不良。

处方 12：乌鱼 1 条，赤豆 1 斤。

用法：乌鱼炖赤豆，不放盐，吃汤及鱼、豆。

主治：肾病水肿。

处方 13：凤凰衣 20 只，瘦肉适量，浮小麦、糯稻根须各 1 两。

用法：将凤凰衣和瘦肉捣成肉饼蒸熟，再用浮小麦和糯稻根须煎水，与凤凰衣肉饼同服。

主治：盗汗、自汗。

处方 14：石耳半两，瘦猪肉 1 两。

用法：将石耳洗净，与肉文火炖 3 小时，服用 7~14 日。

主治：便血。

处方 15：生姜 1 两捣汁，蜂蜜 1 两。

用法：将生姜捣汁，合蜂蜜加温，连服 2~3 次。

主治：呃逆不止。

处方 16：雪梨 1 个，川贝适量。

用法：将顶端切下的雪梨去皮，挖去梨核，再将研末之川贝放入梨内，然后将梨的顶端覆盖好，盛于碗内，加水适量，用文火炖 3 小时，服汤及梨。

主治：久咳不止。

处方 17：僵蚕、地龙、甘草各等份。

用法：将以上 3 味药共研细末，每服 3g，日服 2 次。

主治：神经性头痛。

处方 18：猪胰 4 两，葛粉、天花粉各半两。

用法：猪胰煎水，调服葛粉、天花粉，每日 2 次。

主治：消渴病

处方 19：黄芪 2 两，大鲤鱼 1 条。

用法：以上 2 味，煎汤服。

主治：老年癃闭。

杨鑑尘

❀ 一、生平简介

杨鑑尘（1879—1957），江西临川县（现临川区）湖南乡外杨坊村人。出身书香世家，走到他的家门就可以看见门额上镌有"望重关西"四个引人肃然起敬的大字。杨鑑尘天资聪颖，记忆过人，髫年在家庭熏陶下，四岁就能识字数百，六岁能应对和背诵唐诗宋词百篇。至少年更加勤奋好学，沉默多思，在读完四书五经之后，已博览诸子百家之说。弱冠时因长耽典籍，熟通经史，乡间皆称其博学。后因废科举，遂立志活人之术而攻读岐黄之书。及长设帐乡间之舍，而授儒学；悬壶汝水之滨，以行医道。逐渐医名大震，望重抚郡，遂迁居临川，继悬壶羊城。在抚郡行医50余载，成为当时抚州医坛四大名医之一。1946年春，临川县政府委任杨鑑尘为临川县中医诊疗所所长，直至1949年春。中华人民共和国成立后，其并经常应地、县医院邀请，会诊疑难重症，所发表见解，人皆信服，多被采纳，获效良多。

❀ 二、医德医风

杨鑑尘医德高尚，急患者所急，忧贫病之忧，遇贫者求治出诊，尝步行而却肩舆；奉俭朴而却厚酬。故虽为医一世，就诊者于门庭若市，而囊橐无余，家境清贫。1941年春，日寇陷我临川，百姓颠沛流离，贫病交加，缺医少药，加之日寇实行"三光"惨政，尸骨遍野。斯时，杨鑑尘已年逾花甲，家人都劝他暂离临邑，避难黎川。他说："医本济世救人，行仁者之术。今国土沦丧，山河遭其蹂躏，百姓受其灾殃，炎黄子孙都处于水深火热之中，共困于铁蹄践踏之下，疮痍满目，正需医药。予虽年迈，无拒寇救国之力，但能行治病活人之术。尔等欲我离避，负国负民，岂不是置我于不仁乎？"家人闻之泣下，遂从其愿。于是，他日夜紧随难胞，在羊城东郊之穷村僻壤、灵谷山脉之崇林深壑、印山村外之山沟树下，就地采药，为人治病，活人无数。人咸称为济世医民之国手，不胜感戴。

杨鑑尘秉性刚正，待人和蔼，平易近人。对于权势，不趋不附，不畏不求。他以"我行我素，不卑不亢"作为自己的行为原则。

✿ 三、学术思想

杨鑑尘治学严谨，精勤不倦，数十载如一日。尝谓："万物之灵者莫过于人也，而医人之术虽尽毕生之力而难穷，况医者为活人之仁术也。不学则无术，是为庸医，世未见庸医活人，而只见其杀者众矣。"授课时，认真严肃，均用朱笔亲断句读，讲解洞彻精辟。曾告诫曰："中医典籍，浩若烟海，中医学派，层出不穷，虽皓首亦难穷经。但千流必有其源，百川终归大海，万变不离其宗。必须勤躬'四典'（《黄帝内经》《难经》《神农本草经》《伤寒杂病论》），方能上溯医本而知医源，下探医流而窥派向，务必精通医道，望自勉之。"

杨鑑尘学术，上溯《黄帝内经》《难经》，临床推崇仲景。对《伤寒论》《金匮要略》均能背诵，了如指掌，可谓深入仲景堂奥，得其运用之妙。临证多参长沙方取胜，当时人咸以"经方家"誉之。但用他自己的话来说："吾探其源，明其理，师其法，参其方，而不拘其方，泥其药，适临证之所宜而多自立新意。"可见其是一位既渊溯岐黄之宗，又博采众家之长，师古而不泥古，有自己独特创见的医家。

杨鑑尘临床辨证求因，洞彻精辟。他推崇仲景六经辨证，又融有己见。认为六经辨证虽为外感热病而设，并无外感之限，可循六经，去了解脏腑经络病理变化的反映，同时又可与脏腑经络等辨证相互合参，以判断脏腑病变的病所、性质以及正邪盛衰的情况。他对于清代叶、吴二氏为温热所创立的卫气营血和三焦两种辨证，认为既是六经辨证的发展，亦是补充六经辨证的不足。他在临床辨证求因时，根据具体情况，有时用某一辨证方法去求因、诊断、立法，但常是多种辨证方法相互合参运用。他说："据症求因，用病因辨证；依症征觅病所，用脏腑、经络、气血津液辨证；由证候溯伤寒、温病的发展趋势，用六经，卫气营血和三焦辨证。总之诸多辨证，先来自'四诊'，终归于'二纲六要'。如饮属阴证，治宜温和，痰有寒热，治别温清；痘疮少热，治宜升托，麻疹无寒，治当透清；急惊无阴，病在肝；慢惊无阳，病在脾；治妇科病，多从阴从血，注重肝脾；治男科病，多从阳从气，注重心肾……"

杨鑑尘临证时，首先是观神察色，继则按脉闻声，再参问之。其曰："对望、闻、问、切，曾有过神、圣、工、巧之评价，亦是对医者所掌握的诊断水平高低的衡量。为医者必须勤躬自身，'四诊'中务必切实把握望、闻、切的要领和真谛。问必有目的而发，一则求其参证，二则了其病史，若临证只赖问来，如遇婴幼、昏厥等病者，则为之奈何？"

他对阴阳五行、运气学说在临床诊断中的运用尤为重视。他说："万类万变不离其宗，阴阳者万类万变之宗也；诊断莫逆其理，阴阳者诊断之理也。故《素问》有'阴阳者，天地之道也，万物之纲纪，变化之父母，生杀之本始，神明之府也'。善诊者，察色按脉，先别阴阳'之说。五运六气者，自然之象也，人生于自然，亦存乎于自然之中，既赖自然而生，亦受自然而制；人赖运气而活，亦受五运太过不及而病；人受六淫而病，可据六气而治。故《灵枢》曰：'人与天地相应'，'与四时相副，人参天地'。《素问》曰：'岁木太过，风气流行，脾土受邪。民病飨泄食减'；'岁木不及，燥乃大行，生气失应……民病中清，胠胁痛，诸气在泉，风淫于内，治以辛凉，司天之气，风淫所胜，平以辛凉'"。

1946年他任临川县中医诊疗所所长时，曾以"诊疗"二字冠于联首，嵌了一副对联贴在诊所里。联曰：

> "诊法详灵素，合参色脉称知道；
> 疗治明运气，不逆阴阳乃上工。"

从这副短联，也可以看出他在诊疗上对色脉、运气、阴阳的重视。

杨鑑尘所著的《伤寒六经定律·诊断篇》将阴阳证概括归纳出"辨阴阳证各二十字纲要"：

阴证：神疲、倦怠、晦暗、身重、声低、息短、少言、清溏、畏寒、沉迟

阳证：兴奋、躁动、明亮、身轻、声高、气粗、谵语、赤结、身热、浮数

杨鑑尘临床处方遣药，出奇制胜。他赞赏徐灵胎《用药如用兵》之说。处方阵容严谨，用药遣兵精当，常以五六味、七八味的"精锐"而"捣其穴"，效如桴鼓。他常说："习方书如学阵法，阵容各异，临敌必知其变而布其宜，读本草似悉兵性，兵力有特，临阵必知其用而遣其当。要知应敌胜敌必究法，而败敌歼敌仍需兵，重在用法，用兵精则已胜敌溃；临证治病必考方，但祛邪除疾必靠药，贵在遣药，遣药当则病中疾愈。故有甘草、人参误用致害，皆毒药之戒；牛溲、马勃待用无遗，是良医之说。"

杨鑑尘的一生，是济世利民、救死扶伤的一生，是刚、正、仁、廉、勤、躬、道、德的一生。虽然清风两袖，飘然驾返，但医坛遗风尚在，衔德者感戴难忘。

谢佩玉

❋ 一、生平简介

谢佩玉（1873—1953），字清舫、号石禅居士，系江西南城县谢映庐之孙。谢佩玉1878年（清光绪四年）启蒙，1887年乡试童生，1890年应贡生试。因书文并茂，榜列拔贡，待缺乡梓，随叔父甘澍（映庐之子）在金溪浒湾习医。1906年经挚友推举，任苏州府内幕（相当现省政府秘书长），但仍阅读医书不辍。1909年，母故回原籍奔丧，守孝3年，不能出任，继续钻研中医经典著作。1912年与同乡挚友刘凤起志趣相同，过从甚密，1914年与刘凤起赴上海市，以卖字为业，当时与刘凤起、饶士腾被誉为南城县"最佳三枝笔"。而谢佩玉字体，集黄自元、赵孟頫、柳公权、颜真卿、翁同龢五家之长，自成一体，后游福建鼓山时，被当地名流邀请，题字留念。当时因仰慕鼓山名胜，故随笔书"渴想"二字，刻于后壁，落款南城谢石禅，迄今犹存。1915年回南城，一方面正式悬壶，一方面著书立说，所汇写"方论集腋"一部计四本，于1916年正式刊印问世。1921年赴南昌开设"霞照楼"笔墨楹联店，并挂牌行医，继家学之传，对赤贫患者不计诊资，有时并施医药费，后"霞照楼"因关税过重而关闭，从此专业行医为生计。1935年南昌市成立"江西省国医专修学校"，名医姚国美校长，认为《素问》一书，字语深奥，难以贯通，非文字造诣较深者不能胜任，特亲自聘请谢佩玉先生，任此课教授。为去粗存精，使学习者易于接受，他编写了《素问节要集注》一书作教材。桃李遍及全省，在受业者中，不少成名成家，有的就任为江西中医药大学教授。

1937年抗日战争爆发，南昌市遭日机轰炸，而避居金溪浒湾。1942年迁回南城故里，仍操医业，并传于其子庄泉，口讲指画，务穷其理。

1949年冬，因年老力衰，迁居江西金溪县浒湾，安度晚年。1953年12月，无疾而终，享年81岁。

❀ 二、医论

1．论弃症从脉

有患痰火者，头空眩晕，饮食少进，六脉洪滑而数，按之有力。其外症：肢冷面赤，肌肉黄瘦，甚则昏不识人，昼夜频发，观其外象似不可攻，审其脉有力，应舍症凭脉施治，用枳实、瓜蒌实、胆南星、贝母、黄芩、黄连、橘红、牙皂，掺入姜汁、竹沥，吐痰数碗，四肢渐温，继用牛黄丸，顿服3丸，又用竹沥催之，腹中鸣响后，用润字丸三钱，去污垢甚多，病势顿减，以清火消痰，健脾养血调理。

此昏晕乃痰涎壅塞所致，故症似虚脱，而脉洪滑有力，原是有余。胃与二肠上下相通，痰随气之升降，无处不入，痰阻肠胃，三焦之气不得流行。乃以汤液宣涌其上焦之污浊，牛黄蜡丸荡逐中焦之凝滞，润字丸流利下焦之燥结。三焦顺畅，门路开通，中宫运转，邪无容地矣。

2．论数脉

世有病因劳倦，而脉亦数者。未有病因于阴虚，而脉不数者也。

3．论发汗有二法

发汗有二，湿邪则用香燥之药发汗，即以祛湿。燥病则滋润之药滋水，即以作汗。

4．论偷关之法

昔人用此法颇多，如用朱砂为衣者，取义南方赤色，入通于心，可以护送诸药而于心也；如用青黛为衣者，取义东方青色，入通于肝，可以护送诸药而达于肝也；至于攻治恶疮之药，包入葱叶之中，更嚼葱白而吞入，取其不伤喉膈，而直达疮所也。即煎剂亦有此法，如用大剂药，干姜、附片煎好，再入生黄连二三分，一滚即取起，俟冷服之，则熟者内行下行，而生者上行外行，岂非外廓之意耶。仲景治阴证伤寒，用整两附子煎熟，加入生猪胆汁几点和之。喻嘉言治阴邪上冲之疝证，服干姜、附片，偶有口苦、舌干之弊，用干姜、肉桂、花椒、附片为小丸，晒令坚干，然后以人参、白术厚为外廓，俾喉间知有人参、白术，不知有干姜、肉桂，送达于积块之所，猛烈始露，而坚者消削，窠囊尽空，可见先贤用药，悉有法度。

5．论日轻夜重之证

证本伤气，日中轻者阳盛也，夜每重者阳衰也。人知日轻夜重之为阴虚，而不知亦有属于阳虚者。

6．论日轻日重之证

有一日轻一日重者，其候为阳明胃经之候也，《黄帝内经》云："阳明之病恶人与火，闻木声则惕然而惊。"《素问·刺疟》又云："阳明之病，喜见明光。"何经文之自悖耶，不知更实更虚之妙义，而与日轻日重之理相通也。夫阳明得病之始，则邪气有余，故恶人与火，恶其助邪也；病久则邪去而正气亦虚，故喜见明光，喜其助正也。若是则时日干支之衰旺，其与人身相关之故，可类推矣。盖甲丙戊庚壬者天时之阳也，乙丁巳辛癸者天时之阴也，疟人食减胃中正气已虚，而邪去未尽，是以值阳日助正而邪不能胜则轻，阴日助邪而正不胜则重也。

7．论高年酒客病

大抵养生之道，粥饭为主。若以面麦充肠，世人谓之软饱，以其虚浮而无实益，大寒凝海，唯酒不冰，助火生痰势所必至。每当子时以后，胃家空虚，火空则发炎。炎而上，早膳略沾谷气，中空有以填之，火邪熄矣，所以寅卯时早膳后其势见衰。况肺主气，肾纳气，若在高年肾家不能纳气归元，以知柏地黄丸加人参、附片之类，庶几病魔退舍矣。

8．论治痿独取阳明

阳明者十二经脉之长，能束筋骨而利机关，阳明不治，故筋脉失养，而动惕不宁尔。外邪锢于阳明，则其土为火燔之焦土、灰砂之烁土矣，非藉北方之水，何以润泽枯槁，故用药重以甘寒，正如灵雨霡霂，方得复其稼穑之恒也。

9．论救虚脱之法

一以涩固脱，一以重镇怯，一以补理虚。凡真阳散越于外，不得不多方以图之，更为外迎之法以导之，进而求其本焉。治本之法，实有鬼神不觎之机，姑以格物之理明之。畜鱼千头者，必置介类于池中，否则其鱼乘雷雨而冉冉腾散。盖鱼虽潜物，而性乐于动，以介类沉重下伏之物而引鱼之潜伏不动，同气相求，理通玄奥，故治真阳之飞腾屑越不以鼋龟之类，引之下伏不能也。

10. 治朽胎不用芒硝大黄厉药

有妇孕已五月，偶尔下血。医者专以人参、阿胶固胎，遂身肿气胀血逆上奔，结聚于会厌胸膈间，饮食难入，痛楚难下，稍急即呕出，全似噎证，羁延至八月，势已危殆。脉之尺微涩，独肺脉洪大无伦，喘声如锯，手臂青紫肿亮，似此下闭上壅，筹治维艰。夫上壅者，以肺脉之洪大，合于会厌之结塞，知其肺已生痈也。下闭者，以尺脉之微涩，合于肉色之青肿，知其胎已久坏矣。用泻白散加枳壳、桔梗以开之，不用芒硝、大黄厉药也，服二大剂，腹痛下白污如脓者数升，裹朽胎而出，胸膈顿开，但余污未尽，忽大肿大喘，情形可畏，一以清肺为主，竟获痊愈。

11. 论治心肾壮热用坎离互根

黄连阿胶鸡子黄汤，足清少阴心烦不得眠之热。若为日既久，热益加重，或肾经素有蕴热，因伏气之热激发之，以致心肾壮热充实于上下，又非黄连阿胶鸡子黄汤所能治，宜用坎离互根汤。

严振声

💠 一、生平简介

严振声（1916—1975），祖籍江西省南城县人，出身于医学世家。自幼入塾，以天资聪颖、勤学好问而得闻于师长邻里；其后随父学医，苦心攻读，尽得其传。其先祖父严式祖医学造诣颇深，悬壶南丰，兼营"恒发美"国药店，俱负名。20世纪30年代，曾与中医同仁，发起创办南丰第一个中医团体——"神州医学会"，对于团结全县中医界人士，发展中医药事业起了积极的推动作用。他教子严厉，方法独特。早晚指导严振声吟读药性、方歌、脉诀，讲解医经方书、名家说，传授诊法心得，还规定每天必须到店站柜台，干杂活，各种中药炮制技术一应掌握。这对其日后成长，治学态度，医风医德，带徒授业，均有着深远的影响。严格的家庭教育和自身的勤奋努力，促使严振声很快成才。20来岁便能独当一面，在南丰医药界崭露头角，并使一个原已资不抵债、濒临倒闭的药店蒸蒸日上，一跃成为本县屈指可数的几大药号之一。年轻得意的他并不以此为满足，更加发奋钻研医术，至20世纪40年代后期，遂医名渐著，求诊者日益增多，已无暇兼顾商界，店中业务，便由其叔祖父严绳祖经理，严振声坐堂专职行医。1957年加入中医联合所，该所后发展为中医院。他作为中医院的领导成员和技术骨干，为该院的筹建、巩固与发展做出了突出的贡献。

严振声不仅继承发扬了严氏三代医学之精粹，而且集南丰喉科李祥麟、周联辉之经验于一炉，悉心研究，反复实践，创制了红口药、白喉药、黑牙药等方，颇具特色，效验殊佳。抗战时期，拜师南昌儿科名医孙书伟，得益匪浅。严振声高尚的医德，诚笃朴实的医风，温良和蔼的态度，认真负责的精神赢得病人的赞扬。他诊病认真细致，一丝不苟，凡求诊者，无论是领导干部，还是普通百姓，皆如至亲之想，普同一等对待，几十年如一日，以仁术仁心，施之于人，根本顾不上自己，把毕生精力和全部心血都奉献给了人民卫生保健事业。

❀ 二、喉科验案验方

严振声亦以擅长喉科而闻名，每日应诊上百号病例中，凡咽喉疾病十居二三，积累了丰富的治疗经验和大量病例资料。今选录治验病案数则，随附吹喉秘验方，供有志于中医喉科学术者参考。

（一）喉科验案选录

1．阴虚白喉例

熊某，2岁。咳嗽不爽，痰鸣气粗，烦躁不安，伴寒热，经县级医院诊断为白喉，住院收治，病势较重，渐至躁扰不宁，甚则抓人，腮外颈项肿硬微红，声如犬吠，痰鸣如拽锯，呼吸急迫，神情疲惫。医院劝之转上级医院行气管切开手术，患者恐途中出现意外，求治于中医。察其喉间两侧白块满布，舌质红，苔黄腻，指纹紫，小便短赤，臊气逼人，断为阴虚风热内伏，蕴毒夹痰壅于喉间所致。病势凶险，尚须养阴清肺，解毒豁痰，能有机转，可望获救。处方：生地12g，玄参9g，丹皮4.5g，银花9g，连翘9g，白芍9g，川贝3g，牛蒡子9g 黄连1.5g，明雄黄0.6g，牙皂0.6g，生甘草3g，保赤散4包（注：约合0.4g），鲜土牛膝60g。外用锡类散吹喉。

二诊：寒热悉除，大便3次，酱色如豆瓣，气促稍平，视其喉间，白腐伪膜已见化解，舌质干粗。宜减除燥劫之品，着重豁痰解毒。原方去明雄黄、保赤散，加玉枢丹1.2g，山豆根4.5g。是夜因痰迷嗜睡，另又送服玉枢丹0.9g，六神丸10粒。

三诊：腐块伪膜渐脱，呼吸较匀，声哑渐开，腮外颈项红肿见消，看似病有转机，然外肿虽消，内毒尚盛，未可掉以轻心。乃于上方加紫花地丁6g。果然至傍晚时分，呼吸又见急促，痰鸣复剧，额汗清凉，然扪之尚粘手，口唇微紫，已临内闭外脱险境，急以原方加西洋参3g，牡蛎15g，是夜再进1剂。

四诊：白腐全化尽脱，呼吸均匀，额汗已息，夜睡安宁，精神转佳，能进饮食，唯颈项微肿，痰鸣间作。至此，病势已履坦途，予原方加射干3g。

五诊：颈项肿消，微有痰鸣，是因此症与痰饮宿疾有关之故。原方去牙皂、土牛膝，5剂乃告痊愈。

2．寒湿蕴毒白喉例

孙某，男，16岁，南丰县人。1周前始则发音不亮，继之发热，虽经打针服药，热势不减。昨起咽痛，不能进食，欲送医院急诊之刻，突然寒战大作，周身抖颤，经会诊确诊为扁桃体白喉，特邀中医会诊。检查左右扁桃体均见白色伪膜，不易揩去，体温40℃，唇干不红，舌上布满黄腻厚润苔，大便3日未解，脉形浮数。证系寒湿互蕴成毒，非一般阴虚白喉可比，未可妄投寒凉阴遏，宜当发表，化湿，解毒。表邪外解，湿毒渐化，则有转机。处方：葛根9g，银花9g，连翘12g，藿香6g，薄荷5g，丹皮9g，白芍9g，大青叶9g，番泻叶9g，玉枢丹0.9g。嘱服2剂，外用锡类散吹喉。

二诊：热降至38℃，已不恶寒，伪膜面积缩小，大便仍未通，舌苔尚黄腻厚润，原方加枳壳6g，板蓝根12g。

三诊：热降至37.1℃，伪膜渐化，舌苔亦见退减，大便畅解，能进食稀粥，原方去番泻叶、葛根再服。病已脱险，进药可缓，嘱每日服药1剂。

四诊：二天后诊视，伪膜尽化，扁桃体已无肿大，饮食大增，且已进肉食，察其舌上尚有黄腻苔，嘱勿多食肉，原法增损，4日后痊愈出院。

3．喉风急重症例

胡某，男，25岁。初起咽喉两侧红肿、疼痛，昨起延及整个咽喉红肿灼痛，悬雍垂亦肿大，色呈鲜红，语言不清，呼吸不畅，吞咽则痛楚不堪，汤水难下，已2日未进点滴，伴寒热并作，心烦，口渴，大便坚结，舌苔薄黄，舌尖红，脉浮数。肺胃风热火毒搏结，壅于喉间使然，拟表里双解，佐以解毒之品。处方：银花9g，连翘9g，防风6g，花粉9g，川贝3g，知母9g，炒黄芩9g，薄荷3g，蒲公英8g，地丁9g，赤芍6g，青宁丸（布包入煎）12g。外用红喉药吹喉。

二诊：咽喉红肿略消，疼痛亦减，勉可进食，但寒热未清，原方加玄参，连进2剂。

三诊：诸症续减，吞咽自如，唯感咽喉干燥，上方去防风、青宁丸，加沙参。3日后痊愈。

4．麻后牙疳重症例

王某，男，3岁。麻疹将收，仍持续高热，牙龈腐烂，上牙龈尽腐，一夜之间，门牙脱落二枚，唇舌糜烂，不能进食，剥指挖鼻，烦躁不安，甚或谵语，声音嘶哑，口渴，便结，溺赤，舌质红干，苔黄而粗，指纹紫滞。麻毒蕴肺，上熏于口，内扰心包，急当清泄解毒，豁痰开窍。处方：银花9g，连翘9g，赤芍9g，瓜蒌皮9g，丹皮4.5g，生地9g，川贝4.5g，玄参9g，木通4.5g，牛蒡子9g，黄连3g，番泻叶9g，安宫牛黄丸1颗。灰牙药擦牙。

二诊：1剂后，热降至38℃，意识见清，大便溏泄，小便增长，牙龈唇舌糜烂亦减，唯尚声哑，口渴，原方去番泻叶加黄芩4.5g。

三诊：热退身凉，声音渐开，牙龈腐烂处渐生新肉。处方：连翘9g，生地9g，川贝4.5g，玄参9g，白芍6g，北沙参9g，丹皮6g，银花9g，生甘草3g，黄芩4.5g，谷精草6g。连进3剂，诸症乃平。

5．牙痛例

陈某，女，51岁，住城关镇一街。初起牙痛，发热恶寒，今已5日，左下牙龈大如李大，焮热坚硬，中心稍软，触之痛不可忍，间或痛如针刺，彻夜不得稍宁，饮食不进，尿赤，便结，舌质红，苔黄。为风火湿热相搏，蕴毒壅脓，发为牙痛。治以清热解毒，消痈排脓。处方：刺蒺藜6g，苍耳子6g，荆芥炭9g，银花9g，皂角刺4.5g，甲珠4.5g（现已停用），乳香、没药各4.5g，番泻叶6g，赤芍9g，丹皮9g，花粉6g，紫花地丁9g，桔梗4.5g。内服2剂，外搽红牙药。

二诊：药后夜半痛处即溃脓，天明便泄2次，嗣后寒热渐退，肿势消退大半，并能进食稀粥。予原方去甲珠、皂角刺、番泻叶，加生地9g，玄参9g，生甘草3g，再进2剂，龈肿全消，饮食如常。

6．口疮赤烂例

许某，男，1个月。发热2日，口腔糜烂遍及舌、咽等部，不能吮乳，啼哭不宁，痰鸣气粗，大便溏而不爽，小便短少，舌质红，指纹深紫。心肺积热，挟胎毒蕴蒸于上，与风痰相搏所为，治以清心利尿，凉血解毒，佐以祛风化痰。

处方：银花4.5g，连翘4.5g，僵蚕1.5g，黄连1.2g，栀炭2.4g，木通2.4g，生地2.4g，五谷虫2.4g，赤、白芍各3g，薄荷1g，六一散3g，蛇胆川贝末1支（化服）。外用红口药搽口。

二诊：2剂后诸症悉减，唯尚发热，方加青蒿，4剂乃安。

（二）吹喉秘验方选介

1. 红喉药

主治：风火喉风。

药物：朱砂 6g，牙硝 2.4g，寒水石 9g，明砂 6g，冰片 0.6g，西瓜霜 3g。

制法：先将明砂研细，次入寒水石、朱砂，再入冰片、西瓜霜，研至极细，过筛，加入牙硝和匀，贮瓷瓶待用。

2. 灰牙药

主治：麻后牙疳，湿热牙疳。

药物：人中白 15g，寒水石 9g，黄柏 30g，僵蚕 4.5g，青黛 4.5g，牛黄 0.6g，冰片 0.5g。

制法：先将僵蚕、黄柏研细末，然后加入人中白、寒水石、青黛、牛黄，研至极细，入冰片和匀，收存瓷瓶备用。

3. 红牙药

主治：牙痛。牙疳腐肉已化，新肉不生。

药物：硼砂 9g，朱砂 0.9g，冰片 0.3g，西瓜霜 3g。

制法：先将硼砂研细，再入西瓜霜、朱砂，研至极细末，再入冰片，和匀，瓷瓶收贮备用。

4. 红口药

主治：口疮。

药物：硼砂 6g，朱砂 6g，牙硝 1.5g，人中白 9g，冰片 0.6g，玄明粉 3g。

制法：先将人中白研细，加入朱砂、玄明粉，研至极细末，加入冰片，和匀后贮瓷瓶待用。

❖ 三、儿科急症经验选萃

（一）苇茎汤用治肺热喘咳

苇茎汤药味虽少，看似平淡，但效力精专，有很强的清热化痰，逐瘀排脓作用，是治疗肺痈的著名方剂，临床上借其清泄肺热，除瘀散结之功效，可广泛用治因肺热所引起多种疾患。

本方组药，除桃仁之外，皆为轻清力缓之品，而急重之症，用量应稍大。又桃仁一药，非但祛瘀，且能散结，又有化痰止咳作用，即使无瘀阻征象，亦可投之。临床运用之际，又必须视证候之兼挟，灵活加减变通。而燥热干咳无痰，痰湿内甚而热象不显，或脾虚寒湿之候，均属禁用慎用之列。

（二）四逆散治疗小儿发热肢冷

在小儿发热一症中，常见有阳热内郁所致的发热肢冷症，临床表现为发热的同时伴见肢末清凉甚至厥冷为其特征。这种发热，与小儿生理病理特点有关，稚阴未生，稚阳未长，脏腑娇嫩，形体未充，肌腠疏薄，卫外不固，是故易于感邪，易于发病，易于传变，其脾胃薄弱，则中焦最易受累；邪热陷里，郁遏脾阳，气机郁阻，不能外达四肢，故而发热的同时并见肢末清冷甚至厥冷，且以热陷愈深，则发热愈高，肢冷也愈甚。举凡解表、清里、消导诸法，皆无济于事，即使强行退热，未久仍会复升。治之之法，只能令其气机调畅，使郁热得以外达，厥逆始能随热退而除。四逆散疏畅气机，开达郁热，与小儿发热肢冷症病机吻合，所以收到热退厥回的效果。

（三）猪苓汤治疗小儿湿热伤阴泻

小儿腹泻，证见津伤液耗阴竭者，施治最为棘手，往往施救不及，阴损及阳，阳脱阴竭，毙于顷刻之间。仲景猪苓汤一方，堪为滋阴利湿之代表。《伤寒论》叙述本方脉证有 3 条，诸如下利、口渴、呕吐、小便不利、心烦、发热等症悉具，为我们选用猪苓汤治疗湿热伤阴泻提供了充分的依据。从而丰富了中医中药治疗小儿腹泻的内容。

运用猪苓汤治疗湿热伤阴泻，必须抓住两个要点。首先，必须有阴虚见证，如皮肤干燥，目眶凹陷，身热夜甚，舌红绛无津，苔少或无苔，烦渴，尿少，脉细数等，其中尤以舌绛无津，苔少而干，或舌光无苔为辨证要点；其次，必须有湿热征象。

（四）玉枢丹在急重症中的应用

玉枢丹又名紫金锭、太乙紫金锭，方出明代万全《片玉心书》。本品主要有解毒辟秽，开窍醒神作用。历来多所用于治疗危急重症，如热病、瘟疫、惊风、厥逆、癫痫、吐泻、疫痢、疫喉、食物中毒等，多达数十种。对于下列病症，每多选用玉枢丹：①湿热秽浊引起的泄泻呕吐，下痢赤白脓血。②湿温病，或风温、温热兼挟湿浊，以及其他湿热痰浊证。③暑温夹湿，暑湿秽浊证。④疫毒入侵所致的病证，如瘟疫、瘟毒、白喉、麻疹、烂喉痧等。⑤寒湿蕴毒、风热湿毒所致的咽喉肿痛，甚至颈部漫肿者。

❖ 四、儿科医案选介

1. 邪热内郁、发热肢冷泄泻案

沈孩，8个月，1963年5月27日初诊。起病3天，泄泻，发热，连续打针吃药，热总不退，泻亦不止，乃来急诊。诊时热高39.2℃，面色青白，手足逆冷，便泄色黄，泻下不爽，吐物酸秽，胸窒痰多，腹部按之不软，神情疲惫，舌质淡而不嫩，指纹淡红。论证似属虚候，然高热无汗，说明正气未至溃败，能与邪争；肢凉与舌质不嫩、便黄不爽互见，其肢厥当属阳厥；胸窒痰多，腹部不软，当是隔上有痰，中焦有滞。治法应以温通脾阳与疏泄开达气机并施。处方：柴胡、枳实、半夏、青蒿、熟附片、白术各2g，白蔻仁壳、旋覆花（布包煎）、茯苓、炙甘草各1.5g，瓜蒌仁3g，左金丸（包煎）1g。

1剂热降至38℃，手足转温，面青亦退，原方去左金丸、旋覆花，又服1剂，热退泄止，后以六君子汤善其后。

2. 湿热伤阴泄泻例

胡孩，1岁，1967年11月17日初诊。

病已5天，发热，泄泻，呕吐，住院3天，经输液等处理，症状如旧，乃转请中医治疗。现症发热不甚（肛温38.1℃），便泻黄色，如蛋花状，势如暴注，口渴特甚，饮时盈碗，一饮而尽，饮毕仍手不释碗，移时又欲再饮，饮后必呕吐，随之则泻，以致次数无法统计，心烦躁扰不宁，小便半日全无，舌质干绛、无苔，指纹色紫。证属湿热泄泻，以至阴伤液耗，治以滋阴清热利湿。处方：猪苓 5g，阿胶（烊化）5g，泽泻 4g，葛根 4g，炒黄芩 4g，炙甘草 3g，车前草 5g，代赭石 6g，白术 3g，六一散（布包煎）5g，香连丸（包布煎）3g。

药后，是夜只泻 3 次，大渴大减，夜眠得安，唯尿尚短少，微作干呕。舌已转润，仍步原方加北沙参 5g。服后小便通利，大便转溏，呕止，精神好转，继以原方加减，又 2 剂乃愈。

3. 正虚邪恋、肺热喘嗽变证案

张孩，4 个月，1971 年 11 月 24 日初诊。

发热喘咳，入院已 2 天，经治未见好转，整天氧气袋不能稍离，发热 39℃以上，特邀往会诊。至时患儿高烧不退，汗出淋漓，神迷嗜睡，啼哭无声，呼吸气促，痰鸣气憋，大便 2 天未解，舌质淡红，苔微黄腻。寒邪内伏，蕴积化热，痰浊阻窍，为正虚邪恋之候，系肺热嗽之变证。拟益气固脱，清泄肺热，化痰开窍并举。处方：朝鲜白参 4.5g，附子 3g，生石膏 10g，薏苡仁 12g，冬瓜仁 12g，川菖蒲 1.2g，瓜蒌仁 6g，芦根 10g，郁金 1.5g，胆南星 2.5g，莱菔子 2.5g，玉枢丹 0.3g。

二诊：是日进药 2 剂，入夜呼吸稍平，大便得解但不多，啼声稍亮，热势稍降，午夜后热度又见增，汗仍多，暂停输氧后又出现口唇发绀，病情虽略见好转，尚有反复。处方：朝鲜白参 4.5g，附子 3g，生石膏 10g，薏苡仁 12g，川菖蒲 1.2g，瓜蒌仁 6g，芦根 10g，莱菔子 2.5g，龙骨 10g，牡蛎 10g，磁石 10g，代赭石 4.5g，玉枢丹 0.3g。

三诊：上方进服 2 剂，2 天来呼吸渐平，已不再要输氧，体温降至 37.5℃，乳食较畅，夜睡亦安，唯尿赤，精神尚差，痰多涎黏。予二诊方去玉枢丹、龙骨、牡蛎、石膏，加天竺黄 2g、旋覆花 2g、胆南星 2g，2 剂后，病愈出院。

4. 暑温夹湿、闭窍动风案

王孩，5 岁，1964 年 7 月 2 日初诊。

起病时突然呼喊头痛，随即发高烧，抽搐，昏睡。入院前曾经某中医诊治，服药 3 剂，昨日并加用安宫牛黄丸 1 颗，病情未见好转。现症身热灼手（肛温 39.8℃），神昏谵语，手足抽搐，大便 3 日未解，小溲短赤，腹部胀满，舌质红绛，舌上布满黄厚苔垢，脉洪大数实。暑湿内搏，结于肠腑，蒸酿痰浊，闭阻清窍，神明受扰，肝风扇动。急以清暑泄热，荡涤肠腑，并佐化浊开窍息风。处方：大黄 6g，厚朴 4.5g，枳壳 4.5g，大青叶 10g，生石膏 24g，川菖蒲 3g，黄芩 4.5g，石决明 12g，玄明粉（调服）6g，玉枢丹（先行冲服）0.6g。

二诊：药后大便 2 次，下黑色粪垢甚多，臭秽异常，神志时清时糊，黄苔已退，舌质红干，乃撤去玉枢丹，改用紫雪丹，并酌加养阴清营之品。

三诊：神识渐清，抽搐亦减，原方照服。四诊守方。五诊时，除去紫雪丹。至 7 月 8 日诸症已平，愈后未留任何后遗症。

傅思义

❖ 一、生平简介

傅思义（1908—1977），江西省清江县（现樟树市）人。自幼酷爱医学，初习举子业，后随父学医，耳提面命，尽得其传。17岁便独自行医于永修县涂家埠近仁堂药店。1939年日寇窜扰赣江流域，傅思义举家避难迁至吉安，悬壶于乡间。1945年定居抚州，仍以医为业。历任抚州市联合中医院第一分院副院长、抚州市人民医院（现临川区人民医院）中医科负责人，自1958年起连续当选为抚州市第三届、第四届、第五届、第六届人大代表。

傅思义擅长内科，兼通妇儿科。博览医籍，尤推崇陈修园，临证运用得心应手。擅长和法，注重调理脾胃，辨证周密，处方向以稳健著称，用药不尚矜奇炫异，看似平淡，实寓深意。对贵重药品再三斟酌，决不掉以轻心。遗著有《思义斋医案医话集》。

他重视医德修养，五十余年如一日，常以"真诚全力为病人"为座右铭，并以之告诫后辈。傅思义晚年多病缠身，仍带病工作，即使重病卧床，亦以病榻当诊桌，为病者诊脉、书方。高尚的医德，精湛的医术，深受广大群众尊重和敬慕。其病逝之际，病人送来的挽联中写道"积劳成重疾，无私为人民，俯首孺子牛，终身皆勤奋"。

❖ 二、医案医话

（一）和法的临床应用

"和法"在中医学中是一种适应较为广泛而且又比较特殊的治法。

傅思义在临证时善用和法。他认为和之为法具有缓和疏解之意，是利用药物的疏通调和作用，以达到解除病邪的目的，从而使表里寒热虚实的复杂证候，脏腑阴阳气血的偏盛偏衰，归于平复。故在临证时则有寒热并用，补泻同施，表里双解，苦辛分消，调和气血，调和肝脾，调和肠胃等具体治法。并广泛应用于内科、妇科、儿科等临床，取得满意效果。他善用和法，如和解少阳法、调和肝脾法、调和肠胃法、和中涤饮法、升清降浊法等，但绝不滥用之。他常告诫晚辈，临证时应和而毋滥，做到用之有据。当汗则汗，当下则下，当和则和。否则将贻误病机，铸成大错。

1. 寒热往来案

席某，男，10岁。

1958年8月10日初诊：寒热往来，每日1次发作，胸胁痞满，心烦时欲呕，不思饮食、口渴、舌苔白而厚、脉弦数。此乃湿热秽浊居于膜原。治宜和解兼透达膜原。拟小柴胡汤合达原饮加减：柴胡15g，黄芩10g，党参9g，槟榔10g，草果9g，常山6g，厚朴6g，知母10g，青蒿10g，半夏5g，生姜3片，大枣3枚，生甘草5g。2剂。

8月12日复诊：药服后，寒热未至、余证均减。遵原方，再进，2剂以固其效。

按语：和解少阳之法，适用于外感半表半里之证。因邪正纷争，又居于少阳之位。故见往来寒热、胸胁苦满、口苦咽干、目眩，心烦喜呕脉弦等症。其治则以小柴胡汤为主方。然其邪之兼夹不同和邪居人体部位亦有不同，从而表现症状亦各异，治法亦当有别，临证时不可不辨。此案为湿热秽浊居于膜原。故拟小柴胡汤合达原饮加减治之。此谓和解兼透达膜原。故傅思义常言：辨证论治，则治法当变通用之，不必拘泥。

2. 眩晕案

黄某，女，51岁。

1958年9月13日初诊：近月来觉头晕目眩，甚则卧床不起，起则天旋地转，呕吐清水。现症：头目昏眩，泛泛欲吐，心慌心悸，胃脘痞满，纳食尤甚，肢体沉重，二便尚调，舌苔薄白而腻，质淡体胖嫩，脉弦。证属痰饮中阻。治宜以温脾化饮，和胃降逆，温药和之。方拟苓桂术甘汤加减：茯苓12g，桂枝6g，白术15g，姜半夏6g，炙甘草5g，生姜三片。先以灶心土加水煎后，其清水煮上药，3剂。

9月16日复诊，药后眩晕略减，胃脘亦较舒。再服上方3剂。

9月19日三诊，诸证均减，纳增，后以此方出入。续服调治方剂而愈。

按语： 和中涤饮法，其适用于中阳不足，饮停心下之痰饮证。饮停于中则满，逆于上则气上冲而头眩，入于经则身振振而动摇。故《伤寒论》第67条曰："伤寒，若吐若下后。心下逆满，气上冲胸，起则头眩，脉沉紧。发汗则动经，身为振振摇者，茯苓桂枝白术甘草汤主之。"本病案乃是痰饮中阻，清阳不升所致。遵《金匮要略》"病痰饮者，当以温药和之。"故其以苓桂术甘汤加减，温阳化饮，健脾和中而治愈。

（二）调气七法

中医学所言之"气"是指人体赖以维持生命活动的最基本物质和各组织器官的活动功能。张景岳说：气之在人，和则为正气，不和则为邪气。故气和则安，气乱则病，气散则死，可见气之重要。气的病理变化，与脏腑直接相关，疾病的发生，演变和气的关系极为密切。故《素问》有"百病皆生于气"之说。

傅思义认为，"气病"范围虽广，但其治疗关键不外通调气机，气得顺则病可除。所谓调者，调其不调之谓也。如邪气在表，散即调也；邪气在里，行即调也；实邪壅滞，泻即调也；虚弱衰惫，补即调也。正如《素问》说：调气之方，必别阴阳，定其中外，各守其乡。其常用调气七法，即肃肺降逆法、暖肝降逆法、和胃降逆法、理气行滞法、下气行滞法、疏肝理气法、益气升阳法，治疗"气病"，常常取得较好的效果。

1. 头痛案

肖某，女，48岁。

1957年5月4日初诊：患者年近半百，身体颇健。素有口吐清涎，遇寒冷变迁，则头痛骤发，以颠顶为甚，痛甚需双手按压颠顶觉舒。近来因操劳过度，头痛日增，伴咳嗽，吐痰其色清稀，畏寒。前医遵"以温药和之"之言，投以苓桂术甘之剂，稍效。但头痛未减而来求治。证见头痛吐涎，纳呆神倦舌苔滑润，脉细滑。证为厥阴头痛。治宜温中暖肝降逆。拟吴茱萸汤化裁：党参15g，吴茱萸10g，生姜3片，大枣5枚，川芎15g。4剂。

5月8日复诊：诸症大减，再进2剂而痊愈。

按语：《伤寒论》曰："干呕，吐涎沫，头痛者，吴茱萸汤主之"。此患者为厥阴寒气上窜之痰厥头痛，是阳气不振，浊阴之邪，引动肝气上逆所致。故头痛，畏寒，得温则减，则用吴茱萸汤暖肝和胃，祛寒降逆，而头痛等诸症皆愈。

2. 脱肛案

肖某，男，6岁。

1959年5月2日初诊：大便溏泻已2个月余，近半月来临圊，则肛门脱出，便后需平卧以按之则入，不思饮食，形体消瘦，大便时溏，每日二三次，苔白质淡，脉弱。证属中气下陷。治宜补中益气，升阳举陷。拟补中益气汤加减：柴胡5g，升麻10g，当归5g，白术6g，黄芪10g，党参10g，陈皮5g，炒枳壳6，炒麦芽10g，甘草5g，罂粟壳3g。3剂，水煎服。外用药：鳖头（煅）1个，白矾1.5g，五倍子（煅）1.5g，共研极细末掺之。

5月5日复诊：便时仍有脱肛，大便已成形，每日1次。上方见效。守方加六神曲5g，北山楂9g，3剂，水煎服。外用药同前。

5月8日三诊：纳增，便时脱肛略出，但已能自行收入，守方再进3剂。

5月11日四诊：前证痊愈，其母感激不尽，要求取药使其儿增食长胖，后以香砂六君子汤调理10剂，纳大增，脱肛未见复发。

按语：本案脾气不足，运化失司，进而为中气陷而不举之证，《素问·至真要大论》说"劳者温之……损者益之"，故治以甘温药物温养脾胃，补益中气而治愈。

❀ 三、方剂活用

（一）除瘟化毒汤的妙用

除瘟化毒汤来源于《白喉治法忌表抉微》一书。原意是用于治疗白喉初起，症状轻而未见白者。方药组成：桑叶、葛根、银花、生地、贝母各二钱，薄荷五分，甘草、木通各八分，竹叶一钱，枇杷叶（蜜炙）一钱五分，水煎服。本方以桑叶、葛根、薄荷辛凉疏表；银花、生地、贝母、枇杷叶清肺生津；竹叶、木通清热利水，引热下行；甘草和中。合用之功能疏风解表，清肺解毒。本方清肺生津作用胜于银翘散。

傅思义抓住此方的宗旨，不拘泥于用治白喉初起，而是灵活加减，推而广之。用治多种热性病。如：外感风温，产后发热，麻毒攻喉，白喉等。均获满意疗效。现将他传授使用此方经验简要介绍于下：

凡遇外感风热邪毒，侵犯于肺卫；而气候干燥，素体阴虚者。症见发热，不恶寒或微恶风寒，头痛口渴、咽喉红肿疼痛，咳嗽、痰黄稠，口疳或白喉初起，舌苔黄或黄白相兼，脉数等均可使用本方。

高热不退者合白虎汤；热伤津液而口渴甚者加石斛、知母、花粉；咽喉肿痛甚者，加板蓝根、山豆根或合六神丸，外吹锡类散。白喉加土牛膝根。大便秘结者加大黄，风化硝等等。

1．风温（邪在肺部）案

车某，女，69 岁。

1957 年 4 月 19 日初诊：发热头痛，微恶风寒，咳嗽，痰黄，心烦气促，口苦咽干，唇红燥裂，溲赤，舌苔薄黄，质红而少津，脉浮数，右大于左。老妪高年患病，形体消瘦，颇为严重。证属阴虚之体又感风温犯肺。治宜疏表清肺，化痰止咳。拟除瘟化毒汤加味：葛根 10g，桑叶 10g，炙杷叶 10g，银花 10g，黑玄参 10g，浙贝母 9g，瓜蒌皮 10g，薄荷 5g，淡竹叶 6g，桔梗 9g，川木通 6g，紫菀 9g，甘草 3g。3 剂。

4 月 21 日复诊：药后热退，咳嗽气促减轻，他症均见好转。仍纳差便溏。前方见效，守原法出入：桑叶 10g，葛根 10g，炙枇杷叶 10g，浙贝母 10g，扎参 10g，瓜蒌皮 9g，茯苓 10g，银花 10g，紫菀 9g，木通 6g，甘草 3g。2 剂。

药后诸症续减，守原方加减再进 4 剂而痊愈。

按语： 患者感受风温之邪，病在肺卫。一般医者多会选用银翘散，为何选用除瘟化毒汤？傅思义曰："此为选用药应该因人制宜故也。老妪形瘦唇红，素体阴虚。临床表现既有发热、咳嗽、喉疼等风温之症，又有咽干、唇红、便结等阴虚。银翘散虽可辛凉透表，清热解毒，但方中有辛温的荆芥、豆豉，与患者有阴虚之症，当然用之不宜。所以使用除瘟化毒汤加减，能药到病除。"

2．风温（卫气同病）案

全某，男，25 岁。

1957 年 4 月 20 日初诊：高热肢凉，头痛，微恶风寒，咳嗽，苔黄，口渴欲饮，面赤气粗，间作鼻衄，烦躁不安，溲短赤，舌红苔薄，脉浮数。此为外感风热，卫气同病兼有阴伤。故拟除瘟化毒汤合白虎汤加减，辛凉解表，清肺生津。处方：桑叶 9g，淡竹叶 10g，银花 10g，葛根 10g，丹皮 9g，薄荷 5g，生石膏 30g，知母 10g，浙贝母 10g，枇杷叶 10g，生地 10g，甘草 3g。2 剂。

4 月 22 日复诊：药后壮热大减，四肢复温，口渴减轻。仍咳嗽痰黄、溲赤、脉数、热势已大去，但痰热仍蕴结于肺，且有阴伤之象。故仍守上方加减出入治之。处方：桑叶 10g，淡竹叶 10g，银花 10g，薄荷 5g，连翘衣 10g，浙贝母 9g，苦杏仁 10g，车前子 10g，芦根 15g，知母 10g，甘草 3g。4 剂痊愈。

按语： 叶天士曰："大凡看法，卫之后方言气，营之后方言血。在卫汗之可也。到气才宜清气。"患者感受风热之邪不解而进入气分。但肺卫之证仍存，治当卫气同治。傅思义则选用除瘟化毒汤以清透肺卫之邪，用白虎汤以清解气分之热。石膏味辛而性寒，味辛能散，性寒能清，有清热解肌，达热出表之功。配知母，增强清热之功，且可生津。使祛邪而不伤正，对这阴虚者，尤为合拍。考虑患者间作鼻衄，恐热入血分，故妙加甘草一味以清凉血分防患于未然。傅思义选方用药如此谨慎周密，可见其对叶天士治温之旨，真是心领神会。

3. 风温犯肺（热灼胸膈）案

邓某，男，22 岁。

1957 年 3 月 1 日初诊：发热头痛，咽喉肿痛，咳嗽痰黄，两胁牵痛，胸膈灼热，口渴心烦，溲短赤，便闭，舌苔黄糙质红，脉数有力。此属风温犯肺，热灼胸膈。治当清热凉膈佐以通腑，拟除瘟化毒汤合调胃承气汤加减治之。处方：桑叶 10g，银花 10g，淡竹叶 9g，薄荷 5g，炙枇杷叶 9g，浙贝母 10g，大黄（后下）9g，风化硝（另包冲服）7g，瓜蒌仁 10g，焦山栀 9g，甘草 5g，玄参 10g。2 剂。

3 月 3 日复诊：药后热退，胁痛、烦热均减，大便已通但仍欠畅，奇臭，口微渴，邪尚未清。仍宗原方加减 2 剂。

3 月 5 日三诊：热退，烦热胁痛已除，咳减，大便通畅，仍有咳嗽痰少，口干咽燥，邪热已除，但热伤肺阴。故更方以沙参麦冬汤加减滋润肺胃而善后。

按语： 此证为风温邪热壅于肺及胸膈，化火灼津，微兼腑实。证候复杂，傅思义取凉膈之意而不用凉膈散之方。选用除瘟化毒汤加减以清其肺，用调胃承气汤通腑实而清泄胸膈之邪。所谓："以泻代清"其意在此。使邪热得除，疾病获愈。

4. 产后发热案

饶某，女，31岁。

1957年9月7日初诊：分娩已半月，产时失血过多，近3天身热微恶风，咽喉肿痛，咳嗽痰黄，口渴，神疲乏力，溲黄便结，舌苔薄黄淡红，脉细数偏浮。此为产后血虚外感风热。宜辛凉疏表佐以养血之品。拟除瘟化毒汤合四物汤加减：葛根12g，桑叶10g，炙杷叶9g，薄荷5g，淡竹叶9g，银花10g，浙贝母10g，生地黄10g，酒当归6g，酒川芎5g，防风9g，粉草3g。2剂。

9月19日复诊：寒热已除，咽痛亦减，稍咳、口渴，外风热已解。更方以四物汤加味治之而痊愈。

按语：病邪在表，当以汗解，这是治疗常法。但患者产后血虚，复感风温之邪，单用发表之剂，很可能因汗而伤阴。所以仲景有"亡血忌汗"的原则。他则按血虚感温论治，选用除瘟化毒汤合四物汤加减，实为得体。

5. 麻毒攻喉案

席某，女，3岁。

1957年7月5日初诊：麻疹渐收又复现壮热喉疼，曾经他医治疗未见效果而来求治。现症：壮热嗜睡，咽喉肿痛，声音嘶哑，口舌糜烂，咳嗽气促，口渴心烦，小便短赤，大便干结，苔黄而干，舌质红，脉数。此为麻毒内陷，上攻咽喉之危象，急需清热解毒，利咽消肿。处方：桑叶6g，薄荷3g，银花10g，玄参9g，浙贝母6g，淡竹叶6g，枇杷叶5g，生石膏12g，大黄（后下）5g，风化硝（冲服）5g，板蓝根5g，生甘草3g。1剂。

六神丸1瓶，每次4粒，每日3次；锡类散吹喉，每日4次。

7月6日复诊：热减，咽喉肿痛见轻，大便已行，仍干结难出，病有转机。仍宗前法守方2剂。

7月8日三诊：热退，二便已畅行，咽喉肿痛明显减轻，声音略增大。此热毒已去大半，余邪未尽又肺胃阴伤，故改养阴利咽，清解余邪之法。处方：扎参9g，麦冬6g，桑叶6g，玄参9g，淡竹叶5g，银花10g，连翘衣6g，青果 6g，浙贝母 5g，生甘草 3g。

药后诸恙均愈。

按语： 本证为麻疹后期，耗津伤阴又肺胃热毒循经上攻，搏结于咽喉故咽喉肿痛，声音嘶哑。因此，以除瘟化毒汤以清解麻疹热毒，利咽生津；合用调胃承气汤以通腑泄热，釜底抽薪。

6．乳蛾案

章某，女，12 岁。

1957 年 4 月 19 日初诊：发热，头痛，微恶寒，喉疼引至耳后，蛾体红肿，吞咽困难，口渴，溲赤，苔黄，脉数。本证此风热之邪犯于肺卫，与痰火结于咽喉所致。治当疏风清热，解毒利咽。投以除瘟化毒汤加减：葛根 10g，桑叶 10g，玄参 10g，炙杷叶 9g，银花 10g，薄荷 5g，浙贝母 9g，淡竹叶 6g，牛蒡子 10g，丹皮 6g，连翘衣 9g，川木通 6g，射干 10g，甘草 3g。2 剂。锡类散 1 支，吹喉，每日 4 次。

4 月 21 日复诊：药后热退，喉疼减轻，守方加减 2 剂而痊愈。

按语： 除瘟化毒汤方中本有生地，然而他临证时往往改用玄参代替，他认为：生地与玄参都能滋阴，但生地甘寒补阴，偏于凉血清热，适用于血热之证。也可作为久用的滋阴药品。生地味厚滋腻，大量或久服时容易滞腻，有碍胃口，而玄参为咸寒之品，质润多液，功能苦泄滑肠而通便，泻火解毒而利咽，偏于滋阴降火，临床应用范围较广。所以他凡用除瘟化毒汤治疗咽喉肿痛者，全部以玄参易生地而用之，用药准确，恰到好处。

7．白喉案

李某，女，10 岁，学生。

1975 年 10 月 5 日初诊：恶寒发热，咽喉红肿，有点状白膜，吞咽疼痛，咳声嘶哑，小溲短赤，大便稍结，脉浮数。此为白喉疫毒客于肺胃，上熏咽喉所致。用除瘟化毒汤加减：葛根 9g，桑叶 10g，金银花 10g，玄参 10g，浙贝母 6g，枇杷叶 5g，薄荷 5g，淡竹叶 5g，川木通 5g，土牛膝 15g，板蓝根 10g，甘草 3g。2 剂。

六神丸，每次 10 粒，每日 3 次；锡类散外吹喉

水煎服，1 剂后热减，喉间白膜未再发展，2 剂服完病势大减，再诊去葛

根加芦根 15g，再进 3 剂而愈。

按语： 1975 年宜黄县城凤岗乡（现凤岗镇）出现白喉，散在流行，因笔者从未诊治过白喉患者，开初一二例误以为是化脓性扁桃体炎，后发现一家数口均犯此病。从其传染性而对此病引起警惕，即咽部用棉签揩之，白膜不易剥离，咽拭涂片培养找到白喉杆菌，方诊断为白喉。笔者向傅思义求教，傅思义明示：白喉为疫毒阳邪，易于化燥伤阴。治疗原则一般采用养阴清肺，清热解毒为主。如有表证，疏风只宜辛凉透表，忌用辛温发散，以免助火伤阴，故有"白喉忌表"之说。白喉初起选用除瘟化毒汤加减最为适宜。若疫毒之邪由浅入深，疫毒化燥，就应养阴清肺，选用养阴清肺汤加减。若疫毒化火，病情危重，可用清瘟败毒饮加减直折火势。当喉头阻塞，呼吸困难或邪陷心肝，应该采用中西医结合方法及时挽救。遵照傅思义教诲，笔者用除瘟化毒汤加减治疗白喉数十余例，均获痊愈。

（二）桃仁承气汤的临床应用

傅思义继承祖传，几十年来临证善于变通古方，灵活运用，每获良效。对晚辈很有启发。"桃仁承气汤"本是《伤寒论》治邪在太阳不解随经入腑化热，以及血热搏结于下焦所致之蓄血证。但其临证抓住"瘀、热"二字，广泛用于治疗咯血，衄血，妇人血瘀经闭，产后恶露不下，癫狂、血淋、痢疾、头痛等等。特搜集其用此方治验医案数则，分享于下：

1. 咯血案

杨某，男，22 岁，砖瓦厂工人。

1957 年 4 月 18 日初诊：咯血数日，曾经他医用收敛止血之品治疗未效，现证咯血色紫，右胁牵痛，面色晦滞唇紫，小溲短赤，大便干结，苔净质紫，脉弦细涩。此为火热熏灼，损伤肺络，兼有瘀血所致。治宜泄热逐瘀，凉血止血。处方：桃仁 5g，丹皮 6g，酒川芎 6g，嫩桂枝 5g，焦山栀 6g，赤芍 6g，大黄（另包后下）6g，酒当归 6g，甘草 3g，风化硝 5g（另包冲服）。1 剂。

4 月 19 日二诊：咳血略减，胁痛亦稍见松，但咳嗽仍甚，两颧色赤，便黑溲赤。原方见效，守方加黄芩 6g，川贝 6g。2 剂。

4 月 21 日三诊：咳血已大减，守法原方 2 剂。

4月23日四诊：血止，咳尚未除，痰稠，颧红，二便已通畅。更法应养阴清肺，止咳化痰以收功。扎参12g，麦冬10g，生地10g，川贝6g，枇杷叶10g，丹皮6g，瓜蒌仁10g，连翘衣10g，薄荷5g，茯苓10g，甘草3g，紫菀10g。

按语： 本证属于瘀阻肺络之咯血。患者素体阴虚热盛，加之职业烧砖，整日高温熏灼，以致血热伤络而咯血，而前医均投以收敛止血之品，致使瘀血停留，咯血难愈。致以桃仁承气汤清热逐瘀以治其标，血止则养阴清肺以固其本。方中大黄一味，用之非为泻下而为化血中之瘀，通络中之滞。即古人所称大黄有推陈致新的作用是也。

2. 下痢案

周某，男16岁，学生。

1957年8月20日初诊：患者壮热神昏，口渴气粗，下痢脓血，呈酱红色，里急后重，腹痛甚剧，唇红面赤，苔黄舌绛，脉洪数。治当急用泄热逐瘀，凉血解毒之剂以挽救垂危。方拟桃仁承气汤合白头翁汤加减：桃仁6g，大黄10g，桂枝3g，赤芍9g，丹皮6g，广木香5g，槟榔9g，风化硝（另包冲服）5g，白头翁12g，川黄连9g。1剂。

1957年8月21日复诊：药后热减，神清，余症均略减轻，守方再进2剂。

1957年8月24日三诊：热退，大便较稀色黄，稍有黏液，腹痛及里急后重均除，神疲乏力，继以参苓白术散加减以善后。

按语： 以桃仁承气汤化裁治疗痢疾鲜有报道。傅思义遵《沈氏尊生书》"大抵痢之病根，皆由湿蒸热壅，以致气血凝滞，渐至肠胃之病"之旨。选桃仁承气以泄热逐痰，除肠中邪滞。白头翁汤以解毒凉血，再加槟榔，木香等以调其气，行血则便脓自愈，调气则后重自除。故药后即刻转危为安，诸证悉愈。白头翁汤中本有秦皮，但虑其味苦而涩，有碍化瘀祛邪，故在病之初而去之。

3. 血淋案

徐某，男，34岁，农民。

1957年4月15日初诊：尿血3天，其色紫红，且夹血块，小腹拘急，溲时茎中灼痛，大便难，舌质红，脉弦涩。此乃热迫膀胱，热伤血络所致。治当清热通淋，化瘀止血。拟桃仁承气汤加减：桃仁 9g，酒当归 6g，桂枝 5g，丹皮 9g，酒川芎 5g，大黄 9g（另包后下），川牛膝 5g，焦山栀 9g，风化硝 5g（另包冲服），炙甘草 3g。2 剂。

原方出入服 4 剂，尿血已止，诸证减轻。但大便硬，溲赤。更方拟以四物合泻心肠加减：当归尾 9g，赤芍药 6g，焦山栀 9g，川黄连 5，酒川芎 6g，黄芩 5g，川黄柏 5g，川牛膝 9g，淡豆豉（另包后下）5g，大黄（另包后下）9g。4 剂。

按语：《丹溪心法·淋》指出"痛者为血淋，不痛者为尿血"，血淋多属实证，尿血以虚证多见，血淋是热伤阴络，渗入膀胱而成。多与心与小肠的病变有关。心为火脏，主血脉而合小肠，心火炽盛，移于小肠，热迫膀胱，血热伤络，故血与溲俱下，血淋乃作，此患者热盛煎熬，血结成瘀，则溲血成块，其色紫红，瘀热壅塞膀胱而现小腹拘急作痛，血结成瘀。所以徐灵胎评《临证指南医案·淋浊》时指出："治淋之法，有通有塞，要当分别。有瘀血积塞住溺管者，宜先通，无瘀积而虚滑者，宜峻补……"故傅思义治本案，以桃仁承气汤通瘀，再加清热之黄柏，栀子等品而获良效。

万贤伯

❧ 一、生平简介

万贤伯（1913—1966），江西南昌县人。曾任南丰县中医院副院长，南丰县人大代表、政协委员。他幼承庭训，随父习医，深得其传。然不拘门户之见，为旁学诸家，20岁又考入江西中医专门学校研读，成绩优良。

万贤伯长于内、妇、儿科，擅治疑难杂症，临床注重辨证论治，讲求实效。尝谓："医者用药，犹如将军用兵，贵在得当。"所遗医案均很简练。他善于总结经验，勤于笔耕，经常撰写医学论文，发表于报刊、杂志，但因诊务繁冗，所有著述，无暇系统进行整理，且变迁多故散佚不少。遗留验案，经后人分类编辑为《万贤伯医案》，对启迪后学有较大的意义。

❧ 二、血证的治疗经验

血证，包括吐血、咳血、便血、尿血、衄血等，是一种较为常见而又复杂的病证。朱丹溪云："血随火而升降。"张景岳曰："火盛则逼血妄行……气伤则血无以存。"盖"血动之由，惟火惟气耳"。提纲挈领地将出血的病机概括为"火盛"和"气伤"两个方面。然火有虚火、实火之别，有气虚、气逆之异，又须细辨。先生认为，知此四者，或清热滋阴，泻火折气，或温阳益气，养血摄血，则知治血之究竟也。详热略寒、重实遗虚，均非其治也。

1. 吐血

案例1：彭某，男，50岁。

1963年冬季初诊：十几年来，吐血屡发，肌肉消瘦，唇淡口和，舌色青暗，脉象豁大，此"虚火"失血证，治宜补气滋阴，养血止血。处方：炙黄芪15g，人参5g，白术9g，阿胶12g，熟地9g，枸杞子9g，炙甘草3g，龟胶9g，炒白芍6g，养心归脾丸15g。2剂。

二诊：吐血大减，守上方去人参，加西党参 9g，连服 30 余剂，吐血全失。继又常服归脾丸调治，患者不仅吐血未再复发，而且精力健旺。

按语：本例患者吐血十余年，久病多虚可知；又见肌肉消瘦，唇淡、脉豁大，是气血阴亏之证。治疗不为火热所拘，唯证是务，谨守病机，补气滋阴，养血止血，故见大功。然究为多年痼疾，乃用补气养血之归脾丸常服，病情得以巩固。

案例2：汤某，男，45 岁。

1958 年冬季初诊：平素头面微肿。突然吐血如涌，盈碗满盂，语声短低，僵卧不能转侧，四肢发冷，脉来豁大空软，重按则无，喉中痰声辘辘，于当晚抬来我院诊治。为阳虚气脱之吐血，非温补莫救。先用黑锡丸 50g 入口嚼烂，温开水吞下。服用不到半小时，喉中痰声见减，肢体渐温，即用高丽参 15g，附子 30g，煎服。2 剂。

二诊：肢温神健，吐血减少。处方：桂附理中汤加黄芪 30g，当归身 25g。2 剂。

三诊：吐血全止，已能转侧坐立，再服附桂八味、参术归芪类 20 余剂，调理而安。

按语：本例病人平素头面微肿，是阳虚气不化水所致。突然吐血如涌，四肢厥冷，僵卧不能转侧，脉象豁大空软，重按则无，是阳虚气弱不能摄血，血亡气脱之证。即予温补之黑锡丸温肾回阳，并以附子、人参煎服，后用桂附理中、参术归芪类治疗、调理而愈。正如张景岳云："暴吐血、衄血，失血如涌，多致血脱气亦脱，危在顷刻，宜用阳和温补之剂。"因此，万贤伯每遇阴寒出血之人，辄用此法，多有效验。

案例3：朱某，女，42 岁。

1959 年夏季初诊：平素喜吃辛辣，嗜好烟酒。近来，酷暑炎炎，下田抢收稻谷。昨起突然吐血鲜红，日数十口，彻夜不眠。伴头晕目眩，大渴引饮，汗出心烦，便闭溲赤，舌苔干裂起刺，脉大唇红。暑热劫阴，胃热津伤。治从苦寒泻胃，釜底抽薪以降火，并用甘寒之品兼育阴。处方：生石膏 15g，黄芩、龙胆草、山栀各 5g，大黄、淡竹叶各 6g，连翘、知母、丹皮、枳实、沙参各 9g，生地、玉竹各 12g，天花粉 15g。2 剂。

二诊：吐血减少，口渴见减，睡眠得宁，大便亦通。原方去大黄、龙胆草，加麦冬9g，再服3剂。吐血痊愈。

按语：凡口鼻出血，多由阳盛阴虚，迫血妄行所致，即经所谓"火犯阳经血上溢"。与前二例之不同，在于本例为暑热所伤，湿热内蕴。平素嗜辣好酒，肠胃为湿热熏灼，津液暗伤，夏秋之时，感受暑热，火热相并，发为吐血。故以黄芩、龙胆草、山栀、连翘、竹叶、丹皮等苦寒泄热，大黄、枳实釜底抽薪；石膏、知母、生地、天花粉、南沙参，玉竹甘寒清胃养阴。由于理明药对，取效霍然。

2．鼻衄案

王某，男，50岁。1948年冬季初诊。

冬天挖塘挑泥五六日后，遂发鼻衄。衄血盈碗，犹涓涓不绝，身冷，舌质青暗，脉象空软浮大。寒湿伤阳，直入少阴。出血过多，势将血亡气脱，急用参附，扶元固气。服药手脚转温，衄血减少。继服桂枝附子汤加归、术、参、芪，温经回阳，补血益气，6剂。衄血得愈。

按语：衄血（鼻衄）一证，前医有衄血出于肺之说，以鼻为肺之窍，力主清泻肺热、凉血止血，此其常也。然衄血也有阳虚气弱所致。本例患者冬天挖塘挑泥五六日，易受寒湿；衄血而身冷，舌质青暗，脉象空软浮大，全无热证。寒湿伤阳，直入少阴。故急用参附扶元固气，又以桂附、参芪归术剂温经回阳，补气养血，使阳回气足则衄血自止。

3．目衄案

李某，女，30岁。初诊：平素好哭，忧思郁结，突然眼角出血如泪珠。诊脉三部弦数，目睛干涩，夜烦少寐，心怔神惕，口干便秘。处方：淡竹叶、柴胡各5g，黄芩5g，丹皮、知母、玄参、炒山栀、生地各9g，龙胆草、郁金各5g，天花粉12g，地骨皮、盐水炒竹茹各6g。服此方后，目衄渐止，口干心烦大减，夜睡亦宁。原方去龙胆草，加麦冬9g，续服10余剂，目衄痊愈。

按语：目衄一证，为诸衄中所少见者。万贤伯临床30余年，仅见有二。因目为肝之窍，为阳明气血贯注，故治目衄，肝胃两经是为要务。本病病机多属肝火胃热，胃为燥土，肝为风木，均忌燥劫辛窜之剂，乃选苦寒甘酸之品，既清热泻火，又滋柔养阴，方是丝丝入扣。

4．便血案

江某，男，50岁。

1963年初来诊：便血数月，挟有黑块，时有腹痛泄泻，呕恶胸满，四肢厥冷，唇淡口和，脉细无力。此胃气大损，脾之败竭，血无所充，为便血危剧之症也。处方为黄土汤去黄芩加肉桂合理中汤并进，1剂。

二诊：便血、呕恶泄泻均减轻，原方参附加重，再服2剂。

三诊：出血已减少十分之八，便泄呕恶全止，续用补中益气汤合理中汤、归脾汤、十全大补汤等，连服30余剂，便血痊愈，精力壮健。

按语： 徐东皋曰："凡下血人之用凉药，多而不愈者，必须加辛味；用辛味不愈者，可用温剂升提之味。"万贤伯深悟此意，对于便血之"远血"者，每用温补升提药。本例"远血"，即是温中摄血之黄土汤合理中汤取效，继用补气升提之补中益气类化裁而收功。于此足证古人经验之可贵。

5．血崩案

陈某，女，32岁。

初诊：崩漏反复发作2年。发作时下血如猪肝色，时有黄臭水流出，少腹硬，胃纳日减，不能坐立，面白唇青，六脉微细。为血海虚寒，冲任不固，肝肾两亏，脾胃俱损，治用温固冲任，调补脾胃法。处方：鹿茸6g，炙黄芪30g，当归身15g，白术12g，阿胶15g，艾叶炭5g，菟丝子15g，巴戟肉9g，肉桂5g，干姜5g，熟地9g，附子6g。

二诊：下血之量稍减，色亦转为鲜红，少腹觉软。此乃阳运血和之佳兆。原方去附子，加制首乌9g，连服20余剂，血崩告愈。

按语： 血崩一证，多是脾肾虚弱，冲任不固所致，治法重在滋养肝肾，培补脾胃，温固冲任。崩漏名曰崩中，乃示人治崩必先治中州，以补脾胃之意。本例用温固冲任、调补脾胃法至始终，是明知治崩之要旨，数年痼疾，乃告痊愈。

❖ 三、医案四则

1．咳喘（支气管哮喘）案

杨某，女，36岁。

1955年2月6日初诊：病已6载，咳嗽气喘，胸中紧压，经服中西药未效。症见咳嗽痰白，胸闷气促，呼吸困难，动则加甚，舌质淡红，苔白滑，脉紧滑。患者素体阳虚，内蕴痰湿，又感风寒，以致肺肾同病。治宜益气温肾，宣肺定喘。处方：炙麻黄5g，杏仁9g，法半夏9g，橘红9g，五味子9g，紫菀9g，党参9g，黄芪9g，茯苓12g，甘草3g，参茸黑锡丸（另包吞服）9g。3剂。

1955年2月9日复诊：气喘渐平，咳嗽减轻，呼吸较前均匀，仍感胸闷，舌质淡红，苔薄白，脉沉紧。再从前法出入：炙麻黄5g，杏仁9g，法半夏9g，茯苓12g，紫菀9g，五味子9g，厚朴9g，枳壳9g，黄芪9g，炙甘草3g，参茸黑锡丸（另包吞服）9g。3剂。

1955年2月12日三诊：气喘已平，咳嗽消失，唯有神疲肢冷，仍以原法，去麻黄，加熟附片6g，继服3剂，巩固疗效。

按语： 本病反复发作已6年，由于患者素体阳虚，卫外不固，每易受寒而诱发，久病不愈，势必及肾，导致肾气不纳。曾经多方治疗，前医采用宣肺散寒、止咳定喘剂，均无显效。万贤伯认为，在前医治则基础上，须加入温肾益气之品。故方中用麻黄、杏仁宣肺定喘，法半夏、茯苓渗湿化痰，橘红、厚朴宽胸理气，紫菀温肺止咳，黄芪、党参益气扶正，五味子配参茸黑锡丸温肾纳气，共奏益气温肾，宣肺定喘之功，从而邪去正安，其病得愈。

2. 头痛案

陈某，女，38岁，农民。

1960年10月3日初诊：头痛迁延3个月，两侧尤甚，曾服鲁米那、止痛片等，可暂时缓解，但药后精神萎靡，且反复发作。现症见前额及两侧疼痛不休，暮尤甚，痛如刀劈，按之减轻。伴见腰痛不能俯仰，耳鸣，四肢乏力，小便清长，舌质淡红，苔白而润，脉沉细无力。证属气血亏损，髓海空虚，以致阳虚内寒，气血运行受阻，不通则痛。治宜培补气血，温阳益肾。处方：鹿胶9g，黄芪24g，当归9g，党参9g，白芍9g，枸杞9g，熟地9g，杜仲9g，续断9g，橘皮6g，熟附片6g，川芎5g，肉苁蓉9g。5剂。

1960年10月7日二诊：服上方头痛如前，腰痛稍减，病久根深，久痛入络，缠绵难愈，仍照原方当归增至12g，加红枣5枚，全蝎片（另包吞服）

5分。5剂。

1960年10月11日三诊：头痛大减，腰痛消失，精神转佳。再守原方，继服10剂后，病告痊愈。

按语：本例头痛严重而顽固，中医辨证重在阳虚。因头为诸阳之会，五脏六腑之气血，皆上会于颠顶。患者平时气血亏损、肾阳不足，不能化浊，以至清阳不升，阳虚寒凝气血，经脉闭阻，不通而痛。初用大补气血的十全大补汤化裁，加入温补肾阳的鹿角胶、熟附子、肉苁蓉等品，5剂后效果不显。后抓住内伤头痛，缠绵日久，病史较长，"初病在经，久病入络"，在原方的基础上，再合活血通络之品，服后诸症均除，恢复常态。

3．水肿（慢性肾炎）案

张某，男，60岁，农民。

1964年8月15日初诊：水肿1年余，曾经某医院诊断为"慢性肾炎"，多方治疗无效，近日病势增剧。症见全身水肿，按之没指，下肢沉重，精神疲乏，恶寒近衣，思卧欲寐，纳差乏味，大便溏而不爽，小便不利，舌质淡，苔白滑腻，脉沉微。证属脾肾阳虚，土不制水，肾水泛滥所致。治宜温补脾肾，化气行水。处方：熟附片9g，肉桂5g，白术12g，茯苓皮15g，猪苓9g，党参12g，炙黄芪15g，泽泻9g，炙甘草3g，红枣5枚。5剂。

1964年8月15日复诊：服上方后，水肿减轻，余症如前，仍从原方出入，以观疗效。熟附片9g，肉桂6g，白术12g，茯苓皮12g，猪苓9g，炙黄芪15g，泽泻9g，牛膝9g，车前子12g，红枣5枚。5剂。

1964年8月20日三诊：水肿已消大半，精神渐佳，食欲增加。守上方去泽泻，加干姜9g，甘草3g。5剂。

1964年8月25日四诊：水肿消失，小便通利，舌质转红，苔白润，脉沉有力。以济生肾气丸调理善后，随访2年未见复发。

按语："水肿"有"阴水""阳水"之分，本例属于"阴水"范畴。张景岳云："盖水为至阴，故其本在肾；水化于气，故其标在肺；水惟畏土，故其制在脾。"说明人体的津液与肺、脾、肾三脏有密切的关系。本例患者肾阳亏虚，肾水泛滥，故周身水肿，应用温阳之附桂，善求其本。正如王冰所说，"益火之源，以消阴翳。"方中白术、茯苓皮、猪苓、泽泻、车前子健脾利水，党参、黄芪、牛膝益气补肾，干姜、红枣温补脾阳。脾肾阳复，水肿立消。此病现在看来，如能配合观察小便的微观变化，则更全面。

4. 肺痈（肺脓肿）案

吴某，男，41 岁，农民。

1964 年 12 月 2 日初诊：咳痰血腥臭 1 年余，两胁隐痛，面色萎黄，经某医院诊断为"肺脓肿"，服用中西药未效。症见咳嗽，痰中挟有脓血，气味腥臭，咳引胸痛，气喘不能平卧，恶寒发热，体温 38.6℃，烦渴喜饮，舌苔黄腻，舌质红，脉滑数。病属"肺痈"，证为热痰壅肺，郁结成脓。治宜清热化痰，散结排脓。处方：苇茎 15g，薏苡仁 24g，川贝母 9，桔梗 9g，葶苈子9g，郁金 9g，冬瓜仁 15g，茯苓 12g，桃仁 12g，陈枳壳 9g，瓜蒌皮 9g。3 剂。

1964 年 12 月 5 日二诊：上方服后，咳嗽渐止，痰中脓血消失，体温降至37.6℃，气喘略减，舌苔薄白，舌质淡红，原方再进。苇茎 15g，薏苡仁 24g，川贝母 9g，桔梗 9g，葶苈子 9g，郁金 9g，冬瓜仁 9g，瓜蒌仁 9g，紫菀 6g，桑白皮 9g，甘草 3g。5 剂。

1964 年 12 月 10 日三诊：诸证悉除，唯神疲乏力，纳差，用六君子丸以资善后。

按语： 本例肺痈，是因邪热壅肺，痰与热结，郁而成脓，采用《千金》苇茎汤化裁。方内苇茎、川贝母、桔梗、茯苓、瓜蒌仁清热化痰，冬瓜仁、桃仁、郁金化瘀排脓，葶苈子、桑白皮、紫菀泻肺定喘，但病延日久，体质渐虚，后用六君子丸调理脾胃以收全功。

谢傭耕

❖ 一、生平简介

谢傭耕（1909—1977），江西省南城县人，世业医。其父谢佩玉，字清舫，号石禅居士，曾偕江公铁、姚国美诸公，创办神州国医学馆（原江西中医专门学校前身），培养了不少人才。先祖谢映庐著有《得心集医案》，风行海内。

❖ 二、学术经验简介

谢傭耕毕生勤奋治学。对《黄帝内经》《伤寒论》《金匮要略》等典籍，造诣深邃。精于内、妇、儿科，青年时代悬壶于金溪县浒湾镇赞育堂，名声大噪。中华人民共和国成立初期，响应政府号召，首创中医联合诊所。

（一）博览群书、注重医德

谢傭耕家学渊源，除寝馈于中医经典及历代医家名著之外，还广涉经、史、子、集，诗词歌赋和书法亦为先生所嗜好。师古不泥古，触类旁通，融众善于一炉。他常教导晚辈，要博览群书，又要灵活运用。

谢傭耕十分注重医德。中华人民共和国成立前，浒湾瘟疫流行，先生施药给贫苦百姓。他常说"不知人情世故者不可言医"，"世事洞明皆学问，人情练达即文章"，"己所不欲，勿施于人"。诊断、处方时要将自己置身于病人处境，"药有精粗千变化，医无贵贱一般心"。

（二）外感偏于治火

谢傭耕案头常置刘河间、朱丹溪、叶天士、吴瑭等名家著作，常谓临床50多年，外感从火治者居多。对陆九芝"温热之病为阳明证，证在伤寒中，方亦不在伤寒论外"之说，持有异议。温病学说，虽源于《伤寒论》，但有的观点高于《伤寒论》，自成一家，是中医一大变革、一大进步！

谢傅耕推崇朱丹溪学说，故认为六气多从火化。"气有余便是火"，气不足郁而成火。外感暑热燥气，增助内气成热成火。外感风寒湿气，郁闭表气成热成火。内伤饮食，辛热之物食积成火。五脏六腑皆有火，如心火、肝火、脾火、肺火、肾火、大肠火、小肠火、膀胱火、三焦火、胆火。

所以其用药，偏于寒凉，忌温热。谢傅耕常引用徐灵胎的话启示晚辈：唯大热大燥之药，则杀人为最烈，盖热性之药，往往有毒，又阳性急暴，一入脏腑，则血涌气升。若其人之阴气本虚，或当天时酷暑，或其人伤暑伤热，一投热剂，两火相争，目赤便闭，舌燥齿干，口渴心烦，肌裂神躁，种种恶候，一时俱发，医者及病家俱不察，或云更宜引火归原，或云此是阴证，当加重其热药，而佐以大补之品，其人七窍皆血，呼号婉转，状如服毒如死，病家不以为咎，医者扬扬自得，以为病势当然。愚人喜服补药，虽死不悔，岂非所谓命哉！夫大寒药亦能杀人，其势必缓，犹为可救。不若大热之药，断断不可救也。

谢傅耕用药经验：实火热甚者，用黄芩、黄连、栀子、黄柏；宜下者，用大黄、芒硝；心火，用黄连、生地、木通；小肠火，用木通；肝火，用柴胡、黄芩；肝郁之火，用青黛；胆火，用胆草；脾火，用白芍；湿火，用苍术、茯苓、猪苓、木通；胃火，用生石膏；宿食热结，用大黄、柴胡；肺火，用黄芩、桑皮；燥火，用生地、麦冬；大肠火，用黄芩；肾与膀胱火，用知母、黄柏；三焦火，用山栀；上焦中焦火，用连翘；虚火，用竹叶、麦冬、童便、生甘草、人参；血虚发热，用当归、生熟地；无根之火，肾水干涸，相火上炎，用六味地黄丸等。

（三）内补重于脾胃

谢傅耕不但擅长治疗外感热证，对内科一些疑难杂症亦有所长。临证十分重视脾胃，认为土为万物之母，脾为后天之本，补先天不如补后天，补诸虚不如补脾胃。尝谓："温养脾胃之气，首推李东垣""养胃阴应师叶桂"。补脾益气，用四君子汤出入，屡获奇验。基于他临床辨证偏重于火，补脾胃也偏于滋阴为多。

脾阴与胃阴是否要分开？他认为：从理论上说，脾阴与胃阴应当有所不同，脾阴主营血，胃阴主津液。脾阴主升，胃阴主降。脾阴虚多为内伤气血所致，胃阴虚多为热病伤津。在治疗上，脾阴虚着重养阴和营，胃阴虚则着重生津清热。但脾阴与胃阴息息相关，互相渗透，其症状常可互见，况且脾属脏，胃属腑，腑从属于脏，实有可分而不可分者焉。

引起脾胃阴虚原因，他认为大致如下：

1．饮食不节

《黄帝内经》云："阴之所生，本在五味，阴之五宫，伤在五味"。过食辛辣、炙烤、膏粱厚味、饮食过多等，均可灼伤脾胃之阴。

2．劳倦

劳则虚火内动，消灼脾胃之阴。如《医镜》所说："劳倦伤脾，乃脾之阴分受伤者多"。

3．情志所伤

张景岳说："然思生于心，脾必应之，故思之不已，则劳伤在脾"。

4．六淫之邪

六气多从火化。如吴瑭所说："寒湿多伤脾胃之阳，湿热多伤脾胃之阴"。

5．医药误治

临床可见：芳草、石药可导致胃中积热，脾胃之阴为之干涸。

6．五藏虚损

脾为营血之所居，诸如心血虚耗、肝血不藏、胞宫、血海失养，必致营血不足，脾失所藏，则脾阴亏乏。此外，久痢、久泻、呕吐、汗出，亦皆易伤脾胃之阴，故五脏之亏损，气血津液之不足，实为脾胃阴虚之主要原因。如脾胃阴虚又可导致心阴虚、肺阴虚、肝肾阴虚等。

脾胃阴虚常见症状包括：不思饮食，口干咽燥，口渴心烦，大便干结，口舌溃烂，干呕呃逆，胃中嘈杂或灼热而痛，皮肤干燥，肌肉消瘦等，舌质红苔少，或中心无苔或绛舌，脉细数或弦数等。

治疗上述诸症，温补既有助火劫津之弊，育阴又有助湿碍脾之虑，唯有养脾阴一法，补而不燥。谢傅耕喜用甘凉（或甘寒）药物，诸如：石斛、麦冬、沙参、玉竹、花粉、葛根、甘草、黄精、山药、莲子、扁豆等，常用益胃汤、沙参麦冬饮等方剂，随证化裁，屡挽沉疴。

❖ 三、病案举例

谢傅耕晚年著有医案，自命曰《雕虫集》。兹选录三例，以飨同道。

1. 邪入心包案

朱某，女，3岁，1963年4月16日诊。

3天前发热、咳嗽，前医投苏杏辈未效，转诊西医，诊为"上感"，注射青霉素等，症未轻，病家乃转赴地区医院求医，途中高热、神昏、项强、角弓反张。经某医院门诊化验，拟诊为"化脓性脑膜炎"收其住院治疗，因经济困难，又转回浒湾。

症见发热，肛温40.8℃，神昏，项强，角弓反张，咳嗽，气促，唇面带青色，指纹青紫相兼，直透命关，舌尖绛，溺短赤，便艰。此邪入心包络。处方：犀角（先煎）3g（犀角现已禁用，多用水牛角代），生地10g，连翘10g，郁金3g，石菖蒲3g，黄连3g，僵蚕6g。

1剂热降38.5℃（肛温），神清，颈软，腰柔。再服痊愈。

按语：此症先为"风温犯肺"，治疗失之于温，继则逆传心包。叶天士说："风挟温热而燥生，清窍必干"。治法当遵叶桂。

2. 暑温案

徐某，女，5岁，1957年8月2日诊。

近3天发热，体温39~40℃之间，汗少，头痛，呕吐，嗜睡、脉数，舌红尖绛，苔黄，大便2天未解，小便短赤。此暑温也，其变甚速，急投清瘟败毒饮，加安宫牛黄丸1粒。预告病家：病情可能会恶化，出现项强、角弓反张、直视、抽搐等证。上午服药，下午果现诸症，连服上方4天而愈，后用益胃辈善后，未见后遗症。

按语：谢傅耕对于"在卫汗之可也，到气方可清气，入营犹可透热转气，入血直须凉血散血"之说，认为此乃治温病一般大法，不可拘泥。如暑温，其变甚速，治宜抢先一步，取得主动权，可收事半功倍之效。诚如叶桂所言："务在先安未受邪之地，恐其陷入易易耳"。

3. 痿证治验案

王某，男，4岁。1958年9月26日诊。

开始发热，腹泻，3天后脚软不能行走，某医院诊为"小儿麻痹症"。查脉细数，左手瘫，左脚外旋，面色萎黄，口干，大便结，舌质红，舌苔黄而干。此痿证也。《黄帝内经》云："治痿独取阳明""阳明主润宗筋"。病于腹泻、发热之后，已伤脾胃之阴，治宜滋养脾胃之阴，佐以益气活血。处方：葛根20g，花粉6g，石斛6g，知母6g，生地10g，玄参10g，寸冬10g，牛膝6g，红花5g，生芪20g，鹿衔草10g。上方连服3个月而愈，后以六味地黄丸善后。

❈ 四、单方节选

谢傅耕学术上兼收并蓄，常说："是以泰山不让土壤，故能成其大；河海不择细流，故能就其深。"（语出《史记·李斯列传》）今从《雕虫集》节选单方治验录，供同道参考。

一妇患子宫下垂，经年不愈。以蓖麻子4粒，捣烂敷囟门，1周而愈。

一妇产后胞衣不下，血流如注，甚危笃！急以灯芯蘸清油，炙大敦穴3壮，胞衣立下而血止。

一青年盗汗半年，甚羸，以五倍子10g，捣末，以病人唾液调敷脐中，1周愈。

一儿常遗尿，以五倍子6g，研末，敷涌泉穴而愈。

一青年患肺痈，以鱼腥草120g，煎汤频饮，2周而愈。

一人酒后大吐血，用京墨2盅，冲童便1小碗，顿服而愈。

一室女，痛经年余，以童便一小碗，顿服而愈。

一小贩，日间往返步行百里，晚上性交，血尿如注，气息奄奄。急令其妻取雄鸡壹只，剖开腹，乘热敷于其夫脐中，旋顷血止而苏。语曰：同房百日者死，百里同房者死，好色者戒！

蔡益三

❖ 一、生平简介

蔡益三（1878—1951），字希曾。江西省抚州市金溪县人。世业医。毕业于原抚州师范学校。而立之年，文才横溢，吟诗作词，落笔成章，就教于金溪县公私联办之求中学校，后又被聘赴武汉任教，桃李成荫。任教期间，潜心研习岐黄、仲景之书，深得其旨。1914年，先生审时度势，弃教还乡，专心业医，悬壶于乡里，医药并举。先生缘于文学功底深厚，又刻苦钻研，医术日益增进，且医德高尚，故求治者接踵而至，远近振其名。

蔡益三治学严谨，医理贯通，勤于临床，临诊时师古而不泥古，遵经方而活时方，用药精练，疗效卓著。先生擅长儿科，对痘科有较深的研究，诊治有独到之处。诊务闲暇之际，仍寝馈于中医之经典之中，尤对《伤寒论》得益甚厚，于1944年花甲之时，撰写了《医学三字诀》，执简驭繁，文字精练，便于诵读记忆，有益于后学。可惜大部分遗散，幸有弟子胡锡光于其门下习医时，亲手墨录了首尾且保存至今。

蔡益三明医理，又重医德，行医不分贫富，常教诲弟子"药有精粗千变化，医无贵贱一般心"，深受广大病患的赞扬。

先生于1928年招收弟子6人，习医习文者各半，因教学有方，言教身传，名医出高徒，弟子胡锡光、许文元均成为金溪当代名医。

❖ 二、遗稿

（一）痘科三字经

痘为病，本胎毒，伏命门，由疫触。
种牛痘，避其酷，但天行，仍相续。
不研究，空手束。诸证顺，润如玉，

勿药喜，将获足。倘初热，势燎原，
非微汗，毒曷宣，升葛施，疏解先，
唯麻羌，待细妍。汗津润，痘轻圆，
浆美满，人安恬。倘涌出，似铺毡，
粒不分，云片连，紫黑现，庆白缠，
名四陷，是灾愆。紫黑陷，毒热煎，
清凉施，效若仙。灰白陷，损真元，
温补进，参茸填。虚寒甚，姜附痊。
若痘脚，色转妍，粒明朗，似珠联，
起灌时，神静渊，危而安，力回天。
看痘法，定部位，左颧肝，右颧肺，
天庭火，承浆水，两颐旁，乾艮地，
耳下前，兑震指，巽与坤，近发际，
眉发间，太阳会，两眉梢，方广位，
脾居中，山根鼻，两耳后，一寸内，
星宿海，即此是。点既放，胀旋起，
灌与靥，有定轨，点不宜，别法使。
头面外，咽胸背，此五毒，稀则美。
若稠密，未可喜，细审治，善调理。
自初热，至灌浆。恐冰伏，忌寒凉。
浆不充，益气当，兼血弱，保无汤。
灌至足，上宜靥，浆既浓，痂又坚。
谨口腹，尚慎旃，脾胃健，定多全。
告痘科，此真诠。

（二）痘证七言诀

痘本胎毒非外疮，外宣内陷定灾祥。
初热毒动寒壅闭，疏肌达表宜辛凉，
辛热诸品咸禁用，温补腻滞亦莫当。
惊搐定心利小便，呕吐勿骤用砂香，
泄泻毒从下奔越，四苓导毒出膀胱。
寒战咬牙计时日，初期多热后寒商。
腹痛寒滞热毒异，腰痛雄鸡剖敷良。
色后肾虚难措手，鸡敷火灸效非常。
心胸痛见高突险，手足痛系筋骨伤，
眼耳口鼻大小便，诸失血证费度量，
中风中痰便溺闭，咳嗽喘促声不扬，
口噤肢冷眼露白，烂喉卷舌并缩囊，
吐泻蛔虫谵妄语，夹斑夹疹紫黑详。
妇人出痘经适来，凉血地黄与三庆，
经期未到血妄行，凉血解毒勿徘徊，
经后热抚谵鬼语，寻衣摸床实可哀，
血室虚空非是热，逍遥归脾两方推，
若当起灌经忽行，倒陷堪虞参茸烹。
唯有妊娠痘难医，胎未动时清安宜，
胎若将动安胎外，莲蓬益母庆敷奇。
胎死腹中宜急下，起灌经后一例施。

释觉音

❧ 一、生平简介

释觉音（1899—1983），俗名李致新，江西省东乡县（现东乡区，下同）占圩乡人。少年读书，因厌恶封建社会制度，二十岁出家，拜禅光和尚学佛经。随后学医，毕业后返回南昌"佑民寺"，跟随姚国美先生继续习医。中华人民共和国成立后在东乡县人民医院工作，因身体原因于1960年离开医院隐居"祇园寺"。他一边临床，一边带徒授课，并潜心撰写《中医内科诊断及治疗》一书。晚年在东乡县占圩中心卫生院工作。从事中医工作50年，积累了丰富的中医治疗经验，在东乡、临川、进贤三县（区）接壤周边乡村的群众中享有很高的威望。

在学术上，他勤求古训，博采各家之长，融会贯通，别具心裁，对许多疾病提出了自己的独特见解。在分析疾病过程中，不强求病名，而严格通过四诊找出病因及探明发病机制；在治疗用药方面，药简量轻，不庞杂，不贵缺，并自拟了不少经验方。擅长于内、妇、儿科，尤其对癫狂症具有独特的见解与显著的疗效，慕名求治者络绎不绝；对胃病、水肿、小儿惊风等病证的治疗亦具独到之处。

他毕生勤于笔耕，可惜大部分手稿（如20万字的《中医内科诊断及治疗》手稿）惜已被损毁，未能流传。晚年诊务繁忙，无暇著作，现只留下了一些病案。

❧ 二、针风府合中药治疗精神病

1. 躁狂案一

黄某，男，21岁，学生，住东乡县。

1980年因高考落选，遂郁闷不乐，寝食俱废，好发脾气，逐渐转为凶叫狂骂，日夜不休，毁坏家具，不分亲疏，妄言要杀人放火。1981年10月转诊于此。症见：精神奕奕，面色青紫，怒目斜视，烦躁狂叫，苔黄干燥，脉弦滑数，乃属肝阳浮越，痰火壅盛，阳气独盛之象。治法：先针风府、神门，以挫其势，继以泻肝清胃、镇心安神。方以生铁落饮合龙胆泻肝汤化裁。处方：生铁落40g先煎，秦艽8g，茯神10g，龙牡各15g，磁石20g，黄芩10g，石决明15g，珍珠母20g，胆星8g，黄连8g，龙胆草16g，大黄12g。5剂。

二诊：狂躁顿挫，神志稍清，脉亦稍缓。继针风府、神门、内关、百会穴。上方去大黄、龙胆草、磁石、珍珠母，加枣仁10g，柏仁10g，远志6g，郁金8g，麦冬10g，继服。

5剂后，患者自己来医院告知病愈。

2．躁狂案二

邓某，女，36岁，住东乡区马圩镇。

患者因"胆结石"病，于1981年9月在抚州地区医院（现抚州市第一人民医院）外科手术。术后经济较为紧张，思想负担较重，日夜失眠，精神恍惚，强烈要求出院。回家后，近1星期未能入睡。初起语无伦次，继则狂躁异常，喧扰不宁。症见：狂叫乱语，唇干舌燥，色青无华，脉细数，舌质淡，苔薄稍黄。脉细、舌质淡为气血两虚之象，而脉数，苔黄皆为虚火鼓动胃阳，上扰神明之候。是一种虚中有实，实中有虚的错杂症状。其病理虽手术后气血皆虚，然因忧虑过度，以致肝气郁结，久则化火，鼓动胃阳，上扰心神。当务之急，仍用针刺风府、神门以抑制狂暴。方以生铁落饮化裁。处方：秦艽8g，牡蛎10g，石决明15g，珍珠母15g，郁金10g，远志6g，磁石18g，茯神10g，丹参9g，香附6g，枣仁10g，黄芩8g，胆草10g，甘草6g，龙骨10g，生铁落30g。5剂。

复诊：药后已能安睡，不再狂叫。脉仍细数，面色青白，倦怠无力。上方去磁石、胆草、黄芩、丹参，加当归10g，党参10g，平补气血；玄参8g，麦冬10g，以养心阴。再服6剂，精神一切如常。后以调理气血，疏肝和脾善其后。

3．心脾两虚案

刘某，女，30岁。原籍山东，随父于临川工作。

据代诉：自1970年与人争吵，引起癫狂，经多次治疗无效。住院1年多，狂暴症状虽除，但痴呆不语，经常悲哭。症见：面色晦暗，精神恍惚，时哭时悲，且痛苦呻吟，惊恐不安，脉细弱无力。此因思虑过度，肝气郁结，导致脾气不升，病延日久，形成心脾两虚。法用养心安神，补脾益血，温阳益气。以归脾汤加减。处方：白术 8g，茯神 10g，远志 6g，石菖蒲 6g，陈皮 6g，生牡蛎 8g，生龙骨 8g，炒枣仁 10g，柏仁 8g，石决明 10g，法夏 6g，薏仁 10g，白芥子 6g，麦冬 8g，天竺黄 6g，五味子 8g。针风府（补法）、神门、足三里、大包等穴，以佐安神益脾之效。

二诊：精神脉象食欲较前好转，其他症状亦较和缓。此证惊恐、呻吟，可见肾亦惫矣，仍以归脾汤加熟地 10g，肉桂 5g。针风府（补法）。

三诊：大有好转，原方去五味子，减肉桂 3g，加琥珀 6g，针风府、神门、大包等穴。其后均以补虚为宗旨，佐以疏肝解郁补脾。经过 2 个月的治疗，精神已基本正常。

附：针风府穴要领。

释觉音从医 30 年来，针刺风府穴治疗精神病获得较好的疗效。他体会，只要针具消毒严密，进针角度准确，深度适宜，手法操作无偏差，一般没有什么危险。其要点如下：

1. 首先与病者建立合作关系

因为精神病人不会轻易让你进针，不妨顺其心理，使他对医者建立良好印象。在顺从后，必须进一步对病者做适当的心理工作。对他的多疑、妄见要一一解释，病者才会接受治疗，此时方可进针。

2. 针具要求严格消毒

一般以 28 号（即 1~1.5 寸）不锈钢针，不宜过长，也不宜过短。过长较难掌握分寸，过短达不到病所。

3. 取穴方法和标准

针灸学介绍以发际为准，这不确切。发际有高有低，因人而异。取穴要从小脑按紧，向颈往下摸至无骨软窝处就是此穴。

4. 针刺深度

不为一般规定的分寸所限，而是灵活地根据病者的体格大小，肌肉厚薄来决定深浅。

5．进针的操作方法

针时必须聚精会神，端正角度，缓缓进针，捻转角度宜小，针尖慎勿向上，进针至1寸左右时，必有弹感出现，这时针尖快要到达延髓腔边，更要慎重探进。若病者发寒闪似的微振，这是神经受到刺激的反应，是时即当缓缓退针而出，切不可穿过延髓腔，更不可针尖向上，进入枕后孔，否则刺伤延脑，就会发生危险。只要我们能够掌握这些原则，不但没有危险性，而且疗效极为显著。根据临床应用，对痫证、流行性脑脊髓膜炎、流行性乙型脑炎、破伤风的项强、意识不清等都有一定疗效。

❀ 三、医话

1．谈为医之道

医法既是活人之法，又是济世之道，务经深造。自己要奋发学习，博览群书，又要刻苦钻研，融会贯通。心悟乎古人之言，又要能畅达古人言中之意；心契乎古人之心，又要能曲绘古人意中之言。辨其是非，判其偏正。莫不以仲圣为折中，殆所谓神明规矩之中，变化于规矩之外。

大凡看病，务须诊断明确，查清病的性质，病位所在。因为人体得病，都是由于各种致病因素引起人体内部阴阳失调，所以治疗必须根据辨证立法用药，调节疾病的偏胜偏衰。药是用以"扶偏救弊"的，药不忌猛，有是病，用是药，何愁峻，否则姑息养奸。药不在贵，只要用得对证；方不在多，只要加减得法。辨证用药必须以中医理论为指南，严谨规范，但又不能墨守成规，一成不变，因为病是不断变化的。古人说：病有千变，法有千变。所以又要超过规范，要别出言外。医者胆要大，心要细。尤其对于远处求治的患者，更须明确诊断，分清缓急，不能孟浪从事。

2．话医德修养

要注重医德修养。人生最痛苦莫过于生病。病人是医生的服务对象，为医者要尊重病人，体贴病人，关心病人的疾苦。尽力做到病人少花钱，医生看好病，不能小病谈大，轻病道重，企图乘人之危，索取钱财。甚或故意开些稀奇高昂之药，显耀自己，害得患者家属四处奔波，结果黔驴技穷，贻误病情，切切戒之。对同道者，要相互敬重，以诚相待。一个医生看好一些病，有某方面的独特经验是不足为奇的，但不能以此来抬高自己，贬低别人。孔子曰："三人行，必有我师焉。"要晓得闻道有先后，术业有专攻，各有所长，要互相取长补短。

3. 笔记小议

医生要有记笔记的习惯。成功的要记，多次成功可得出经验；失败的也要记，可以找出失败的原因，吸取教训。每看医学书籍或杂志，凡是有益的经验要摘录，这可以丰富自己的知识，扩大眼界。医学技术是无止境的，只有多方面汲取，才能成为一个高明的医生。

❀ 四、医案

1. 痫证案

陈某，男，8岁。临川县云山（现临川区云山镇）人。1982年4月18日初诊。

其父代诉：6岁时发病，初起睡觉不安神，无故发笑，有时手舞足蹈，或突然仆倒在地，几分钟后才清醒。曾到抚州地区医院（现抚州市第一人民医院）、江西省儿童医院、横峰县精神病医院治疗。当时诊断：精神分裂症、癫痫。服过谷维素、鲁米那、地西泮、苯妥英钠等西药。症状时好时坏，效果不显著。检查：患儿形体稍胖，脸色萎黄，双目不灵活，呈痴呆状。口内有少许痰涎流出。舌质淡，苔薄白而腻，脉细滑。证属风痰上逆，蒙蔽清窍。治宜化痰浊，平肝风，开清窍。处方：秦艽6g，石决明10g，龙牡各8g，礞石5g，胆南星3g，天竺黄5g，陈皮5g，远志6g，半夏5g，石菖蒲5g，茯神8g。7剂。嘱其注意饮食，忌油腻，少刺激。

4月26日，其父带来复诊。患儿睡眠尚可，昨晚发作一次，症状稍减轻，口内有少许痰涎流出，舌脉同前。守上方去石决明再服5剂。

5月2日—5月16日（三诊至五诊）：病情平稳，原方减礞石，加郁金8g，明矾2g，白术6g。

5月24日六诊：患儿饮食尚可，20余天未复发，只是睡眠欠佳，玩耍如常。处方：白术8g，茯神8g，远志6g，炒枣仁8g，胆南星5g，天竺黄5g，陈皮5g，法半夏5g，龙牡（各）8g，琥珀2g，秦艽6g。6剂。

6月2日，其父带小孩来复诊，父子俩很高兴。1个月都未复发。吃饭睡眠如常。嘱其日后慎起居，忌油腻，少打骂，注意观察。

10月上旬，患儿家长来院道谢，说小孩几个月没有复发。并于9月1日入学读书。

按语： 患儿精神及动作失常，时有突然昏倒，抽搐不明显，口流痰涎。并且时发时止，醒后如常人。乃属一种发作性神志异常疾病——痫证。患儿形体胖，属湿痰盛，痰蒙清窍，上扰神明故用礞石、竹黄、胆南星助二陈得以化痰浊，龙骨、牡蛎、石决明重镇平肝以潜阳，更加郁金明矾治癫痫，效果显著。

2. 臌胀案

陈某，男，58岁。进贤县人。

1982年10月11日初诊：患者原患有慢性肝炎4年，因小孩结婚疲劳过度，再又请客敬酒，胃脘逐渐胀闷不适，食后更甚。近1个月来，上腹部慢慢膨胀隆起。四肢倦怠，精神萎靡，劳动则汗出。在进贤县医院服过中药，也吃过草药无效。超声波、肝功能检查，诊断为肝硬化并腹水。近日精神更差，特来求治。症见患者脸色萎黄，口唇紫绛色，白睛无黄染。腹部稍膨大隆起，青筋不明显，右上腹有轻微压痛。大便溏薄，尿少。舌尖红，舌体两侧红绛，脉细数。辨证：脾失健运，肝郁络阻。治宜健脾利水，疏肝软坚。处方：白术10g，茯苓10g，瞿麦10g，木通8g，大腹皮15g，酢浆草15g，厚朴8g，丹参10g，茵陈10g，薏苡仁20g，焦山楂10g，陈皮6g。5剂。

10月18日二诊：腹胀稍减轻。早晨漱口牙龈出血。上方去茵陈、陈皮，加白茅根10g，茜草10g。6剂。

10月26日三诊：衄血已止，腹部胀满减轻，但仍有轻度隆起，舌脉同前。处方：党参10g，白术10g，茯苓10g，酢浆草20g，厚朴8g，当归10g，丹参15g，炒鳖甲10g，三棱8g，大腹皮15g，瞿麦10g，泽泻10g，薏苡仁20g，绣花针15g。10剂。

11月8日四诊：诸症好转，腹部膨隆消失。食欲大增。原方去酢浆草、三棱、大腹皮、绣花针，加怀山药15g，砂仁6g，鸡内金10g，以调治肝脾。巩固疗效，再服6剂。

按语：本例早期肝硬化腹水，中医属脾虚肝郁。治疗自始至终用四君子汤益气健脾，瞿麦、泽泻、大腹皮、薏苡仁利水渗湿，消导祛瘀软坚酌情应用，适可而止。对慢性病切忌猛攻。如前人云："大实有羸状，至虚有盛候"。

3. 水肿案

梁某，男，28岁。东乡县（现东乡区）人。

1982年6月24日初诊：原有全身水肿病史。因洪水泛涨，劳累过度，加上淫雨天气，在水里捞洗家具而复发。曾在防洪救灾医疗队治疗，又到抚州地区医院（现抚州市第一人民医院），诊断为急性肾炎。已开好住院通知单，因洪水后，经济困难，拒绝住院，来我处中医治疗。患者全身水肿，脸色萎黄，不发热，时有咳嗽，纳谷不香，不欲饮水，溲少，大便可。舌苔白腻，质淡红，脉细缓。脾主运化，肺主气，肺脾两伤，外邪所犯，决渎失常，水不运行，溢于肌肤则肿。治宜宣上达下，健脾利水为法。药用：麻黄6g，杏仁10g，桔梗8g，茯苓10g，猪苓10g，瞿麦12g，苍术8g，厚朴8g，泽泻10g，薏苡仁20g。4剂。

6月30日二诊：水肿已消一半。但觉腰酸、腰痛。承上方加桂枝5g，杜仲10g，桑寄生15g。5剂。

7月6日三诊：肿胀基本消退，稍有腰酸。尿常规检查：蛋白尿（+），红细胞1~2，管型（-）。改用健脾温肾施治。药用：白术10g，茯苓10g，陈皮8g，肉桂3g，附片8g，苡仁20g，黄芪30g，牛膝10g，党参10g，白茅根8g。6剂。

7月13日四诊：肿消病除，患者高兴至极。

按语：水肿病，皆属肺、脾、肾三脏功能失调。治疗总不外发汗、利水、健脾、温肾。该例因外感水湿之邪（原脾肾两虚，有水肿病史），水湿潴留，而泛于肌肤。所以先开鬼门，洁净府，以挫其势为治标。继则健脾温肾，此为治本。

4．小儿惊风案

李某，女，11 个月。东乡区人。1983 年 2 月 9 日初诊。

家长代诉：患儿昨天发热，呕吐，烦躁，惊惕不安，哭闹不休，双目斜视，时有抽搐。当日下午到卫生院就诊，经用西药解热、镇静、消炎，稍有好转，但仍有发热、抽搐，哭闹不停，转中医诊治。患儿形体适中，脸色潮红，两眼斜视，口内吐出乳块，腹软，咽红，舌质红，指纹青。治宜清热化痰，平肝息风，配合针灸治疗。处方：银花 6g，连翘 6g，桑叶 6g，菊花 6g，钩藤 6g，蝉衣 3g，石决明 8g，珍珠母 8g，僵蚕 2g，天竺黄 3g。针大椎、人中，十宣放血。

2 月 11 日二诊：热退，神志正常，无抽搐，腹稍膨，纳呆。守原方去石决明、珍珠母、天竺黄，加党参 6g，白术 5g，鸡内金 6g，健脾胃助消化。服 2 剂而诸症皆除。

按语：小儿为稚阴稚阳之体，发病急，传变快。易虚易实。所以要辨证准确，治疗及时，用药要注意药味的选择和用量。该患儿因热邪上受，逆传心包，热极化火，肝风内动则抽搐，热扰神明则烦躁和惊惕不安。今用银花、连翘、桑叶、菊花清热疏邪。石决明、珍珠母、钩藤、僵蚕、蝉衣平肝息风，天竺黄清热痰。其后纳差腹胀，加党参、白术、鸡内金健脾消食。合并针灸。效果显著。

5．小儿泻痢案

官某，男，3 岁，东乡区人。1982 年 5 月 25 日初诊。

家长代诉：因泻痢 2 个多月，经治疗屡发屡愈。昨晚发热腹泻，带有红白相兼的黏液性大便，一日六七次。患儿消瘦，精神差，腹胀满如鼓，拒按，舌质淡，苔白腻，指纹淡红。以七味白术散加减。藿香 5g，青蒿 5g，银花 8g，焦山楂 8g，白术 6g，茯苓 6g，木香 15g，铁苋 8g，薏苡仁 10g，厚朴 5g。3 剂。

5 月 29 日二诊：发热已退，腹胀满稍减，解便次数亦少，一日三四次。带有黏液冻样大便。守原方去青蒿、藿香，加乌梅 6g，罂粟壳 3g，再进 3 剂。

6 月 4 日三诊：其母来转告，小儿食欲尚好，大便正常。

按语：患儿慢性泄泻合并痢疾。正值夏令季节。以青蒿、藿香芳香化湿以退烧，银花清热解毒，铁苋治痢有奇效，山楂酸涩而消积。表证解除后用罂壳、乌梅收敛固涩，效果确切。但必须注意入伏暑热季节，湿热之邪未清不能用。

❀ 五、单方、验方

内科方

处方 1：仙桃草、山当归、青木香、延胡索各等分，晒干或微炒干研如细末。

用法：每服 5g ~ 6g，用温开水送服。

主治：各种胃痛（尤以寒胃痛为佳）。

处方 2：胡颓叶 10g，鼠麴草 10g，破故纸 10g，款冬花 6g。

用法：上 4 味微炒研为细末。每服 8g，每日 3 次。

主治：久咳久喘。

处方 3：茵陈 15g，延胡索 8g，泽泻 10g，薏苡仁 15g，丹参 10g，酢浆草 15g，焦栀仁 8g。

用法：水煎服，每日 1 剂。

主治：各种阳黄。

处方 4：白前 10g，百节藕 15g，萆薢 10g，关公须 8g，白茅根 10g

用法：上药水煎服，每日 1 剂，连服 3 ~ 5 剂。

主治：乳糜尿（白浊）

包博如

❖ 一、生平简介

包博如（1913—1984），江西南丰县市山镇包坊村人。他8岁始，在家乡私塾读书，1925年随父到南京就读2年，16岁起当学徒，做店员5年。21岁回江西南昌改行，跟随老中医尧嘉瑚先生学习中医。1934年7月以优异成绩考入江西中医专门学校，1937年6月因抗日战争爆发，敌机轰炸频繁，医校被迫解散，便回南丰老家自学中医。1938年回城在原校校长刘文江先生诊所实习，并兼管理财务书信等事。1940年始自行开业行医，学验日增，扬名乡里。中华人民共和国成立后，他积极响应党的号召，组织了第一个南丰健康联合诊所，1958年诊所改为南丰县城关镇中医院，担任该院门诊部主任，负责医院门诊业务工作。1970年中医院合并至县人民医院，一直在县医院中医科工作，从事中医工作50余年。

❖ 二、常见病证治疗经验

1. 痢疾

痢疾虽变化多端，然皆无外乎表里寒热，而虚实尤宜详辨。大抵邪在表者必有表证，从其表疏散之，表邪解则痢自愈。若无表证，则大多属内伤。以寒热言，古人多以赤痢为热，白痢为寒。但痢多起于夏秋，本于湿蒸热郁，或过食生冷。气壮者郁热居多，气弱者阴寒常见。若更辨其虚实，则寒热之性质尤明。如发热头痛、胀满、厌食、急痛拒按者实也，渴喜冷饮、脉急而滑者热也，此外则无非是虚寒矣。更审其腹痛，缓痛者属虚，急痛者属实；喜按者多虚，拒按者多实；胀者实，不胀者虚；脉有力者多实，无力者多虚；火盛者里急后亏，血虚者虚坐不得排便；易治者色黄属积食，色黑属热盛；难治者湿热胶滞，肠胃腐败气味腥秽；不治者下痢纯红色如糜腐，如屋漏水，或唇如涂朱，或发热不休。久痢者宜止，用乌梅煎水，红白糖调服。初起滞涩甚者，宜通因通用，加大黄。孕妇赤痢者忌用桃仁、红花。妇女新产痢疾者、病后得痢者可补；用攻而剧者可补；脉微弱、形色虚者可补。湿胜者先祛湿，热胜者先祛热。总之以寒热虚实分论，以通下塞补为治。

2. 泄泻

泄泻鉴别有风湿寒热之殊。泻下色黄，腹痛满闷，辘辘有声者为湿胜；色白腹痛绵绵者为寒重；痛一阵泻一阵，泻后粪出谷道如热汤涩滞者为火盛；嗳气如败卵臭，泻后腹痛减者为食滞。其原因虽多，而皆由于肠胃失其功用，邪气乘之。初宜分利中焦，后则分利下焦。湿胜者宜淡渗，湿从小便而出；热重者宜清凉解之；气滞食积者宜疏利消导；火实者泻之；泻而不止者用甘缓之；泻久魄门道滑者用涩固之；脾虚者补脾，肾虚者温肾。大渴引饮者，津伤加参麦；滑泻者，肠胃虚加肉豆蔻、五倍子；日久泻泄或五更泻者，命门火衰合四神丸；兼呕吐者，因寒合香砂六君；因热加法夏、川连、姜竹茹、枇杷叶、芦根之类。随证应用各有所宜。

3. 头痛

头者天之象阳之分也，清阳之气，五脏精华之血，皆朝会于高巅。盖太阳头痛项强用羌活防风汤。阳明头痛额前用升麻葛根汤。少阳头痛两侧用柴胡黄芩汤。太阳头痛而重用苍术南星汤。少阴头痛而选用麻黄附子细辛汤。厥阴头痛颠顶用吴茱萸汤。气虚头痛，少气懒言，用加味理阴煎。血虚头痛目眩用当归川芎汤。肝阳头痛，夜眠不安用羚羊角散。风痰头痛眩晕欲呕用南星天麻汤。雷头风头内雷鸣，用加味清震汤。头痛原因甚多，而古方多用风药者，盖高巅之上唯风可到，以其味轻气薄善升不降故也。亦不可偏于风治，因香燥动火，偏于火治，则寒药有伤肠胃，大概以清淡为主，佐以补泻，初宜发散，久从火治。偏头痛者，左边多属血热，用柴胡、龙胆草、黄芩；右边多属气虚，用芪、归、参、术。如有风者加防风、白芷；寒者加麻黄、细辛；火者加黄芩、栀子；湿加苍术、羌活，风热加蔓荆子、川芎、天麻；胃火加生石膏；痰多加半夏、南星，颠顶痛加藁本；头角刺痛、跳动加龙胆草，辨证准确，用药立见功效。

4. 腰痛

腰痛阳虚者，腰部时痛，足膝无力，小便清利，舌胖大，不渴便溏，用肾气丸。阴虚者，夜寐不安，脉象细数，舌绛少津，用补阴丸。挟风者，腰痛牵引筋骨挛痛，屈伸不利，舌苔薄腻，脉象浮缓，用独活寄生汤。感寒者，腰痛如冰，得热痛减，得寒痛剧，舌苔胖白，脉紧，用加味干姜附子汤。风热者，口渴便秘，恶热畏风，脉象洪数，用加减小柴胡汤。伤湿者，腰中冷痛，如坐水中，腰重如带五千钱，阴雨则发，用甘姜苓术汤。蓄血者，腰痛如刀刺，大便色黑，口渴但欲漱水，不欲下咽，日轻夜重，用调营活络饮。闪挫者，腰痛甚剧，不可俯仰转侧，用乳香趁痛散。腰痛病大致无外乎六淫外感，或因色欲内伤，然内伤者多，而外感者少。如此分辨，庶可不惑。若肾伤不治，气虚不补，久之精竭水枯，腰脚沉重而成骨痿者有之，故治以补肾为先，活血理气次之。腰痛甚者，不可用补气及寒凉药，初必加温散和血行气之品。

5. 痿证

痿病由火热之邪灼伤血液、筋骨、血脉、肌肉、皮毛，手足痿弱无力，百节缓纵不收。如皮毛痿者，皮毛憔悴发为痿躄，脚软不行，口渴，小溲短赤，舌绛脉数，用养阴救肺汤。脉痿者，胫节纵而不能任地，心中烦热，睡眠不安，口渴脉数，用铁粉丸。筋痿者，筋失所养，拘挛不伸，畏热而烦，口渴舌燥，用紫葳汤。肉痿者，肌肉不仁，不知痛痒，四肢疲怠，口渴舌黄，用二术霞天膏。骨痿者，腰脊不能兴举，坐不能起，起则目无所见，唯见黑影一团，用加味金刚丸。痿皆由热而成，故治法不离乎清热，忌用一切风药。今人有以痿病与痹病相类，其实大有分别。盖痿病手脚痿软不痛，属虚，系内伤。痹病通身肢节疼痛，而不痿软，属实，系外感。以此鉴别二病截然不同，治法攻补各异，不可混淆也。

6. 不寐

近年来文化生活繁荣，竞争激烈，或劳动过度或日夜操作，或思虑无穷，辛勤苦读，此病益多。①兼见心悸遗精，小溲频数者，由于心肾不交，用酸枣仁汤。②兼见胸腹饱闷，饮食不思者，由于胃不和，用半夏秫米汤。③兼见头痛目眩耳鸣善怒者，由于肝阳旺，用平肝汤。④目赤便秘，溲热脉弦者，由于肝经有热，用龙胆泻肝汤。⑤兼见心悸梦多，由于心神不宁者，用朱砂安神丸。

不寐病忌饮浓茶，晚饭不宜饱食，勿过于劳心劳力，使心神怡乐，烦虑自消，尤应兼练静坐气功，以精神疗法与药物疗法同时并进，日久自然收效入睡矣。

7．咳嗽

肺部有风寒火痰的刺激，则气道呼吸不利，喉中发声而成咳嗽。①风寒咳嗽者，咳嗽恶寒气促喷嚏鼻塞流涕，用参苏饮。若有热者加黄芩，有寒者加麻黄、干姜。胎前产后合四物汤，辨其寒热虚实加减。②痰热咳嗽者，发热咳嗽，痰多稠黏，色黄，舌苔黄糙，用清燥救肺汤。③肺虚咳者，干咳无痰，咽干而痒，午夜尤剧，形瘦虚热，舌质红，脉细数，先与清肺汤，后以人参养肺汤调理。④痰饮咳嗽者，咳嗽痰薄，畏寒畏风，入冬其咳愈剧，喘不能卧，用小青龙汤、附桂八味汤。书云：有声无痰曰咳，有痰无声曰嗽，有声有痰曰咳嗽。《黄帝内经》虽云五脏六腑皆令人咳，而大要皆在聚于胃、关乎肺也。咳的时间，午前咳者多属火，午后咳者多属阴虚，五更咳者多属食积。若脉实者，滑洪且数易治。脉虚者，沉涩大小不匀难治。如形盛脉细不足以息者，脉沉细伏匿者，均为险证。内伤不得用燥药，外因不得用滞润，肺为娇脏，治宜和缓，不可太猛。

8．哮喘

哮喘病多因痰火郁于内，风寒束于外，痰塞气逆，留于肺俞，失于表解以致此病。①风寒喘者，恶风凛寒，咳嗽而喘无汗，属寒实重者，用麻黄汤。寒轻者用华盖散。寒挟水饮者用小青龙汤。有汗属虚者用桂枝加厚朴杏仁汤。②风热喘者，身热恶风，汗出口渴，吐痰稠黄，舌苔黄，用麻杏石甘汤。喘促更剧不息，其汗更多，肺阴大伤者，咽干声嘶，用救肺汤和人参蛤蚧散。③痰实喘者，气粗胸满，喉间痰声辘辘，口渴，二便不行，属热实者用加味礞石滚痰丸。属寒实者，吐痰薄白，凛寒，不渴，用加味桔梗白散。④火郁喘者，时咳喘促，身热口渴，骨蒸自汗，五心烦热，唇红颊赤，用加味泻白散。若吐鲜血用平气止血汤。⑤肺虚喘者，声嘶少气，精神疲倦，咽干舌燥，用补肺止喘汤。⑥肾虚喘者，劳动则剧，面赤脚冷，为戴阳，用肾气丸，剧者兼服黑锡丹。盖喘与哮之鉴别，喘则呼吸急促，哮者喉间声响。实喘者肺感邪气，气道壅遏。虚喘者肾元亏损，肾气不纳。实喘者其来骤，其脉实，其人强壮，胸胀气粗，声高息涌，澎澎然若不能容，唯以呼出为快。虚喘者其来徐，其脉虚，其人倦怠，或因咳久，其喘慌张，气怯声低惶惶然若气欲断，劳动则甚。实证易治，攻之即愈。虚证难治，须兼补法。若症实脉虚兼数者不可为；症虚脉实兼缓者可治。喘势不急而脉急促者难治。喘势虽急而脉和缓者可治。虚而有汗者不可为，实而无汗者可治。凡气虚喘盛、厥逆冷汗者，喘急脉虚促者，脉散芤者，脉歇止者，头出汗者，汗出如油者，谵狂者均属不治之症。

9. 肺痈

肺痈由感冒风寒未经发越，蕴发为热，或挟湿热痰涎垢腻蒸淫肺窍，以致咳嗽吐痰黏臭，胸中隐痛，鼻息不闻香臭，胸内中府穴隐痛，咳而喘满，痰黄脓血臭秽，食生黄豆而香。风郁于表者用射干麻黄汤。如气壅喘满不能卧者，急用葶苈大枣汤。如咳微热脓痰成者，用千金苇茎汤。吐脓腥臭，形如米粥者，用桔梗汤或桔梗白散。若溃后胸膈胁肋隐痛不止，口燥咽干，烦闷多渴，自汗盗汗者，用宁肺桔梗汤。若痈脓已溃，浊痰腥臭已止，唯咳嗽咽干，咯吐痰血，胁肋微痛不能久卧者，用紫菀苇汤。若痈脓溃后咳嗽不休，脓血不尽，形体虚弱者，用清金宁肺汤。若肺痈溃后，脓痰渐稀，气息暂减，而忽然臭痰复盛者，此余毒未尽，内气复发，但虽屡发而势渐轻者可愈，若屡发而痰秽转甚，脉形转疾者难愈。

10. 呕吐哕类

呕者有声有物，吐者有物无声，哕者有声无物，又名干呕。此病位多在脾胃，忌用表药，表药提其气而愈吐。忌用消导药，消导则脾愈虚。用药燥不可太热，温不可太辛，从乎中和。如湿化为热，黄疸遗精白浊淋漓带下痢疾赤白等，以清热为要。或呕吐水泻，饮食不入者，以治湿为要。呕吐哕者服药时宜缓缓地服一口，停一下再服，待其药力充布自然不吐，如缓服药而仍吐者，宜以姜汁少许擦舌上或以姜汁和入所服药内，其吐即止。①热者，食入即吐，喜冷恶热，舌苔黄燥，脉象洪大，用黄连汤。②寒者，吐多涎沫，喜热恶寒，四肢逆冷，舌苔白，脉象细小，用加味四逆汤；中虚者，用加味理中汤。③气滞者，食入即吐，胸腹饱闷。属热者，恶热口渴，脉象弦滑，用加味左金丸；属寒者，吐多白沫，舌白脉细，用加味吴萸汤。④痰饮者，遇冷而发，呕吐痰涎，胸膈满闷，舌苔白脉滑，用姜苏汤。⑤食积者，恶闻食臭，大便热臭异常，用山楂汤。⑥中虚者，肢体倦怠，形体消瘦，脉虚细，用加味六君子汤。

⑦吐蛔者，心中嘈烦，得食即吐蛔，腹中时痛，用安蛔散或乌梅丸。盖呕吐哕实多虚少，噎膈反胃病虚多实少。呕吐哕系新病，噎膈反胃系久病。呕吐哕病，大便如常；噎膈反胃，大便多溏少，如此鉴别，庶几无误。

11. 黄疸

黄疸病由于湿热交结，胆热液泄与胃之浊气相并，上不得越，下不得泄，熏蒸郁遏侵入脾肝则身目发黄。①阳黄疸病，色如橘子明亮，无汗，小便短赤，先与麻黄连翘赤小豆汤，得汗病势已减，再服栀子柏皮汤。或大便秘结者，用茵陈蒿汤。②阴黄疸病，其色晦滞不明，头重肢软，胸中满闷，时呕无汗，当以汗解，用桂枝加黄芪汤；小便不利者，用茵陈五苓散；虚者补之，用茵陈理中汤。③酒疸者，心中懊恼如热，不食欲吐，面赤发斑，实者用栀子大黄汤，虚者用茵陈葛花解酲汤。④谷疸病，食谷即眩，心胸饱闷，用加减小柴胡汤；虚者用胃疸汤。⑤女劳疸病，面目肢体俱黄，额上黑，手脚心热，用石膏散；虚者用肾疸汤。⑥瘀血黄疸病，少腹有块胀痛，午后身热，大便色黑，小便自利，用桃仁承气汤下尽恶血，其黄自退。黄疸证，色黄如橘光明者生，黄如熏黄黑暗者死。舌上无苔者生，舌苔黄焦黑者死。一般治疗多用清热渗湿，如以石茵陈捣烂，用白酒和汁，饮之有效。行水导湿，宜车前滑石。清热利湿宜黄连、栀子。燥脾利湿，宜胃苓汤。清热利湿，宜柴苓汤。大概小便浊者属热，小便清者属寒。湿胜于热，小溲浑浊，大便溏泄。热胜于湿，疮疡脓溃，痢下赤白。治湿宜利小便，治热宜利大便。

12. 积聚

积者，积结不散，腹中有块。聚者，气聚有形，气散则消。由于正气不足而后邪气踞之。①肝积者左胁下有块，状如复杯，两胁痛引少腹，用肥气丸。②肺积者右胁下有块，气逆背痛，用息贲丸和调息丸。③心积者忧愁思虑，心气郁结，气血凝滞积于脐上有块大如臂，宜朝用伏梁丸，晚服归脾汤。④脾积者胃脘有块大如覆杯，用痞气汤。⑤肾积者气从少腹上冲咽喉，如豚奔突，用奔豚丸。盖积之为病，日积月累，非朝夕可去，治当徐徐，太急则伤正，而邪反固矣，法当补中数月（如补中益气汤、四君子汤、归脾汤、十味大补汤等），然后攻伐，不问其去多少，又与补中，待其神壮则复攻之，屡补屡攻，以平为期，此独得之秘，故经云，大积大聚其可犯也，衰其半而已。所谓积者痰血，聚者气郁食滞，气则易散，痰则难除。痞满在中为痰饮，在右为食积，在左为死血，如食积、血积不可专用猛攻峻伐之药，徒损其气，病亦不去，宜渐次消之，块去仍须大补也。治痞独益中州脾土，以益血药兼之，其法无以加矣。积聚脉多沉实，或结或伏，但弦急而大者生，沉小虚弱者危。积于脏者难治，聚于腑者易治。

13. 血证

血证有鼻衄、耳衄、齿衄、舌衄、咳血、吐血、呕血、淋血、溺血、便血之分，病因各异，治法亦不同。鼻衄由里热者，口燥脉数，用十灰散；由阳不归根者，冷汗时出，面赤，手脚冷，用人参附子汤。目衄多是怒逆肝火者，耳鸣口苦，胸胁刺痛，用加减芦荟丸；发于阳明者，口渴便结，舌黄，脉弦，用加味犀角地黄汤（犀角现已禁用，多用水牛角代）。耳衄由肾阴虚弱者，不痛不肿，用生地天冬汤；由实者疼痛而肿，用龙胆泻肝汤。齿衄属实热者，齿肿便闭，用加味调胃承气汤；属虚火者，牙龈腐烂并不肿，用玉女煎；属肾阴虚者，血点滴而出，睡则流，醒则止，用加味六味地黄汤。属阳虚者，阴盛格阳，面赤脚冷，用附桂八味丸。舌衄由心脏蕴热者，血出如泉，口渴心烦，用泻心汤、导赤散；由脾肾虚火者，出血色淡，口不渴，脉虚微，用附桂姜草汤。干咳带血，气急喘促者，用清金止血汤；声嘶咽痛脉数而急者，用清金滋水汤。咳见血丝，烦热口干，用咳血汤；咳久伤肺，身热脉洪而数，用生地麦冬汤。吐血吐出无声，纯系鲜血，口唇干燥，用加减白虎汤。胁肋疼痛，心烦易怒，用加味泻心汤；瘀留为患，血色必黑，当用花蕊石散，速饮童便。呕血者，呕吐而出，辘辘有声，用加味当归芦荟丸；呕血过多，正气愈虚，发热盗汗，胸胁刺痛者用柴胡清骨散。唾血者血随唾出，偏火胜者，唇口干燥，便秘，脉实，用加味泻心汤；忧虑伤血者，怔忡失眠，饮食欠佳，用加味归脾汤。淋血者由热结于下焦，溺血疼痛，小便不利，用加味桃仁承气汤；心火移于小肠，淋泌刺痛，虚烦不寐，用加味导赤散。尿血者由房劳伤肾，肾气不纳，溺出鲜血，绝无阻滞，用加味四物汤；由脾肾阳虚，不能摄血，溺血日久不愈，精神疲倦，舌胖脉虚，用加味一贯煎。便血者：①先血后便名近血，由脏毒者肛门肿痛，与痔漏相似，用加味四物汤；由肠风者，肛门不肿不痛用槐角丸。②先便后血又名远血，血色暗淡，舌淡脉芤涩，用黄土汤、归脾汤。下血量多，四肢厥冷用独参汤。凡遇血涌出如泉，精神疲倦，脉沉细者，宜用独参汤。若发生厥逆冷汗气喘，真阴亏耗，阳虚欲脱者，宜回阳救急，用参附汤。如鼻衄外以龙骨末塞鼻中；耳衄外用燕窠泥涂耳前后；齿衄虚火上炎者，外以醋漱口；阴盛格阳者，面赤脚冷者，外以生附子捣烂贴脚心，这都可以增进服药的功效。

14. 妇女月经不调

妇女诸病，首重调经，经者常也，如潮之有信，月之盈亏，应期如至即为无病。若六淫外感，七情内伤以及饮食劳倦，皆能使气血不畅而成经病。经病失治，大则经水闭结以成干血痨证，小则孕育无望。调经治疗各病多以四物汤为主，以其为妇人经产一切血病通用之方。血瘀，白芍改用赤芍破之。血热，熟地改用生地凉之。外感太阳卫分，发热有汗，本方合桂枝汤以解之，名桂枝四物汤。寒伤太阳营分，发热无汗，本方合麻黄汤以发之，名麻黄四物汤。邪传少阳半表半里，往来寒热，本方合小柴胡汤以和之，名柴胡四物汤。邪传阳明，里热便结，本方合调胃承气汤以下之，名玉烛散。其他如经水先期而至，属实热者，用本方加黄芩、黄连清之，名芩连四物汤。属虚热者，本方加地骨皮、丹皮凉之，名地骨皮饮。血多无热者，本方加阿胶、艾叶止之，名胶艾四物汤。血多因热者，本方加黄芩、白术和之，名胶术四物汤。若血多有块色黏稠，乃内有瘀血，本方加桃仁、红花破之，名桃红四物汤。血少色浅淡，本方加人参、黄芪补之，名圣愈汤。若血涩少，其色赤者，乃热盛滞血，本方加黄芩、丹皮、香附、姜黄、延胡索通之，名芩丹四物汤。经水过期不至，本方加桃仁、红花、香附、莪术、肉桂、木通、木香、甘草治之，名过期饮。经行身痛，本方加羌活、桂枝治之，名羌桂四物汤。经行吐衄，本方加大黄、黄芩、黄连治之，名三黄四物汤。经行发热，本方加黄芪、地骨皮补而凉之，名六神汤。诸如此类，不一而足，均以此方为主或增或减，皆在临床时随机应变。

杨寿康

❀ 一、生平简介

杨寿康（1878—1959），字炽昌，江西黎川县人。中华人民共和国成立后曾在城关镇民族路开设"杨寿康诊所"，以医为业，行医六十余载，名扬闽赣边区。善书法。

❀ 二、学术思想

（一）经典著作贵在背诵

杨寿康常说：凡读医书，不能恃其熟，而不重行温习，致有挂一漏万之处，常留记大遗小之虞。古云：好书不厌百回读。吾认为医书尤当千回读。一回读始见一回意义，十回读始见十回意义。所以我杨氏前辈志善公，著有《一字十学》之训。孔子云：温故而知新，可以为师矣。吾今改之曰，温故而知新，可以为医矣。无怪乎杨寿康终日吟咏，对《内经知要》《长沙方歌括》《金匮方歌括》《时方歌括》等中医名著名篇，皆能熟练背诵。故临床运用，得心应手，左右逢源。

（二）医宗仲景，赞赏修园

杨寿康云："凡读书入门正则始终皆正，入门错则始终皆错。医书贵熟、贵精、贵汇通、贵运用，熟而化之，才能泛应曲当，然后再浏览各家之书，自然能辨别淑慝，不为偏说者之所误也。"由于他对仲景之书推崇备至，处方动辄经方，且一味不漏，分量比例，丝毫不差，因此黎川医界誉其为"经方派"医师。对后贤医家，多赞赏陈修园先生，他强调："修园先生所著医书，明白畅晓，不似他家炫异好异。专务奥晦之作，且将各家医书辑成韵语，尤便初学，启迪后进，不无独到之处，诚医书中最上乘之作。"

（三）注重经络，用药峻猛

杨寿康曰："病有经络之辨，药亦有经络之分。经病用络药，病重而药轻，一时难以奏效，于病尚无妨也；络病用经药，病轻而药重，倘不胜其药，于病有害焉。譬如温热与潮热之病，似同实不同，治法亦异。温热年少人易感，多发于春季，经云'冬不藏精，春必病温'。医者若诊为疟疾，误投柴桂，其害岂堪言哉。故他在察病时，格外仔细，明察秋毫，诊寸口脉之外，时切人迎、趺阳及肌肤，善于在千丝万缕之中，抓住主症，着力而克之。因此用药峻猛，如陷胸证用瓜蒌实 1 个，治狂证用石膏 1 斤，治风水用麻黄 20g，效如桴鼓。

（四）治学严谨，一丝不苟

杨寿康指出："药能治人，亦能杀人。药名要正写，切不可用同音字和省略名，比如茱萸，有山茱萸和吴茱萸之分，一字之差，判若天壤，切不可草菅人命"。他以医为业，兼善书法，用药处方，排列有序，笔力遒劲，法度井然。并殷切告诫后人，要肆力于医，继承发扬祖国的优秀文化遗产。真可谓自学不息，诲人不倦者矣。

（五）民间单方，唯效是尚

杨寿康注重搜集民间简、便、廉、验单方。如治疗疔疮用苍耳虫外敷，野菊花内服，其效甚捷。又如治鬼剃头病，用苦瓜蘸轻粉摩擦患处，而屡见奇效。再如治蛊肿，用七里麻煎服，疗效卓著。在当地政府组织的"采风访贤"活动中，杨寿康曾献单、验方七十余个，散见于省、县（区）民间献方辑各书中。江西省访问名老中医工作组曾报道："杨寿康医师，有许多丰富的经验"（见 1958 年 10 月 16 日《江西日报》）。

（六）重视运气，善于结合

杨寿康曾在告诫其子女家信中说："今年五运六气，是卯酉之岁，乃阳明燥金司天，所发之病都要用辛凉之品，正合王孟英温热经纬之法，治病才能医好，望吾儿细思之……"他常常强调对五运六气要学以致用，着重实践，切忌空言，应在实践的基础上，加以整理和提高，反对生搬硬套、削足适履。

❉ 三、详审病因，细察病情论

医关人命，故临证当详审病因，细察病情，用药乃能丝丝入扣，切不可相对斯须，便处汤药，此前贤之所以谆谆告诫者也。杨寿康临证五十余年，每遇疑难杂症均如此，虽与病者共起居，同饮食，亦不厌其烦。五十年间，虽不能尽愈诸病，亦每每力挽沉疴。现辑验案四则。

1. 验案一

1912年8月间，草头坪某之妻，初患阴霍乱，上吐下泻，昏愦不省人事，四肢厥如冰。前医用姜附四逆汤，入口即吐，不能下咽，继投大剂补药，终属罔效。始延杨寿康诊治，他说：药虽对症，然方中甘草不可服，甘草味甜，呕家最忌。即去甘草，易葱白四茎以通阳，服之而愈。

翌年5月，该妇又病发寒热，无汗。仍请前医，以麻黄附子细辛汤与服，忽然谵语发狂与人相斗。前医改用柴胡加龙骨牡蛎汤，其狂如故。又改用朱砂安神丸，该妇突然"死去"，但面色如常，四肢似觉僵硬，然一拉即伸，旋即苏醒。唯每日三四发，发时便丧失知觉。后又请杨寿康医治，证如上述，杨寿康试用风引汤1剂，稍瘥。然风引汤不可一日再服，故改用黄连阿胶鸡子黄汤，仍发疯狂。后再改用风引汤又愈，多次反复。于是他夜宿病家，观察病情，闻该妇欲小便，即令床前遗尿，但见溺时头捻不已。他问其溺时脑门顶似觉开门之象否？答曰不错。杨寿康顿悟此乃《金匮要略》"狐惑病"也，予百合知母汤大剂与服，至20剂痊愈。可见审病不可不详细体察。

2. 验案二

1918年6月4日，荷花庄罗某之子病，脉如常人，症状痴呆，饮食正常，面色㿠白，四肢无力，脚底有如虫蚁爬行，行至心口则作掏紧之象，眼中似见鬼状，闪烁走动，偶会"死去"，旋即复苏，日二三发。前医作胸痹证，以附子薏苡仁汤加减，连服半年毫无功效，亦未坏事。后请杨寿康诊治，病状如前。杨寿康细询致病之因，乃因隔年9月9日，挑行李到县城，即日回家，道经南山亭，似觉脚踩砂砾，由此遂觉有砂砾如蚁行脚底，上至心口即会晕倒。他细询所踏砂砾究有多大？答曰当时并未脱掉鞋袜，何能有砂可入，不过疑似之间而已。又问：当时几人同行？答曰：三人同行，彼居于中，前后两人无恙，而彼独病。再问：尔至此地有何猜疑否？彼沉思良久曰："不错，吾经过南山亭时，想起早一年在南山亭见枪毙土匪出血之地，适逢脚踩其迹处，即似砂砾嵌入脚底之象"。杨寿康恍然大悟，此乃受惊而得病，即投以《金匮要略》桂枝去芍药加蜀漆龙骨牡蛎救逆汤，4 剂即瘥。该病详问半天工夫，始将病原审出，可见医道不洞悉病原，其治安可得心应手乎？

3．验案三

1931 年 8 月，涂某之妻，患寒热之证，前医皆以解表退热治之，而潮热益盛，且昏不识人，认为乃不治之症，准备后事而已。是时杨寿康尚乡居，适来县城，遂邀其诊：按其脉虽洪大而无力，热虽高而久按则不觉热，面虽红而妖艳，口虽渴而不喜饮，断为虚证。急以茯苓四逆汤与服，2 剂即神识顿清，潮热遂退。连服 40 剂，而病痊愈。足见医者临证，当详察病情，辨别真假，知其虚实为首务。

4．验案四

1947 年 4 月间，县城黄某病呕吐，前医用半夏生姜汤．即出现咽痛。旋入南城卫生院住院 1 个月有余，虽云曾服凉药，然必日食鸡、鸭、鱼、肉及牛奶之物，其症愈见危殆，遂出院回黎。后邀杨寿康诊治，症见舌如芒刺，津干欲裂，大便秘结，脉实。他认为虽服凉药，然油腻温补之品不离，以致内火燔灼，杯水车薪，何济于事，遂投以大承气汤急下存阴，4 剂而愈。足见医者治病，又当晓其饮食，识其人情之至要。

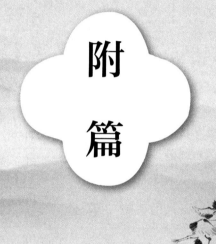

附

篇

盱江当代主任中医师与部分资深副主任中医师专家名录

（同一区县或同一单位，以姓氏笔画为序）

姓名	性别	出生年月	籍贯或出生地	工作单位	专业技术职称
王光晃	男	1946 年 3 月	江西省临川区	江西中医药高等专科学校	教授、主任中医师
邓棋卫	男	1970 年 6 月	江西省临川区	江西中医药高等专科学校	教授、主任中医师
占国荣	男	1966 年 1 月	江西省上饶市	江西中医药高等专科学校	主任中医师
刘良福	男	1965 年 11 月	江西省临川区	江西中医药高等专科学校	主任中医师
余传友	男	1952 年 9 月	江西省宜黄县	江西中医药高等专科学校	主任中医师
何忠锅	男	1951 年 9 月	江苏省东台市	江西中医药高等专科学校	主任中医师
汤群珍	男	1970 年 6 月	江西省临川区	江西中医药高等专科学校	教授、主任中医师
肖振辉	男	1946 年 11 月	江西省井冈山市	江西中医药高等专科学校	教授、主任中医师
吴惠民	男	1943 年 10 月	江西省宜春市	江西中医药高等专科学校	教授、主任中医师
陈建章	男	1964 年 1 月	江西省宜春市	江西中医药高等专科学校	二级教授、一级主任中医师
孟 羽	男	1956 年 10 月	辽宁省营口市	江西中医药高等专科学校	教授、主任中医师
张碧伦	女	1957 年 10 月	江西省临川区	江西中医药高等专科学校	主任中医师
涂国卿	男	1965 年 7 月	江西省南昌市	江西中医药高等专科学校	二级教授、一级主任中医师
徐宜兵	男	1963 年 8 月	江西省宜黄县	江西中医药高等专科学校	三级教授、二级主任中医师
高晓静	女	1964 年 4 月	江西省临川区	江西中医药高等专科学校	教授、主任中医师
谢新群	男	1948 年 12 月	江西省临川区	江西中医药高等专科学校	教授、主任中医师

姓名	性别	出生年月	籍贯或出生地	工作单位	专业技术职称
王海龙	男	1949 年 6 月	江西省南昌市	江西省抚州市中医院	副主任中医师（院聘主任中医师）
付 蔚	男	1961 年 6 月	江西省临川区	江西省抚州市中医院	主任中医师
吴 文	男	1953 年 10 月	江西省临川区	江西省抚州市中医院	主任中医师
张 洪	男	1962 年 5 月	江西省临川区	江西省抚州市中医院	主任中医师
周景恒	男	1962 年 11 月	内蒙古自治区赤峰市	江西省抚州市中医院	二级主任中医师
黄德尚	男	1949 年 5 月	江西省临川区	江西省抚州市中医院	副主任中医师（院聘主任中医师）
雷新民	女	1962 年 4 月	江西省临川区	江西省抚州市中医院	二级主任中医师
洪 菲	女	1959 年 6 月	江西省吉安市	江西省抚州市第一人民医院	主任中医师
徐秀玲	女	1963 年 11 月	江西省金溪县	江西省抚州市第一人民医院	主任中医师
许爱珍	女	1962 年 7 月	江西省宜黄县	南昌大学抚州医学院	教授、主任中医师
张建文	男	1963 年 11 月	江西省宜春市	江西省抚州市医科所	主任中医师
肖旺东	男	1969 年 4 月	江西省临川区	江西省抚州市妇保所	主任中医师
罗嗣尧	男	1944 年 5 月	江西省吉安市	江西省抚州市临川区人民医院	主任中医师
唐学游	男	1948 年 2 月	江西省临川区	江西省抚州市临川区第二人民医院	主任中医师
范国勋	男	1958 年 1 月	江西省临川区	江西省抚州市临川区第一人民医院	主任中医师
周龙恒	男	1968 年 7 月	江西省临川区	江西省抚州市临川区第一人民医院	主任中医师
曾美根	男	1965 年 9 月	江西省临川区	江西省抚州市临川区第一人民医院	主任中医师
李长保	男	1931 年 9 月	江西省南昌市	江西省抚州市临川区中医院	副主任中医师

姓名	性别	出生年月	籍贯或出生地	工作单位	专业技术职称
上官双全	男	1943 年 11 月	江西省东临新区	江西省抚州市东乡区人民医院	副主任中医师
刘 谦	男	1963 年 2 月	江苏省南京市	江西省抚州市东乡区中医院	主任中医师
何早生	男	1957 年 3 月	江西省东乡区	江西省抚州市东乡区中医院	主任中医师
陈华良	男	1966 年 4 月	江西省东乡区	江西省抚州市东乡区孝岗镇卫生院	主任中医师
周 明	男	1972 年 7 月	江西省东乡区	江西省抚州市东乡区孝岗镇卫生院	主任中医师
梁国川	男	1941 年 10 月	江西省东乡区	江西省抚州市东乡区中医院	副主任中医师
秦火印	男	1950 年 7 月	江西省南昌市	江西省抚州市东乡区中医院	主任中医师
朱昌华	男	1942 年 10 月	江西省崇仁县	江西省抚州市崇仁县中医院	副主任中医师
艾细珍	男	1948 年 8 月	江西省东乡县	江西省抚州市乐安县中医院	副主任中医师
陈华章	男	1956 年 4 月	江西省乐安县	江西省抚州市乐安县中医院	主任中医师
胡少林	男	1968 年 8 月	江西省乐安县	江西省抚州市乐安县中医院	主任中医师
袁明华	男	1965 年 8 月	江西省乐安县	江西省抚州市乐安县中医院	主任中医师
黄荣昌	男	1953 年 4 月	江西省乐安县	江西省抚州市乐安县中医院	主任中医师
彭高农	男	1965 年 2 月	江西省乐安县	江西省抚州市乐安县中医院	主任中医师
王庆寿	男	1944 年 4 月	江西省南城县	江西省抚州市南城县中医院	副主任中医师
叶 毅	男	1963 年 4 月	江西省南城县	江西省抚州市南城县人民医院	主任中医师
周小平	男	1966 年 7 月	江西省南丰县	江西省抚州市南丰县中医院	主任中医师
何祖望	男	1957 年 3 月	江西省黎川县	江西省抚州市黎川县中医院	主任中医师

姓名	性别	出生年月	籍贯或出生地	工作单位	专业技术职称
陶晓东	男	1966 年 10 月	江西省黎川县	江西省抚州市黎川县中医院	主任中医师
何子明	男	1960 年 5 月	江西省金溪县	江西省抚州市金溪县中医院	主任中医师
余伯亮	男	1954 年 5 月	江西省临川区	广东省江门市五邑中医院	主任中医师
周信昌	男	1955 年 2 月	江西省临川区	江西省抚州市中医协会	研究员
蔡晓明	男	1954 年 10 月	江西省临川区	日本大阪蔡针灸院	旅日中医工作者

备注:
（1） 国务院政府特殊津贴专家:陈建章
（2） 全国老中医药专家学术经验继承工作指导老师:余伯亮(第四批、第五批) 陈建章
（第六批）
（3） 全国名老中医药专家传承工作室专家:余伯亮(2018 年)
（4） 全国基层名老中医药专家传承工作室专家:刘谦(2016 年) 梁国川(2017 年) 周小平(2019 年)
（5） 全国优秀中医临床人才:邓棋卫(第三批)
（6） 江西省政府特殊津贴专家:陈建章 涂国卿
（7） 江西省名中医:邓棋卫 占国荣 刘良福 陈建章 孟羽 涂国卿 高晓静 王海龙
周景恒 雷新民 唐学游 陈华良 黄荣昌 周小平 何祖旺 陶晓东 何子明
（8） 江西省百千万人才工程人选:陈建章 涂国卿 徐宜兵
（9） 江西省基层名中医:周龙恒 曾美根 周明 胡少林 袁明华 叶毅
（10） 江西省基层优秀中医:雷新民 曾美根 陈华良 周明 姚魁元 黄荣昌 叶毅 陶晓东

后 记

酝酿多年的《盱江医学当代名医学术精粹》即将付梓印刷，出版发行，我们心潮起伏，思绪万千，如释重负。这一概括反映盱江当代名医风采的成果，是传承和发扬江西地方医学的又一力作，可喜可贺！

本册收录的盱江当代近百位医家（含附篇），时间跨度百余年。世纪沧桑，百年巨变，中华国粹——传统中医药，历经磨难，终于迎来了全新的发展机遇。盱江医学，在新的历史时期，其学术思想和治疗经验也得到不断的丰富和发展，成为中医药学宝库中的又一奇葩。民族兴、中医兴，盱江医学代有人才，名医辈出。编者驻足文昌桥头，盱水蜿蜒，遥望先贤，高山仰止，深为景仰；近睹众师，风采依然！

本册主要内容包括当代盱江名医的生平简介、学术思想、治疗经验、医论选粹、单方验方及医案选编。资料来源主要为医家本人或其弟子提供，内容翔实，文风不同，特色各异，大体能反映盱江当代名医服务百姓、利益一方，筚路蓝缕，勤于实践的心路历程和学术思想。

为求全书体例统一，谨将原创文稿作者姓名移列于下，在此特致崇高的敬意和诚挚的感谢！

上篇：魏稼、杨卓寅、陈誩、危伯海、傅幼荣、何晓晖、陈建章、徐宜兵、赣忠、李军祥、谢强、王万春、黄调钧、胡大中、孟萍等。

下篇：洪菲、傅赣民、吴光国、谢庄泉、严兆昌、傅淑清、万孟仪、蔡抗四、胡锡光、梁国川、包忠贤、杨吉旦、戴奇生、董俊臣、董春发、黄荣昌、王庆寿、张亚文、项群、许龙英、章成中等。

当今，中医药正大步走向世界，为各国人民的健康做出新贡献。本册成书期间，正值全国人民抗击新冠病毒感染疫情的关键时刻，盱江当代医家挺身而出，站在抗击新冠病毒的一线，运用先贤智慧，开创新的业绩，彰显了中医辉煌。更有盱江广大基层中医药工作者，同修仁德、亲和敬业，保家卫民，守护父老健康，不辱使命，很好地履行了"盱江医学"和"建昌药帮"在疫情防控中的时代责任。

由于时间匆忙、信息不全等原因，难免挂一漏万，附篇亦未能将我市当代中医高级职称专家的资料收齐。另外，部分本籍中医专家，或在外地行医，或在其他岗位奋斗拼搏，成就斐然，亦未及收录，种种遗憾和不足，只有待今后再版工作中予以补正，在此深表歉意！本书所列专家，原则上按照省、市、县（区）和医疗机构集中归类，医家排名未分前后，还请海涵！

谨以为记。

编著者

2021 年 6 月

跋

　　古之"旴江"，亦谓抚河，源自广昌，汇入赣鄱。流淌千年，滋益一方。其地也沃，赣抚粮仓；其民也朴，礼仪之邦；其士也华，才子之乡；其文也勃，文化之邦；其医也兴，旴医建帮。谢氏《医颂》，历数辉煌。

　　虽曰"当代"，实则"跨世"。始自民国，壬子承古，截至共和，己亥出新。百余年来，旴医辈出，群星灿烂，追及隋唐。克绍箕裘，意在弘扬。承先启后，继往开来。中华振兴，大医衍扬。

　　冠之"名医"，颇费思量。书中收录，域内名家：或学界翘楚，领军旗手，学之大者，影响深广；或行医地方，精于临床，民之所赖，业界精良；更有菁英团队，敢于担当，功之勤者。前波后浪，旴医栋梁。

　　是故，"名"不拘大小，"序"无论先后，"文"不定格式，"话"不在多少。"篇"分二阙，实无可分，阴阳之义，读者心鉴；尊贤之心恒有，排序之意却无，智者识之，医家谅之。

　　憾为甚者，挂一漏万，遗贤在野，吾心惶惶；编审学浅，舛误难免，方家赐教，再版补校。感恩时代，叩谢八方，共襄此举，终成文章，旴江医学，复兴有望。

　　是为跋！

何晓晖

庚子阳春　于南昌

57